Dr. med. Astrid Neuy-Lobkowicz

WEIBLICHE AD(H)S

Dr. med. Astrid Neuy-Lobkowicz

WEIBLICHE AD(H)S

Wie Frauen mit AD(H)S erfolgreich, selbstbewusst und stabil leben können

KÖSEL

Alle in diesem Buch veröffentlichten Hinweise, Ratschläge und Behandlungsvorschläge sind von der Autorin sorgfältig geprüft worden. Sie ersetzen jedoch keine ärztliche Abklärung. Für eine korrekte Diagnose und entsprechende Behandlung muss stets ein Arzt aufgesucht werden. Eine Garantie kann jedoch nicht übernommen werden, ebenso ist die Haftung der Autorin bzw. des Verlags und seiner Beauftragten für Personen-, Sach- und Vermögensschäden ausgeschlossen.

MIX
Papier | Fördert gute Waldnutzung
FSC® C083411

Penguin Random House Verlagsgruppe FSC® N001967

7. Auflage 2025

in der Penguin Random House Verlagsgruppe GmbH,
Neumarkter Straße 28, 81673 München
produktsicherheit@penguinrandomhouse.de
(Vorstehende Angaben sind zugleich Pflichtinformationen nach GPSR.)

Umschlag: zero-media.net, München
Umschlagmotiv: © FinePic®, München
Redaktion: Jennifer Wagner
Satz: Uhl + Massopust, Aalen
Druck und Bindung: CPI books GmbH, Leck
Printed in the EU
ISBN 978-3-466-34811-4
www.koesel.de

INHALT

DANKSAGUNG

Ich danke all meinen Patientinnen, die mich mit ihrer Offenheit und ihrem Vertrauen so viel über AD(H)S und die daraus resultierenden Probleme haben lernen lassen.

Ich danke meinem Mann Dr. med. Franz Lobkowicz, der wieder mit so viel Geduld, medizinischem Fachwissen und kritischen Einwänden maßgeblich am Entstehen dieses Buches beteiligt war.

Ich danke auch all meinen Kindern, die mich mit diesem Thema vor so vielen Jahren konfrontiert haben. Ich bin unendlich dankbar, dass ich ihnen mit dem Wissen über AD(H)S und dem Verstehen ihrer Problematik einen guten Weg ins Leben weisen konnte.

Astrid Neuy-Lobkowicz

VORWORT

Ich schreibe dieses Buch, weil ich mich seit über 25 Jahren sehr intensiv mit dem Thema AD(H)S im Erwachsenenalter beschäftige. Das ist natürlich kein Zufall, sondern mein ureigenstes Interesse, da drei meiner fünf Kinder ebenfalls von ADHS betroffen sind. Sie haben mir viel beigebracht darüber, mich manchmal das Fürchten gelehrt, manchmal haben wir herzlich darüber gelacht, manchmal waren wir alle ganz furchtbar gestresst von allen Gefühlsausbrüchen und dem Chaos, das sich in unserer Familie immer wieder verdichtet hat.

Ich schreibe dieses Buch als Fachärztin für Psychotherapie und Psychosomatik, als Mutter und als AD(H)S-Betroffene. Ich bin sehr dankbar, dass meine Kinder alle gut im Erwachsenenleben angekommen sind, ihr Leben heute toll meistern und glückliche Menschen sind. Das motiviert mich immer wieder, mein Wissen über AD(H)S weiterzugeben. Ich möchte gar nicht wissen, was aus ihnen geworden wäre, hätten wir ihre Besonderheiten nicht so früh entdeckt und nicht so viel fachliche Unterstützung und wissenschaftlichen Input gehabt. Ich bin sehr froh, dass ich früh über die Schwierigkeiten meiner ADHS-Kinder Bescheid wusste. So habe ich vieles einfach nicht persönlich genommen, sondern ihr schwieriges Verhalten ihren ADHS-bedingten Besonderheiten zugeordnet.

In der Zwischenzeit habe ich sehr viele Patientinnen und Patienten mit AD(H)S diagnostiziert, mit sehr gutem Erfolg behandelt und viele auch schon über Jahrzehnte hinweg begleitet. Manche sind schon wieder mit ihren Kindern bei mir, manche bringen sogar mal ihre Großmutter mit, weil auch sie betroffen ist.

Ich finde die Arbeit mit AD(H)S-Betroffenen immer wieder spannend, herausfordernd und sehr anregend. Mit ihnen wird es nicht langweilig, denn sie haben die spannendsten Lebensläufe, die verrücktesten Geschichten und es passieren ihnen die unglaublichsten Dinge.

Was ich in all den Jahren gesehen habe, ist, dass AD(H)S bei Frauen viel seltener diagnostiziert und behandelt wird, obwohl sie fast genauso oft betroffen sind. Das ist ein großer Schaden für die betroffenen Frauen. Dieses Buch soll dabei helfen, dass AD(H)S-Frauen sich besser erkennen, sich entsprechende Hilfe holen können und dass sie trotz ihrer oft vorhandenen Schwierigkeiten wieder Lebensmut und Selbstvertrauen entwickeln, um ihr Leben zu meistern.

Bei aller Auseinandersetzung mit AD(H)S bin ich irgendwann darauf gekommen, dass auch ich selbst davon betroffen bin. Ich habe viele Strategien erlernt, um gut damit zurechtzukommen, und ich bin heute froh, dass mich ADHS so oft in meinem Leben unglaublich bereichert hat. Ich verdanke meine Energie, meine Kreativität, meine verrückten Einfälle und meinen Humor meiner ADHS, die mich mein ganzes Leben lang begleitet hat. Auch ich habe einfach unmögliche Situationen damit erlebt, aber ich würde sie nicht missen wollen.

Und noch eine wunderbare Eigenschaft verdanke ich meiner ADHS: Ich finde an unmöglichsten Orten und im heillosen Getümmel einer Großstadt eine tolle Kneipe, auf Flohmärkten etwas Tolles, ich kann etwas völlig Unvermutetes unter all dem Schrott zutage fördern. Ich habe deshalb schon viele unvorhersehbare, spannende Erlebnisse gehabt.

Ich möchte mit diesem Buch dazu beitragen, dass AD(H)S-Frauen früher diagnostiziert werden und auch früher eine wirkungsvolle Behandlung bekommen. Je eher, desto besser, denn viele AD(H)S-lerinnen können mit der Kenntnis ihrer Diagnose und einer leitliniengerechten Behandlung eine dramatische Verbesserung ihrer Lebensumstände erfahren.

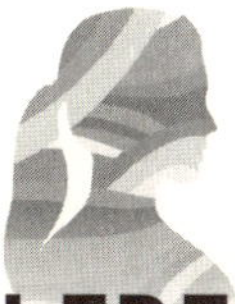

LEBEN MIT AD(H)S

Erst einmal herzlichen Glückwunsch, dass Sie sich mit AD(H)S beschäftigen wollen. Das ist wichtig. Es hilft vielen Betroffenen und Angehörigen, wenn ihre Probleme einen Namen bekommen. Es ist oft entlastend zu wissen, dass man selbst oder nahe Angehörige neurobiologische Probleme haben und keine faulen Socken sind. Es ist hilfreich zu erfahren, dass man anderen nicht aus Desinteresse nicht zuhören kann, sondern weil man so ablenkbar ist. Es ist entlastend zu wissen, dass man nicht dumm und unwillig ist, wenn man sein Leben nicht organisieren kann und immer wieder Termine vergisst oder zu spät kommt.

Nein, AD(H)S ist tatsächlich eine Besonderheit menschlichen Seins und gerade bei Frauen wird das oft nicht erkannt. Unerkannt, weil unbekannt münden ihre AD(H)S-Symptome oft in Depressionen, ausgeprägte Erschöpfungszustände, Hoffnungslosigkeit und Verzweiflung. Dann führt der Weg in die Psychotherapie und es vergehen oft endlose Jahre auf der Suche nach der Ursache der AD(H)S-Symptome. Nicht wenige Frauen verzweifeln an ihrer Unfähigkeit, Erlerntes umzusetzen oder mehr Motivation, mehr Antrieb und mehr Ordnung in ihrem Leben zu schaffen. AD(H)S-Frauen sind von sich selbst enttäuscht, wenn sie trotz Psychotherapie ihr Leben nicht besser in den Griff bekommen. Dabei ist es gar nicht ihre Schuld, dass sie mit einer Psychotherapie keine Erfolge erzielen. Ohne eine entsprechende Diagnose und eine störungsspezifische Psychotherapie kann AD(H)S oft nicht ausreichend behandelt werden. Sie ist leider bis heute ein Stiefkind der Medizin. Es gibt für AD(H)S wissenschaftlich sehr gut abgesicherte Erkenntnisse, die aber leider nur unzureichend umgesetzt werden. Dabei könnte Betroffenen so gut geholfen werden.

Lassen Sie sich ein auf die Welt von AD(H)S. Sie werden nach der Lektüre dieses Buches vielleicht sich selbst und auch Ihre Mitmenschen besser verstehen. Sie werden Anregungen bekommen, wie Sie selbst besser mit AD(H)S umgehen können. Wenn Sie eine Gebrauchsanweisung für Ihre AD(H)S-Besonderheiten bekommen, werden Sie sich selbst besser akzeptieren können. Das ist ein toller Anfang für eine große Veränderung.

Die Diagnose AD(H)S ist für Betroffene so wichtig, weil sie das ganze Leben verändern kann. Endlich gibt es einen Namen für all die Schwierigkeiten und vor allem gibt es Erklärungen. Es ist entlastend, wenn Betroffene die Erfahrung machen, dass es Wesensverwandte gibt, die sich mit ähnlichen Problemen in ihrem Leben konfrontiert sehen. Viele AD(H)S-lerinnen haben sich oft einsam und unverstanden gefühlt, weil sie sich immer als anders, oft schmerzlich anders, empfunden haben. Sie haben die Welt der anderen nicht verstehen können und sich auch nicht richtig verstanden gefühlt. Mit der Diagnose bekommen sie als Betroffene oder Angehörige die Möglichkeit, Menschen kennenzulernen, die ihnen ähnlich sind oder mit denen sie diskutieren können, wie AD(H)S-Betroffene sich selbst sehen und welche Probleme sie haben. Die Diagnose ist für viele Betroffene ein Game- und Lifechanger. Quälende Schuldgefühle und Selbstanklage können ein Ende haben – vor allem wenn AD(H)S richtig behandelt wird. Man ist nicht mehr der einzige Alien auf der Welt, sondern man hat einfach eine neurobiologische Besonderheit, die man immerhin mit 2,5 bis 5 Prozent der Bevölkerung Mitteleuropas teilt.

Hyper-, hypo- oder beides?

Um über AD(H)S sprechen zu können, braucht es erst einmal eine Begriffserklärung.

ADHS = Aufmerksamkeitsdefizitstörung mit Hyperaktivität

ADS = Aufmerksamkeitsdefizitstörung

Außerdem gibt es noch eine **Mischform**, bei der man von beiden Varianten unterschiedlich starke Symptome aufweist. Zumindest im Kindes- und Jugendalter ist die Verteilung deutlich geschlechtsabhängig, sozusagen gegendert. Mädchen und weibliche Jugendliche haben deutlich häufiger ADS, also die Form ohne Hyperaktivität.

In diesem Buch werde ich die hyperaktive Form durchgehend »ADHS« nennen, den unaufmerksamen Typ dagegen »ADS«. Wenn sowohl ADS- als auch ADHS-Frauen angesprochen sind, verwende ich AD(H)S – ebenso für die Mischform.

ADHS bei Frauen: Wildfang und Dramaqueen

ADHS betrifft im Kindes- und Jugendalter eher Jungs. Sie werden bemerkt und wahrgenommen, weil sie unruhig, ungestüm und laut sind und nicht stillsitzen können. Sie entsprechen dem Bild des Zappelphilipps. Sie schleudern ihre Gefühle in die Welt und können dabei ruppig und impulsiv sein. Sie sind immer auf Achse, finden keine Ruhe; sie wollen und können sich nicht an Regeln halten. Ihre Konzentrationsspanne ist kurz und sie sind sehr leicht ablenkbar. Sie haben Probleme damit, sich zu organisieren, und finden Schule doof. Sie leisten bei jeder Form von Einschränkung Widerstand, und oft kommt es zu heftigen Auseinandersetzungen mit Eltern und Lehrkräften, weil sie nicht einsehen, warum man Hausaufgaben machen muss oder Mithilfe im Haushalt zu leisten hat. Junge ADHS-ler explodieren und lassen die Welt wissen, wie sie sich fühlen. Sie sind einnehmend und kämpferisch und können sehr trotzig und bockig werden.

Mädchen und Frauen mit ADHS können ebenso unruhig, getrieben und heftig sein, überschießend emotional reagieren: ganz viel Freude, ganz viel Trauer, ganz viel Schmerz, ganz viel Begeisterung. Sie sind einfach immer ein bisschen zu heftig. Frauen wird nicht so bereitwillig zugestanden, dass sie heftig und emotional sind. Oft werden sie als Dramaqueen bezeichnet – Frauen eben, die aus einer Mücke einen Elefanten machen. Der schnelle Wechsel ihrer Gefühle kann für ADHS-lerinnen selbst sehr anstrengend sein. Auch Angehörigen ist es immer wieder ein Rätsel, wieso sie ohne ersichtlichen Grund so heftig reagieren. Das ist für andere oft nicht nachvollziehbar, immer ein bisschen drüber. ADHS-lerinnen können auch sehr reizbar sein und bei Frustration genauso impulsiv reagieren wie männliche ADHS-ler.

Entsprechend ihrer weiblichen Rolle (dabei ist unklar, wie viel von dieser Rolle genetisch und wie viel sozial bedingt ist) lernen viele Mädchen und Frauen, ihre Gefühlsachterbahn zu verstecken, damit andere ihre heftigen Emotionen nicht so stark wahrnehmen. Das ist sehr anstrengend: Sie müssen sich dauernd zusammenreißen, selbst wenn in ihnen die Welt gerade untergeht. Sie beben innerlich vor Wut und könnten überschäumen, weil es in ihnen kocht. Sie haben aber die Erfahrung gemacht, dass sie mit ihren heftigen Emotionen nerven. Und im Gegensatz zu den Jungs stört sie das. Frauen verhalten sich meist prosozialer und angepasster. Das bedeutet, sie zeigen mehr sozial erwünschtes Verhalten; es ist ihnen wichtig, dass sie gemocht werden und es anderen recht machen. Deshalb unterdrücken sie ihre Gefühlsstürme und verbergen sie vor anderen. Man könnte auch sagen: Frauen implodieren, Männer explodieren eher. Vielleicht kennen Sie das von sich selbst, dass Sie sich für Ihre heftigen Gefühle schämen und Ihnen wichtig ist, dass es anderen mit Ihnen gut geht.

ADHS-Frauen sind meist selbstkritisch und bereit, sich selbst die Schuld für eine misslungene Situation zu geben. Sie zweifeln zuerst einmal an sich selbst. Diese Selbstzweifel können das Selbstwertgefühl beschädigen.

ADHS-Frauen – mehr als Männer – sind häufig bemüht, ihr Verhalten zu kontrollieren und ihre vermeintlichen Schwächen zu verbergen. Sie strengen sich sehr an, damit niemand merkt, wie es ihnen geht. Meist sind sie damit erfolgreich. Für diese Frauen ist das kein Vorteil, weil so ihr Leid auch für andere nicht erfahrbar ist und sie deshalb keine Hilfe bekommen. Studien zeigen, dass die ADHS-Symptomatik bei Frauen von Eltern, Ärztinnen und Ärzten sowie Lehrkräften unterschätzt wird.[1]

ADHS-Frauen können sehr sprunghaft und unstet sein. Sie sind schnell begeistert, Feuer und Flamme für eine Idee, die dann zum Strohfeuer wird, das schnell abbrennt. Wenn sich Schwierigkeiten zeigen oder ihre Erwartungen enttäuscht werden, verlieren sie die Lust. Die Frustration kann sie erlahmen lassen. Andere nehmen das eher als launisch oder wankelmütig wahr. Das kränkt die ADHS-lerin besonders, weil sie doch so überzeugt von dieser Sache war. Aber das Durchhaltevermögen reicht oft nicht.

ADHS-lerinnen machen zu viele Dinge im Leben gleichzeitig. Geht es Ihnen auch öfter so, dass Sie zehn Aufgaben zur selben Zeit anfangen und keine fertig bekommen? Das kostet Sie dann wahrscheinlich öfter Ihren Erfolg und Ihre Selbstzufriedenheit leidet darunter. Zehnmal ein bisschen bleibt einfach ein bisschen. Eine Sache richtig zu Ende zu machen, schafft ein Erfolgserlebnis. Davon haben ADHS-lerinnen oft zu wenig.

Für ADHS-Betroffene ist es schwierig, zu entspannen. Ihre Gedanken und ihr Geist kommen nicht zur Ruhe. Sie fühlen sich getrieben und angespannt. Abends sind sie so aufgedreht, dass sie nicht in den Schlaf finden. Ihre Gedanken kreisen, und sie haben viele Eindrücke des Tages immer noch im Kopf, sodass sie nicht abschalten können.

Abenteuer und spannungsgeladene Momente ziehen sie an. Gerade hyperaktive Frauen suchen oft das Besondere und Spannung, weil sie

Langeweile und Monotonie nur schwer aushalten können. Oft treibt eine FOMO (»fear of missing out«) sie an – die Angst, etwas zu verpassen. Ihre Suche nach aufregenden Momenten geht nicht immer gut aus, weil sie allzu bereit sind, Risiken einzugehen. Sie bedenken die Konsequenzen ihres Handelns zu wenig. »Erst gemacht, dann gedacht.« Das kann öfter danebengehen. Ist es Ihnen auch schon häufiger passiert, dass Sie hinterher gedacht haben, dass Sie etwas besser nicht gesagt hätten? Oder dass Sie sich zu Handlungen haben verleiten lassen, die Sie mit mehr Überlegung nicht getan hätten?

AD(H)S-lerinnen fällt es schwer, sich in der Mitte zu bewegen. Sie neigen zu den Extremen: Sport bis zum Umfallen oder Couchpotato und null Bock. Die Extreme können übergangslos aufeinander folgen oder sogar nebeneinanderstehen: erst extreme Raucherin, kurz darauf militante Nichtraucherin – oder Gleitschirmfliegerin und Hypochonderin zugleich …

Überhaupt sind hyperaktive Frauen einfach schneller unterwegs und können sehr ungeduldig sein. Es quält sie schrecklich, hinter Langsamfahrenden herfahren zu müssen oder fünf Minuten auf jemanden zu warten. Sie fahren zu spät los und beißen ins Lenkrad, wenn die Ampel scheinbar absichtlich auf Rot springt. Sie wollen schneller ans Ziel kommen und überschreiten deswegen die unsinnigen Geschwindigkeitsbegrenzungen, die von spaßbefreiten Verkehrsspießerinnen und -spießern nur aufgestellt wurden, um sie zu ärgern.

Regeln und Autoritäten akzeptieren sie ebenso ungern wie die ungeschriebenen Gesetze des Lebens. Diese scheinen sie besonders schwer zu lernen. Während neurotypische Menschen meist auch die unausgesprochenen Sätze verinnerlichen, erfassen ADHS-lerinnen die Bedeutung von ungeschriebenen Regeln oft nicht. Sie fallen anderen ins Wort, reagieren zu heftig oder drängeln sich nach vorne, weil sie nicht warten können. Das hat etwas mit ihrem ungestümen Wesen und ihrer neurobiologischen Besonderheit zu tun.

ADHS-lerinnen haben häufiger ein negatives Selbstbild. Sie spüren, dass sie den Erwartungen anderer oft nicht gerecht werden – das gilt allerdings auch für ihre eigenen. Sie erleben mehr Misserfolge und mehr Ablehnung als neurotypische Gleichaltrige. Selbstzweifel und Schuldgefühle wegen ihrer unbedachten Äußerungen und Handlungen können sie in Abgründe stürzen.

Auch im Beruf sind sie häufiger Mobbing-Situationen ausgesetzt. Sie können provozieren und anecken, ohne dass sie es wollen. Sie selbst können kompromisslos und unerbittlich sein, wenn ihr Gerechtigkeitssinn sie ein Unrecht hat aufspüren lassen, denn genau das können sie gar nicht ertragen. Es ist schwer für sie, Hierarchien auszuhalten. Unsinnige Regeln von Autoritätspersonen akzeptieren zu müssen, kann sie zur Weißglut treiben. Kennen Sie das mit dem Gerechtigkeitssinn? Fällt es Ihnen schwer, Situationen zu ertragen, die Sie als ungerecht empfinden? Bekommen Sie solche Situationen gar nicht mehr aus dem Kopf?

ADHS-lerinnen erzählen außerdem oft viel von sich selbst, was ihnen nachher peinlich ist, weil sie zu viel von sich preisgegeben haben. Sie lassen sich impulsiv von ihren Stimmungen leiten, ohne über die Konsequenzen nachzudenken.

Kennen Sie das? Sind Sie anderen Menschen gegenüber zu redselig, zu offen und zu vertrauend? Machen Sie sich öfter keine Gedanken darüber, wem und wie viel Sie erzählen und müssen dann erfahren, dass andere Ihre Informationen verdreht, ausgenutzt oder missbraucht haben?

ADHS-lerinnen schwanken auch zwischen Chaos und Perfektion. Viele versuchen, ein perfektes Bild von sich nach außen abzugeben, weil sie sich selbst als unperfekt erleben. Wenn es schon zuhause nicht stimmt, dann muss man wenigstens nach außen glänzen. So wird zum Beispiel der perfekte Kindergeburtstag organisiert und über Wochen geplant, während gleichzeitig die normale Haushaltsarbeit nicht bewältigt wird. Eben ganz oder gar nicht.

Auch Freundschaften sind öfter instabil und die Freundschaftsqualität geringer als bei anderen Menschen. ADHS-lerinnen erleben häufiger Zurückweisung in Gruppen und das kränkt sie meist sehr. Sie wissen oft nicht genau, wie sie es schaffen anzuecken. Eine Studie aus Neuseeland zeigt, dass ADHS-Frauen häufiger sozial beeinträchtigt sind und eine geringere soziale Kompetenz sowie ein geringes Selbstwertgefühl haben.[2] Sie haben weniger schulische und berufliche Erfolge und bleiben häufig unter ihren intellektuellen Möglichkeiten. Es fällt ihnen schwer, ihr Potenzial auszuschöpfen und in ihrem Leben Stabilität zu erreichen.

ADS – der unaufmerksame Typ: unerkannte Traumsuse

AD(H)S des unaufmerksamen Typs (= ADS), auch hypoaktiver Typ genannt, tritt im Kindes- und Jugendalter bei Mädchen häufiger auf als ADHS. ADS sieht auf den ersten Blick ganz anders aus und darin liegt ein Dilemma der Mädchen und Frauen. ADS bleibt noch häufiger unerkannt, weil es so unauffällig ist: Betroffene Mädchen sind nicht laut, sondern leise, still, schüchtern und unsicher. Während der hyperaktive Junge immer mit Lautstärke und impulsiven Handlungen auffällt, zum Beispiel weil er wieder mit dem Stuhl umgefallen oder über den Tisch gesprungen ist, fragen sich Lehrkräfte, ob das unauffällige Mädchen heute überhaupt im Unterricht war. Sie sind auffällig unauffällig. ADS-lerinnen wollen sich am liebsten unsichtbar machen. Sie wollen nicht auffallen, weil sie Angst haben, zu viel Raum einzunehmen. Sie wollen nicht gesehen werden, weil sie sich so schwer behaupten können. Sie wollen ihre Meinung nicht sagen, weil sie so unsicher sind. Manchmal wollen sie am liebsten gar nicht da sein. Sie haben Angst, zu versagen oder etwas falsch zu machen. Und wenn das passiert, schämen sie sich schrecklich und würden am liebsten im Boden versinken. Scham und Unsicherheit begleiten sie oft ihr ganzes Leben lang.

ADS-lerinnen explodieren nicht, sie schleudern ihre Gefühle nicht in die Welt. Sie fressen sie in sich hinein. Sie fressen mit der Zeit so viel davon in sich hinein, dass sie mit ihren Gefühlen implodieren können. Das ist auch ein Grund dafür, dass sie später häufiger an sogenannten internalisierten Störungen leiden: an Ängsten und Depressionen.[3] ADS wird bei Frauen, wenn überhaupt, viel später erkannt. Meist werden sie erst psychisch auffällig, wenn sie Depressionen oder Angststörungen entwickeln. Dann wird ihnen wegen ihrer Selbstwertproblematik eine Psychotherapie empfohlen, die aber nur begrenzt wirkt, wenn sich dahinter noch ADS verbirgt.

Wo die hyperaktive ADHS-lerin vor Wut bebt, steht die hypoaktive ADS-lerin unter Tränen. Das heißt nicht, dass ADS-Frauen nicht auch wütend und impulsiv werden können – es passiert nur viel seltener. Wenn sich viel angestaut hat, dann können auch sie explodieren und die Kontrolle über ihre dann aggressiven Gefühle verlieren.

ADS-lerinnen sind oft langsam, umständlich und schnell erschöpft. Das normale Leben kostet sie mehr Kraft, als sie haben. Oft zeigen sich schon Mitte 20 ausgeprägte Erschöpfungszustände. Niemand kommt darauf, was diese Frau so erschöpft, warum sie sich immer so ausgebrannt fühlt. Die ADS-Frau hat Stress damit, zu funktionieren; es ist anstrengend für sie, ihre ADS-bedingten Defizite zu verbergen. Sie lebt in der ständigen Angst, in ihrer Unfähigkeit, Langsamkeit, Verpeiltheit und ihrem konstanten Abgelenktsein entdeckt zu werden. Das macht sie mit der Zeit einfach fertig, sie ist dauererschöpft. Sie hat ja selbst keine Ahnung, was sie in ihrem Leben so anstrengt; sie erlebt ihre Erschöpfung als ihre eigene Unfähigkeit.

Wenn Sie sich von Ihrem normalen Alltag erschöpft fühlen und das Gefühl haben, dass Sie langsamer und ablenkbarer sind, dann sollten Sie unbedingt genauer hinschauen, ob Sie von ADS betroffen sind.

Schon in der Schule haben ADS-Mädchen meist eine Menge Probleme, weil sie so langsam sind und ihre Gedanken immer abdriften. Sie verlieren sich in Träumereien, ihre Gedanken schweifen in Nebelschwaden ab, aus denen sie oft kaum herausfinden. Sie werden durch das Brummen eines vorbeifahrenden Lastwagens abgelenkt oder durch ein Lied, das ihnen durch den Kopf geht. Ihre Hausaufgaben dauern eine Ewigkeit, sie kommen einfach nicht vom Fleck. Sie können Lehrkräften nicht zuhören, weil ihre Gedanken immer wieder abschweifen, bis eine plötzliche Frage sie jäh in die Gegenwart zurückholt. Man tut diesen Mädchen unrecht, wenn man glaubt, dass sie sowieso kein Interesse an Schule hätten. Sie können nur ihre Aufmerksamkeit nicht über längere Zeit gezielt auf eine Sache richten. Eine Ausnahme gibt es: Was Spaß macht und ihr Interesse weckt, geht ihnen sogar besonders leicht von der Hand. Sie können für alles, was sie spannend finden, Interesse und Elan aufbringen. Damit wecken sie den Eindruck, dass sie ja könnten, wenn sie wollten. Falsch! Sie können eben nicht, wenn sie kein Interesse an einer Tätigkeit haben. Es obliegt nicht ihrer Entscheidung, ob sie sich konzentrieren können oder nicht. **AD(H)S ist kein grundsätzliches Aufmerksamkeitsdefizit, sondern ein Defizit der willentlichen Aufmerksamkeit, die sich nur begrenzt bewusst steuern lässt.** Viele dieser Mädchen entwickeln früh Selbstzweifel, Versagensgefühle, tiefe Verunsicherung und Scham. Ihre Lebenserfahrung ist: »Ich bin dümmer als andere und das Leben überfordert mich.« Das ist kein guter Start ins Leben.

Leider wird das mit der Aufmerksamkeit und dem Abdriften im weiteren Leben meist nicht besser. Je höher die Anforderungen werden, desto stärker sind auch die Auswirkungen der Ablenkbarkeit und Konzentrationsstörungen. Das ist der Grund, warum ADS-Frauen häufig unter ihren intellektuellen Möglichkeiten bleiben. Sie erreichen oft Schulabschlüsse, die weit unter dem liegen, was sie kognitiv leisten können, und schon bevor das Leben im Erwachsenenalter angefangen hat, zeigt sich eine Chronologie des Scheiterns, die sich dann im weiteren Lebenslauf fortsetzt.

Leider hat die ADS-lerin noch dazu ein sehr gutes Gedächtnis für ihre eigenen Niederlagen und Misserfolge. Sie graben sich tief in ihre Lebenserfahrung und in ihre Sicht auf die Welt ein. Je negativer die Kindheitserfahrungen, desto negativer die Bewertung der aktuellen Situation. So kann sich ein negatives Weltbild verdichten – da sind wir schon bei der Depression, die bei ADS-Frauen häufig auftritt.[4]

ADS-lerinnen sind sehr schnell durch zu viele Geräusche und Trubel um sie herum überfordert. Sie können so viele Reize auf einmal nicht verarbeiten, ihnen fehlen die Filter, um sich vor Reizüberflutung zu schützen. Sie werden von all den wahrgenommenen Reizen überwältigt. Die Folgen sind Flucht- und Rückzugsverhalten. Das macht sie schnell zu Außenseiterinnen, manchmal wollen sie die Wohnung gar nicht mehr verlassen. Es ist ihnen alles zu viel, zu schnell, zu laut …

Mit Angst und Rückzug reagieren ADS-Frauen oft auch deswegen, weil sie noch dazu überempfindlich sind. Alles geht ihnen schnell nahe. Sie sind dünnhäutiger und verletzlicher als neurotypische Menschen. Sie fühlen sich schneller abgelehnt und angegriffen. Das alles trägt zusätzlich zu einer tiefen Verunsicherung bei. Sie antizipieren die Ablehnung, sie hören Dinge, die andere gar nicht gesagt haben. Harmlose und unverfängliche Bemerkungen werden als Angriff oder Ablehnung erlebt, obwohl andere gar keine Kränkung oder Verletzung intendiert haben. Sie werden als Negativerfahrung abgespeichert. Die Gefühle von Unzulänglichkeit, Ablehnung und Versagen werden intensiver.

ADS-lerinnen sind überwiegend introvertiert, schüchtern und irritierbar. Sie schaffen es nicht, sich zur Wehr zu setzen und sich zu behaupten. Oft sind sie in ihren Reaktionen zu langsam, zu wenig schlagfertig. Deswegen gelingt es ihnen nicht, anderen Paroli zu bieten. Immer wieder erleben sie, ohnmächtig, kraftlos und unwichtig zu sein. Das Leben läuft an ihnen vorbei, weil sie nicht rechtzeitig reagieren und eingreifen können. Der gute Spruch, um die Provokationen von Mitschülerinnen oder Mitschülern zu kontern, kommt viel zu spät oder gar nicht. Weil sie sich so wenig wehren können, werden sie häufiger zum Opfer von Mobbing. Ihre Schwäche kann andere dazu reizen, sie immer wieder bloßzustellen und zu provozieren. Diese Schwäche und Wehrlosigkeit können die tiefen Gefühle von Minderwertigkeit und Ohnmacht auslösen, von denen ADS-Frauen besonders häufig geprägt sind. Diese Erfahrungs- und Verhaltensmuster tauchen im Erwachsenenalter immer wieder auf. Darin leben die alten Erfahrungen weiter.

Manche ADS-Frauen flüchten in eine Traumwelt oder versinken in die Welt der Bücher. Sie leben ein Leben, das ihnen Rückzug ermöglicht, sie nehmen am realen Leben nur wenig teil. Manche beschreiben, dass sie sich wie in einem Dauernebel fühlen, in dem sie keine Orientierung, keine Richtung und keine Ziele finden. Ihnen fehlen der klare Blick auf die Realität und Bodenständigkeit. Darum sind sie nur wenig handlungsfähig.

Wenn sie tatsächlich angegriffen werden, können ADS-lerinnen nicht kämpfen, weil sie es nicht gelernt haben. Sie schaffen es nicht, in ihre eigene Kraft zu kommen. Sie entwickeln zu wenig Selbstwirksamkeit. Der Begriff beschreibt die Erfahrung, dass man mit eigenem Handeln etwas bewirken kann. Selbstwirksamkeit ist die Voraussetzung für ein gutes und stabiles Selbstwertgefühl.

ADS-lerinnen fällt es schwer sich abzugrenzen, weil sie so auf die Bestätigung anderer angewiesen sind. Sie bemerken oft zu spät, dass sie Nein hätten sagen müssen, aber sind damit zu vage oder langsam und so verpufft ihr Widerstand oder ihre Ablehnung unbemerkt.

Im Nebel der Gefühle

Viele ADS-lerinnen können ihre eigenen Wünsche und Bedürfnisse nicht wahrnehmen. Noch weniger können sie sie äußern. Sie spüren sich zu wenig; ihre Selbstwahrnehmung ist diffus und nebelig. Sie können ihre Bedürfnisse schwer priorisieren und bei sich bleiben. Sie merken oft viel zu spät, dass sie verpasst haben, rechtzeitig Nein zu sagen oder anderen mitzuteilen, was sie gerne wollen. Im Nebel der eigenen Gefühle gehen ihr Selbst und ihre Bedürfnisse unter.

Um etwas zu bitten oder etwas einzufordern, fällt ihnen meist schwer. Sie wollen lieber andere zufriedenstellen und einfach nur gemocht werden. Sie bleiben darauf fixiert, anderen zu gefallen und die Harmonie aufrechtzuerhalten. Leider ist es so, dass Wünsche, die man nicht äußert, meist auch nicht erfüllt werden. Deshalb geht die ADS-lerin oft leer aus – wieder eine Lebenserfahrung im »Übersehenwerden« und »Unwichtigsein«. Natürlich kommt dabei Frustration auf: das Gefühl, das Leben der anderen statt des eigenen zu leben. Das kann zusätzlich mit Schuldgefühlen verbunden sein, weil die ADS-lerin es nicht geschafft hat, ein stabiles Selbstwertgefühl zu entwickeln. Sie kann ihr Potenzial oft nicht für ihre eigene Entwicklung nutzen. Dafür gibt sie sich die Schuld, weil sie so schwach ist und nichts zuwege bringt. Sie sieht es als ihr Versagen. Und wieder: Gefühle von Ohnmacht, Ausgeliefertsein und Hilflosigkeit. Ich erlebe immer wieder, dass ADS-lerinnen der Versuchung erliegen, ihre gefühlte Unzulänglichkeit mit Perfektion auszugleichen. Wenn man sich innerlich schwach und unsicher fühlt, dann muss wenigstens der Körper perfekt oder der Style umwerfend sein, um das Gefühl der Minderwertigkeit zu kompensieren. Leider klappt das nicht. Man gerät so leicht in eine Abwärts-Spirale: Das Selbstwertgefühl wird an das Äußere gekoppelt, was die ADS-Frau noch instabiler macht. Da kann dann ein Pickel den ganzen Tag in den Abgrund reißen; 300 Gramm zu viel auf der Waage können den Weltuntergang bedeuten. Der Wunsch nach einem makellosen Körper und dem perfekten Aussehen kann suchtartige Formen annehmen. Manche lassen Schönheitsoperationen über sich ergehen, machen unentwegt Diäten oder quälen sich jeden Tag stundenlang im Fitnessstudio. Das machen andere Frauen natürlich auch, aber ich habe durch meine berufliche Praxis den Eindruck, dass es bei ADS-lerinnen häufiger vorkommt.

Das perfekte Äußere kann kein Glück und kein gesundes Selbstwertgefühl schaffen. Zudem wird die Fixierung auf das eigene Aussehen von Influencerinnen und Influencern mit ihrer Werbung ausgebeutet. Marketing suggeriert, dass die Lösung im Konsum liegt: »Dieses Make-up/Diese Creme/Die Farbe des Frühlings wird dich attraktiver und beliebter machen!« Nichts davon wird passieren. Die nicht erreichbare äußere Perfektion soll die erlebte Ohnmacht und Minderwertigkeit kompensieren, doch das Gegenteil tritt ein. Wenn der Selbstwert an einem unerreichbar perfekten Körper hängt, verstärkt das die Verletzlichkeit noch mehr. Genau wie die Tatsache, dass die neue Währung der Beliebtheit, die sich in Likes und Followern berechnen lässt, die ADS-lerin weiter ins Abseits drängt. Gerade sie kann die Spielwiese der Selbstoptimierung und Selbstinszenierung nicht gut bedienen, weil es ihr an Initiative und Selbstwertgefühl mangelt. Das führt noch tiefer in den Abgrund der Selbstzweifel, der Selbstverachtung und des Selbsthasses.

Ein Problem vieler erwachsener ADS-lerinnen ist ihre Langsamkeit, ihre Umständlichkeit. Sie spüren, dass sie langsamer sind als andere. In der Schule werden sie in der vorgegebenen Zeit mit der Aufgabe nicht fertig. Später brauchen sie manchmal für die gleiche Arbeit wie ihre Kolleginnen zwei- oder dreimal so lang. Dafür schämen sie sich. Sie arbeiten oft heimlich länger, um nicht aufzufallen. Damit nehmen sie sich ihre Ruhepausen und haben weniger Zeit für Regeneration und Erholung. Sie haben ein schlechtes Gewissen und Versagensgefühle, weil sie so langsam sind. Deswegen entwickeln sie oft schon früh Erschöpfungssymptome. Und wieder wird das nicht im Zusammenhang mit ADS gesehen.

Sie fühlen sich oft dümmer als andere, weil sie so viel gelernt und es doch nicht gewusst haben, als es darauf ankam. (Das stimmt natürlich oft nicht, aber so erleben sie es.) Sie werden häufig übersehen, überrumpelt, über den Tisch gezogen. Vor lauter Scham machen sie sich selbst Vorwürfe und nehmen sich die Zweifel anderer zu Herzen.

All diese Erfahrungen sind ein Nährboden für die Entwicklung einer Depression oder Angststörung.

Die meisten ADS-lerinnen haben also bereits in ihrer Kindheit mehr Niederlagen, mehr Ablehnung und mehr Kritik erfahren als andere. Selbst im besten Falle sind sie aufgrund ihrer ADS-Symptome fast immer unter ihren Möglichkeiten geblieben. Sie kommen deswegen häufig bereits ziemlich angeschlagen im Erwachsenenalter an. Aber jetzt geht es erst richtig los! Je mehr Verantwortung übernommen werden muss und je mehr Reife, Planung und Umsicht vorausgesetzt wird, desto problematischer wird es für ADS-lerinnen.

Im Erwachsenenalter zeigen sich die AD(H)S-Symptome deutlicher

ADHS zieht sich meist durch die gesamte Lebensspanne. Bei guter Intelligenz und guter familiärer Unterstützung schaffen viele Mädchen mit ADS und ADHS trotzdem noch eine gute Schullaufbahn. Je höher die Intelligenz und je besser die familiäre Unterstützung, desto länger können typische AD(H)S-Symptome ausgeglichen werden. Wenn Betroffene in der Ausbildung oder an der Universität ihr Leben plötzlich allein in den Griff bekommen müssen, werden die störungsbedingten Probleme oft erst richtig sichtbar. Das Leben selbst in die Hand zu nehmen, führt zu einer täglichen Überforderung. Dann kommt leider oft wieder keiner darauf, warum die begabte Schülerin an der Uni plötzlich scheitert. Es ist banal und zum Verzweifeln: weil sie nicht einkaufen kann und ihren Haushalt nicht in den Griff bekommt. Sie scheitert an den Kleinigkeiten des Lebens. Sie schafft es nicht, sich an der Uni wieder zurückzumelden. Sie verpasst ihre Prüfungstermine, weil sie sie nicht richtig eingetragen hat. Ohne den Druck, den sie im strukturierten Zuhause und in der Schule hatte, schafft sie es nicht, rechtzeitig mit dem Lernen anzufangen. Ich habe nicht wenige hochbegabte

Frauen daran scheitern sehen, dass sie sich selbst nicht takten konnten, dass sie nicht die Motivation aufbringen konnten, mit der Arbeit anzufangen, die vielleicht keinen Spaß gemacht hätte. Und schon ist sie wieder da: die Abwärtsspirale der Selbstverachtung und des Selbsthasses. Die AD(H)S-Frau erlebt, dass alle anderen ihre Ausbildung oder ihr Studium gebacken bekommen, während sie täglich daran scheitert, ihre Bude aufzuräumen, weil sie das Notwendige nicht anpacken kann. Sie lähmt sich mit ihren Selbstvorwürfen, die sie weiter schwächen. Ihre oft gut verborgene innere Unruhe und Getriebenheit, die sie ständig spürt, können nicht dazu genutzt werden, aktiv zu werden und anzufangen. Sie fühlt sich wie ein Tiger, der ständig von einer Seite des Käfigs zur anderen läuft, aber nichts ausrichten kann: viel Bewegung und wenig Ergebnis; ineffizientes Arbeiten. Es ist für Betroffene quälend, zermürbend und trotz aller Ineffizienz erschöpfend. Meist reden sie nicht darüber, weil sie sich so unsäglich dafür schämen. Ihr Unvermögen, Aufgaben anzufangen, bleibt ihr gut gehütetes Geheimnis. Die Angst, dass andere ihr Versagen erkennen, führt zum gleichen Flucht- und Rückzugsverhalten, das wir in der Kindheit schon gesehen haben. Manche versuchen, nach außen die Fassade zu erhalten: Sie erzählen zum Beispiel ihren Eltern, dass sie erfolgreich sind. Damit zementieren sie ihre Ausweglosigkeit immer weiter. Sie verbringen viel Zeit in sozialen Medien und verlieren sich darin, während sie gleichzeitig ihre Zukunft versenken, weil sie ihre Ausbildung oder ihr Studium nicht auf die Reihe bekommen.

Bedenken Sie bei der Beschreibung der verschiedenen AD(H)S-Typen, dass die häufigste Form die Mischform ist. Insofern werden sich Betroffene wahrscheinlich in beiden Formen wiederfinden. Um es noch ein bisschen komplizierter zu machen: Der AD(H)S-Typ kann wechseln. Man kann als ADS-Mädchen ins Leben starten und dann in der Pubertät hyperaktive Symptome entwickeln. Genauso kann es auch umgekehrt sein: vom hyperaktiven Typ zum unaufmerksamen Typ. Warum das so ist, wissen wir bisher nicht.

Allen Typen ist gemeinsam, dass Betroffene ihre Gedanken nicht lange fokussieren können und dass sie sehr ablenkbar sind. Sie haben das Gefühl, viel zu oft im Nebel zu stehen: Gehirnnebel (Brainfog) nennen Betroffene das. Manche Patientinnen sagen, dass sie ein verheddertes Wollknäuel, ein Schneegestöber oder Spaghetti im Kopf haben.

Jede AD(H)S-lerin hat ihr ganz individuelles AD(H)S, weil sich die einzelnen Symptome in unterschiedlicher Intensität ausbilden. Eine ist mehr von Impulsivität betroffen, die nächste von mehr Unruhe oder einem chaotischeren Verhalten usw.

Es ist schade, dass AD(H)S bei Frauen meist deutlich später, oft aber gar nicht diagnostiziert wird. Damit werden wirksame Behandlungsoptionen vergeben und die Negativspirale der Niederlagen und das Gefühl der Unzulänglichkeit bewegen sich weiter abwärts. AD(H)S-lerinnen haben mehr Klinikerfahrungen, mehr Psychotherapie, mehr Angststörungen und Depressionen. Wir wissen, dass AD(H)S-lerinnen mehr traumatische Kindheitserlebnisse haben, weil sie sich mit ihrem oft unbedachten Verhalten in gefährliche Situationen bringen oder auch weil sie aus problematischen Familien kommen.[5]

Wenn Sie sich in den geschilderten AD(H)S-Symptomen wiederfinden, dann haben Sie bereits einen wichtigen Schritt getan: Sie haben erkannt, dass Sie eine neurobiologische Besonderheit haben. Das hilft Ihnen dabei, sich selbst und Ihre eigene Lebensgeschichte besser zu verstehen. Es erlaubt Ihnen, Ihre Misserfolge und Verunsicherungen richtig einzuordnen. Wichtig ist für Sie, dass Sie sich Hilfe holen, denn die brauchen Sie, um besser mit AD(H)S zu leben. Werfen Sie Ihr negatives Selbstkonzept über Bord. Nicht: »Ich bin unfähig, dumm, hässlich und unbeliebt«, sondern: »Ich habe AD(H)S und bin deswegen unaufmerksamer, manchmal langsamer, manchmal heftiger, und ich interpretiere die Reaktionen meiner Mitmenschen oft viel negativer, als sie tatsächlich sind.« Wir werden noch ausführlich über die AD(H)S-Besonderheiten, die notwendige Diagnostik und Therapie sprechen.

Die Kernsymptome von AD(H)S

Um dem wissenschaftlichen Anspruch meiner Ausführungen gerecht zu werden, erkläre ich die Kernsymptome anhand der aktuell gültigen Fassung des ICD-10. Dabei handelt es sich um die internationale Klassifikation für Erkrankungen, die weltweit standardisiert ist und zur Verschlüsselung von Krankheiten angewendet wird. Hier sind die verschiedenen Symptome von AD(H)S aufgelistet.

Diagnostische Kriterien nach ICD-10

Unaufmerksamkeit	**Hyperaktivität**	**Impulsivität**
• unaufmerksam, macht Flüchtigkeitsfehler • hält Aufmerksamkeit nicht aufrecht • hört häufig nicht zu • bringt Aufgaben nicht zu Ende • Organisationsschwierigkeiten • vermeidet länger dauernde Aufgaben • verliert häufig Gegenstände • leicht ablenkbar	• dauernde motorische Unruhe • verlässt Situationen, in denen Sitzenbleiben erwartet wird • ist »dauernd in Bewegung« • unnötig laut • anhaltendes Muster exzessiver motorischer Aktivität, die durch sozialen Kontakt/Verbote nicht beeinflussbar ist	• platzt mit der Antwort heraus • kann häufig nicht warten bis er/sie an der Reihe ist • unterbricht oder stört andere häufig (z. B. sich ins Gespräch oder Spiel anderer einmischen) • redet häufig exzessiv, ohne angemessen auf soziale Beschränkungen zu reagieren

↘ ↓ ↙

ADHS, kombinierter Typ
(am häufigsten)

Bei dieser Beschreibung von AD(H)S lasse ich auch meine Patientin Klara mitreden. Sie hat mir ihre Tagebuchaufzeichnungen und ihre Therapieprotokolle zur Verfügung gestellt. Darin setzt sie sich immer wieder mit ihren AD(H)S-Symptomen auseinander. Ich darf sie in diesem Buch zitieren. Dafür bedanke ich mich sehr herzlich bei ihr, weil sie so treffende, authentische und klare Formulierungen findet. Bei Klara habe ich die Diagnose AD(H)S gestellt. Außer der medikamentösen Behandlung hat sie auch eine Psychotherapie bei mir gemacht. Klara hatte auch große Probleme mit ihrer Mutter, die ebenfalls von AD(H)S betroffen ist. Deswegen hat Klara sowohl einen guten Blick auf ihre eigene AD(H)S als auch Antworten darauf, wie sich AD(H)S anfühlt, wenn man als Kind oder Angehörige mit einem Menschen zusammenlebt, der davon betroffen ist. Als Studentin im 13. Semester Germanistik kam sie wegen Depressionen und Versagensängsten zu mir. Außerdem litt sie unter einer Suchtproblematik und weiteren Problemen. Sie hatte zu dem Zeitpunkt bereits drei Psychotherapien hinter sich und war sehr verzweifelt, weil sie ihr Leben trotz dieser Therapien noch immer nicht im Griff hatte. Klara setzt sich in ihren Aufzeichnungen sehr mit ihrer Mutter auseinander. Ihre Beschreibung ist keine Anklage an ihre Mutter, sondern der Versuch, ihre eigene Betroffenheit zu verarbeiten; herauszufinden, welche der Probleme ihre eigenen und welche die ihrer Mutter sind. Die eigenen Probleme kann sie bearbeiten, von den Problemen der Mutter muss sie sich abgrenzen. Klara leidet unter einem AD(H)S-Mischtyp.

Unaufmerksamkeit

Das Gehirn von AD(H)S-lerinnen ist genetisch anders programmiert und arbeitet daher anders. Es ist reizoffener und nimmt viel mehr wahr. Im heutigen Alltag geht es nicht darum, wirklich alle Sinneseindrücke ohne jede Priorisierung auf den Schirm zu bekommen. Stattdessen gibt es in unserer Welt reichlich Reize überall. Genau das überfordert das AD(H)S-Gehirn immer wieder. Vielleicht haben Sie auch schon gemerkt, dass Sie nervös und angespannt sind, wenn um Sie herum viel Trubel ist. Oder aber, dass Sie abends im Bett Ihre Gedanken nicht mehr abstellen können, weil all die Eindrücke des Tages noch präsent sind, in Ihren Gedanken herumwandern und Sie deshalb keine Ruhe finden? AD(H)S-lerinnen sind aufgrund ihrer Reizoffenheit durch äußere Einflüsse ablenkbar, aber genauso durch ihre eigenen Gedanken, die oft ein Eigenleben zu führen scheinen. Sie sind sprunghaft, manchmal kreativ, manchmal einfach nur ungeordnet und unsortiert. Ich nenne das die Gedankenwaschmaschine, mit der auch Klara vertraut ist:

> Ich sehe eine Fliege. Und schon poppt in meinem Gehirn ein Feuerwerk auf. Tausend Gedanken breiten sich zentrifugal in mir aus. Die Fliege explodiert in die Unendlichkeit: »Wo kommt die Fliege her, wo fliegt sie hin, wie fühlt es sich an, eine Fliege zu sein, wie sieht die Fliege die Welt mit ihren Fliegenaugen, wie lange lebt eine Fliege? ...« Und meine Gedanken wirbeln durcheinander ... Überreizung wegen einer einzigen Fliege.

Bei Routineaufgaben und in der täglichen Pflichterfüllung kann das sehr lästig sein, denn das AD(H)S-Gehirn hasst es geradezu, sich mit langweiligen und monotonen Aufgaben zu beschäftigen. Eigentlich sucht es ständig nach Spannung, Aufregung und Belohnung, vor allem nach Abwechslung. Am meisten kann man das AD(H)S-Gehirn mit langweiligen und sinnfreien Aufgaben quälen, die noch dazu langwierig sind. Dann passieren viele Flüchtigkeitsfehler, weil AD(H)S-lerinnen die Konzentration auf diese Aufgaben nicht lange halten können. Sie werden dann in ihrem Arbeitsverhalten oberflächlich und ungenau, weil sie diese unliebsamen Aufgaben möglichst schnell zu Ende bringen wollen. Jeder neue Reiz ist eine willkommene Ablenkung. Bei diesem sprunghaften, aufmerksamkeitshüpfenden Arbeitsstil wird schnell auch etwas übersehen und vergessen.

AD(H)S-lerinnen können gelerntes Wissen oft nicht abrufen, wenn sie es brauchen. Das AD(H)S-Gehirn arbeitet nicht gerne auf

Knopfdruck, sondern nur wenn es Lust hat. In Prüfungen ist es grausam, wenn das gelernte Wissen nicht zur Verfügung steht. Die Performance ist gestört. Aus diesen Erfahrungen heraus entwickeln viele AD(H)S-lerinnen Prüfungs- und Versagensängste. AD(H)S-lerinnen machen häufig die Erfahrung, dass ihr Gehirn sie im Stich lässt. Sie scheitern tatsächlich häufiger als andere, weil ihr AD(H)S-Gehirn mal wieder spazieren gegangen ist, nicht richtig abgespeichert oder sich mit etwas ganz anderem beschäftigt hat. In der Psychotherapie sollte man das anerkennen: Die Erfahrungen des Scheiterns sind reale Erfahrungen. AD(H)S-lerinnen, die sie gemacht haben, entwickeln oft quälende Selbstzweifel. Sie wissen, dass sie sich nicht immer auf ihr Hirn verlassen können. Und diese Erfahrungen kann ihnen auch niemand ausreden.

Die Ablenkbarkeit können sie nur sehr eingeschränkt willentlich beeinflussen. Man tut ihnen unrecht, wenn man sagt: »Du musst dich nur anstrengen und dich konzentrieren.« Solche Kommentare lese ich sehr häufig in Schulzeugnissen. Ich würde den Lehrkräften, die solche Zeugnisse schreiben, gern entgegnen, dass die meisten betroffenen Schülerinnen sich gerne anstrengen und konzentrieren würden, es aber nicht können. Sie haben keine ausreichende Kontrolle über ihre willentliche Konzentration. Es ist so, als würde man einem Menschen, der fehlsichtig ist, sagen: »Du musst nur genau hinschauen.«

Flow

Nur wenn sich AD(H)S-Betroffene mit Aufgaben beschäftigen, für die sie brennen, oder die eine attraktive Belohnung versprechen, können sie leidenschaftlich und engagiert sein, dann packen sie zu, sind erfolgreich. Die Kehrseite der beschriebenen »Unfähigkeit« ist, dass AD(H)S-lerinnen oft beeindruckende Geistesblitze haben. Ihre sprunghafte Denkweise kann sehr kreativ sein. Im Flow (Hyperfokus) können sie großartige Arbeit leisten und geniale Einfälle haben. Auch Klara kennt dieses Phänomen:

Ich bin oft so unkonzentriert und verwuselt, aber wenn ich ehrlich bin, stimmt auch das nicht ganz. Ich kann nämlich manchmal auch zaubern. Das sind dann diese Momente, in denen mir alles gelingt. Ich kann die verrücktesten Sachen im Kunstunterricht entwerfen und abgefahrene Gedichte schreiben. Ich kann es nur nicht auf Kommando. Aber wenn ich in diesem Zustand bin, dass es läuft, dann trudeln meine Ideen, und ich kann sie jonglieren wie ein Zirkusclown seine bunten Bälle durch die Luft wirbelt. Das ist ein wunderschöner Zustand, den ich so liebe. Es fällt mir dann alles zu und ich kann andere damit in Verblüffung und Erstaunen versetzen. Wenn ich an Orte komme, wo ich noch nie gewesen bin, habe ich oft so eine Art Peilsender, genau die Plätze anzusteuern, die schön sind. Mir fallen auch die abgefahrenen Formulierungen ein, und wenn dieser Flowzustand sich ausnahmsweise während einer Schulaufgabe ereignete, dann bekam ich 15 Punkte und das ungläubige Kopfschütteln meines Deutschlehrers, der gar nicht glauben konnte, dass ich zu so etwas fähig bin. Er konnte mich aber auch nicht des Abschreibens bezichtigen, denn es gab sonst niemanden in meiner Klasse, der solche Leistungen heraushauen konnte. Das einzig Bedauerliche an diesen Zuständen ist: Es sind kurze Eintagsfliegen.

Neurotypische Menschen verstehen oft nicht, dass in der gleichen Person Verpeiltheit, Antriebslosigkeit und Lustlosigkeit neben diesem unglaublichen Eifer bestehen können.

Mein Kopf muss immer denken. Und ich komme dabei vom Hundertsten ins Tausendste und dann verlieren sich die Gedanken wieder im Nichts. Ich nenne diesen Zustand Gedankenwurbeln. Gedanken tauchen aus dem Nichts auf und verlieren sich wieder im Nichts. Es sind viele gute Gedanken dabei, die aufblitzen, herumwirbeln und einfach wieder untergehen. Es sind aber auch viele lästige Gedanken, Wortfetzen aus lange zurückliegenden Diskussionen, Bilder aus der Vergangenheit, die plötzlich wieder eine Präsenz suchen. Nebensächliche Kurzeindrücke wechseln sich ab mit wichtigen Gedanken über das Leben und alles erscheint gleich wichtig. Alle diese Gedanken wirbeln Staub auf, drehen sich im Kreis und ein Windstoß zerstäubt sie in tausend Richtungen. Ich frage mich, ob andere Menschen genauso denken oder ob es ihnen möglich ist, an einem Gedanken zu bleiben und ihn zu Ende zu führen. Ich stelle mir vor, dass intelligente und erfolgreiche Menschen das können, weil sonst könnten sie ja ihr Gehirn nicht für ihre Zwecke nutzen. Wie oft habe ich das schon gehört, dass ich doch ziemlich intelligent sei? Aber ich kann meine Gedanken nicht festhalten und konsequent dranbleiben, einen Gedanken zu Ende zu bringen. So war das schon in der Schule. Meine Schulzeit, eine einzige Katastrophe.

Manchmal beobachte ich mein Hirn beim Gedankenspringen. Ich frage mich, woher eigentlich Gedanken kommen und wo sie hingehen. Wo ist der Sitz dieser Gedenkenproduktionszentrale und warum ist diese bei mir so anders? Ich nehme jeden Reiz auf, der sich in der Außenwelt zeigt. Das Gezwitscher der Vögel, das Klackern von aufdringlichen Stöckelschuhen, den schrillen Ton eines Handys. Und jeder neue Reiz lenkt meine Gedanken ab und führt mich auf eine andere Spur, die ich dann erneut verliere. Es sind so viele Gedanken, Wahrnehmungen und Ideen, die keine Richtung und kein Ziel haben, ungeordnet nebeneinanderstehen. Sie schweben, durchweben, springen, stehen störend nebeneinander. Manchmal habe ich das Gefühl, als habe ich in meinem Hirn fünf Radiosender gleichzeitig laufen und jeder ist gleich laut und gleich wichtig. Wenn ich dem einen Sender zuhöre, werde ich von den vier anderen wieder abgelenkt. Ich kann nicht bei einem Sender bleiben, weil immer die anderen stören. Die Radios kann man nicht ausschalten, sie laufen selbst beim Einschlafen. Dafür be-

komme ich Eindrücke mit, die kein anderer bemerkt. Ich kann im Wald Vögel sehen, die für andere unsichtbar sind, weil sie sich so gut versteckt haben. Ich kann gleichzeitig in einem Restaurant bei drei Tischen Gesprächen zuhören, die kein anderer wahrnimmt. Ich kann sehen, dass heute die Bedienung im Café ein neues Make-up hat und ihr Lidstrich im linken Auge verrutscht ist. Aber was macht man mit diesen Nonsens-Informationen, die einen davon ablenken, wichtige Entscheidungen im Leben treffen zu können und konstante Leistungen zu erbringen?
Ich hätte so gerne klare Gedanken statt Gedankenlärm und Gedankennebel. Ich würde gerne bei einer Sache bleiben und sie richtig zu Ende machen, statt ständige Gedankenhüpfer zu haben. Ich würde gerne den Überblick in meinem Leben behalten und wissen, was wichtig und unwichtig ist. Mein Hirn funktioniert einfach nicht wie andere Hirne und ich weiß nicht warum.

AD(H)S-lerinnen können sowohl einen Flow als auch einen negativen Hyperfokus haben. So kreativ sie dabei sind, die verrücktesten Einfälle zu haben, so kreativ können sie dabei sein, ihre selbst gemachte Negativität zu zementieren:

Es kann sein, dass ich aber gar nicht davon wegkomme, mir immer wieder die schlimmsten Situationen auszumalen oder aber mir das Gehirn dafür zu verrenken, wie meine Freundin den Satz gestern Abend gemeint hat. Wenn ich etwas in den falschen Hals bekomme oder mich kritisiert fühle, dann hält mich das gefangen. Es rödelt dann in mir: Wie hat sie das gemeint? Hätte ich das anders machen können? Und ich entwerte mich mit Schuldgefühlen und Selbstvorwürfen. Da bin ich dann erstaunlich unablenkbar. Ich kann mich für eine blöde Bemerkung in den Abgrund stürzen und der Weg da hinaus kann lange dauern, weil ich mich mit meinen Selbstzweifeln zermartere.

AD(H)S-lerinnen denken nicht weniger, sondern mehr. Interessant finde ich den Aspekt, dass das AD(H)S-Gehirn auch Informationen zeitlich anders verarbeitet. Mein Kollege Heiner Lachenmeier[6] hat das sinngemäß so beschrieben: AD(H)S-Betroffene lernen langsamer, weil sie durch ihre Reizoffenheit ganz viele Informationen aufnehmen. Sie saugen sie auf wie ein Schwamm und können diese Fülle zunächst gar nicht verarbeiten, weil sie nicht priorisieren können. Neurotypische Menschen nehmen weniger Informationen auf, sind dann aber klarer und können sie eher nutzen. Bei AD(H)S-lerinnen erscheint erst einmal alles gleich wichtig und das aufgenommene Wissen ist so nicht verwertbar. Das schafft zunächst eine Art Gehirnnebel. AD(H)S-lerinnen können in dieser Situation wieder Versagensängste entwickeln, weil sie sich überfordert fühlen. Wenn aber genug unsortierte Informationen vorhanden sind, dann kann auf einmal die aufgenommene Information nutzbar gemacht werden. Oft sind AD(H)S-lerinnen dann sehr kreativ und finden originelle Lösungen, auf die andere Menschen gar nicht kommen würden.

Da auch ich AD(H)S habe, kenne ich das gut. Ich lese zum Beispiel wahllos verschiedene Bücher, sauge Informationen in mich hinein und fühle mich dann erst einmal diffus und nebelig. Irgendwann kann ich mich plötzlich hinsetzen und alles auf einmal ziemlich geordnet herunterschreiben. Ich weiß dann auch nicht genau, wie es passiert, dass ich in einen Flow komme. Ich kann die vielen Details in meinem Kopf neu zusammenfügen und ordnen.

AD(H)S-lerinnen haben also zuerst eine langsamere Lernkurve, weil sie viel mehr ungefilterte Details erfassen, die sie zunächst nicht verarbeiten können. Sie erreichen aber später eine schnelle Lernkurve, wenn sie auf all diese Details zurückgreifen können. AD(H)S-lerinnen denken also nicht zu wenig, sondern zu viel. Sie werden von der Fülle ihrer Eindrücke und Informationen erst einmal schachmatt gesetzt und brauchen Zeit, um alles zu sortieren.

Doch das Chaos entsteht von selbst. Ich habe schon erläutert, dass die Planungsfunktionen und die Priorisierungsfähigkeit von AD(H)S-lerinnen nicht gut entwickelt sind. Wenn man nicht entscheiden kann, was wichtig und was unwichtig ist, dann weiß man auch nicht, wo man anfangen soll. Kennen Sie das, dass Sie sich oft nicht entscheiden können, weil alles so gleich gut, schlecht oder wichtig erscheint? Haben Sie manchmal schon Probleme, sich in einem Restaurant auf ein Gericht festzulegen, das Sie bestellen wollen?

AD(H)S-lerinnen haben auch Schwierigkeiten damit, Strukturen beizubehalten. Sie wollen aufräumen und denken sich ein System aus, nach dem sie alles sortieren möchten. Da sie dieses System aber nicht abspeichern, können sie es nicht abrufen. Sie vergessen, nach welchen Regeln sie ihr Chaos ordnen wollten. Die Folge ist ein noch größeres Durcheinander. Die Wohnung verwandelt sich in unüberschaubare Wühlflächen und Häufchen, die jeden Tag wachsen. Wenn sie dann wieder beschließen, Ordnung in ihr Leben zu bringen, versuchen sie, es perfektionistisch anzugehen, nur um kurz darauf wieder in das alte Chaos zurückzufallen. AD(H)S-lerinnen führen oft einen lebenslangen Kampf gegen ihr Chaos. Klara schreibt dazu:

> Leider vermülle ich meine Bude, und ich warte wohl darauf, dass irgendetwas passieren wird, um sie wieder in Ordnung zu bringen. Ich fühle mich aber nicht zuständig. Vielleicht ist das auch meine Ausrede, dass ich mir so mein Versagen nicht eingestehen muss, dass ich überhaupt keine Ordnung einhalten kann.
>
> Ich bin eine Meisterin im Erschaffen von Chaos und noch dazu im Speedgang. Wo ich auftauche, entsteht Chaos und ich weiß nicht einmal, wie ich das anstelle. Wie von magischer Zauberhand kann ich innerhalb von Minuten Chaos stiften, Brillen und Schlüssel in die ausgefallensten Verstecke ins Niemandsland befördern oder ohne Geldbeutel und Schlüssel aus dem Haus gehen. Die äußere Ordnung geht meistens noch, aber meine Schränke sind

eine einfache Katastrophe. Mein Vater hat mich immer Schrankschlampe genannt. Das hat mich sehr gekränkt, aber leider hatte er irgendwie recht damit.

Viele AD(H)S-lerinnen schaffen es nur, unliebsame Arbeiten anzufangen, wenn die Hütte brennt. Nur auf den letzten Drücker scheinen sie in die Gänge zu kommen und ihre bleierne Apathie in Bewegung umsetzen zu können. Es belastet sie sehr, dass sie Aufgaben nicht rechtzeitig anfangen und zu Ende bringen können. Sie schämen sich dafür und viele entwickeln Schuld- oder Versagensgefühle. Es nagt an ihrem Selbstwertgefühl, dass sie sich einfach nicht für Dinge aktivieren können, die keinen Spaß machen und doch getan werden müssen.

AD(H)S-lerinnen schaffen es nicht, den ersten Schritt zu tun. Ihre Motivation reicht nicht aus, bis sie unter Druck geraten. Druck macht Stress, Stress führt zu Adrenalinausschüttung, und unter ausreichend Adrenalin werden sie endlich aktiv. Kennen Sie das auch, dass bei Ihnen erst »die Hütte brennen muss«, bevor Sie sich aktivieren können? AD(H)S-lerinnen können Berge versetzen, wenn sie sich für etwas begeistern. Sie können aber zu wahren Schnecken mutieren, wenn es um langweilige Aufgaben geht. Klara sagt dazu:

Es bleibt mir bis heute immer ein Rätsel, wie Menschen es schaffen, sich zu organisieren. Wie schaffen sie es, Abfalleimer herunterzutragen, bevor sie anfangen, sich zu bewegen? Oder Einkäufe rechtzeitig zu tätigen, ehe der Magen vor Hunger knurrt und man die Tütensuppe mit Wasser aufgießen muss, um nicht zu verhungern. Oder Rechnungen zu bezahlen, ohne Inkassobüros daran verdienen zu lassen. Ich finde es schrecklich, aber ich kann das ganz normale Leben einfach nicht bewältigen. Ich weiß, dass es nicht an meiner Intelligenz liegt, denn meine Eltern hatten mich bereits in meiner Kindheit bei einem Facharzt untersuchen lassen. Dieser meinte, dass man mit meinem Grips Medizin studieren könne, aber irgendwie scheine ich keinen Zugang zu meinem Grips zu haben. Und auf dem Papier nutzt er mir auch nichts. Ich verachte mich dafür, dass ich nicht in die Gänge komme, mich nicht organisieren kann, keine Konzentration habe und einfach mein Leben verpasse. So manchmal habe ich richtige Angst vor der Zukunft, weil ich so spüre, dass ich im Leben überhaupt nicht weiterkomme. Ich schäme mich und ich habe ein ungutes Gefühl, weil ich meine Eltern belüge, die glauben, dass ich meinen Bachelor schon lange gemacht habe und ich gerade an der Masterarbeit sitze. Die traurige Wahrheit ist, dass ich es nicht schaffe, überhaupt mit meiner Bachelorarbeit anzufangen.

Bei AD(H)S-lerinnen ist auch das Zeitgefühl nicht gut entwickelt. Zeit ist für sie relativ. AD(H)S-lerinnen können sie verdichten, dehnen, vergessen, aber sie können die Zeit nicht zuverlässig einschätzen. Deswegen verzetteln sie sich häufig mit der Zeitplanung. Sie fangen noch schnell eine Aufgabe an, die in der verfügbaren Zeit gar nicht zu schaffen ist. Deswegen kommen sie zu spät. Die anderen müssen warten. Das schafft Ärger und Ärger macht Stress. Klara schreibt:

Bei meiner Geburt wurde auch noch mein Zeitmesser vergessen. Zeit ist für mich keine messbare Größe und ich kann sie weder zuverlässig festhalten noch einschätzen. Zeit hat bei mir keine Anbindung an eine Reihenfolge der Ereignisse, sondern Erlebnisse werden in meinem Hirn willkürlich abgespeichert und das ohne Datum. Es wundert mich immer, was andere Menschen mit ihrem eingebauten Zeitmessgerät so alles können. Sie wissen, was sie vor drei Tagen zu Mittag gegessen haben, wann sie Oma das letzte Mal besucht haben, wie lange eine halbe Stunde ist, die man noch hat, bevor man das Haus verlassen muss. Meine Zeit ist eine andere.

Ich habe so eine Art Hypersensor, der alles um mich herum aufnimmt und sofortige Assoziationen erschafft. Dabei verliere ich die Zeit – die Zeit, die ich bräuchte, um meine Pflichten zu erfüllen, um pünktlich zu sein und um rechtzeitig meine Aufgaben anzufangen. Meine Zeit spielt und verliert sich wie eine Biene, die von einer Blüte ziellos zur nächsten fliegt, angelockt von Farben oder betörenden Düften, ohne Plan und Struktur.
Mein Gedächtnis hat auch keine Anbindung an die Abfolge von Ereignissen. Zeit relativiert sich und scheint sich immer wieder zu verformen: mal endlos lang gedehnt, dann wieder zusammengeschnurrt. In jedem Fall aber nicht verlässlich, nicht fassbar, und es gelingt mir nicht, eine Zeitschiene in einer richtigen Reihenfolge einzuordnen. Auch kann sich diese Zeitschiene verändern und verschieben. Für mich ist damals schon gestern und letzte Woche eine Ewigkeit her. So lange und so weit weg, dass ich Mühe habe, auf die Erfahrungen der letzten Woche zurückzugreifen. Ich kann nicht sagen, ob ich dieses Jahr im Sommer in Italien war oder ob es schon drei Jahre her ist. Damit ernte ich viele Lacher, aber auch viel Kopfschütteln. Es ist verrückt, dass bei mir die Zeit stehenbleiben kann, eine ausgedehnte endlos quälend leere Zeit, die einfach verloren geht, indem ich Löcher in die Luft starre und gar nichts tue. Es ist so, als halte mich eine unsichtbare Kraft davon ab, etwas zu tun, was ich tun müsste, um mit mir selbst zufrieden zu sein. Meistens siegt diese Kraft und ihr Sieg ist meine persönliche Niederlage. Es ist diese stehengebliebene Zeit, diese Leere und Ödnis, die alle Energien aus mir heraussaugt und mich zu einer antriebslosen Schlaftablette macht. Es ist eine nicht nutzbare Zeit, die verfliegt und die so bleiern und zäh ist und dem Zustand eines heruntergefahrenen Computers mit Bildschirmschoner gleicht, ein Standby-Modus!
Dann wieder gibt es einen Zeitbeschleuniger, wo ich Zeit als endlos gedehnt erlebe und ich mich wundere, dass meine Mitmen-

schen schon wieder das Gefühl haben, dass das Jahr so schnell vorbeigegangen ist, während ich dieses Jahr wie zehn lange Jahre erlebt habe. Die Subjektivität von Zeit ist eine merkwürdige Sache.

AD(H)S-lerinnen haben oft Probleme mit einer klaren Erinnerung. Sie vergessen wesentliche Aufgaben, versäumen Termine und können sich nicht erinnern, wo sie wichtige Dokumente abgelegt haben. Das hat wahrscheinlich damit zu tun, dass sie einen kleineren Arbeitsspeicher haben als neurotypische Menschen.

Das AD(H)S-Gehirn arbeitet nach dem Motto »aus den Augen aus dem Sinn«. Sie vergessen viel. Vergessen ist in unserer Gesellschaft ein Problem: Der Chef hat Ihnen zum Beispiel eine detaillierte Anweisung gegeben, Sie haben nicht mitgeschrieben. Sie haben genau verstanden, was er wollte. Aber Ihr AD(H)S-Gehirn hat es nicht abgespeichert. Jetzt haben Sie ein Problem, und der Chef kann überhaupt nicht verstehen, warum Sie den Anweisungen nicht folgen. Oder Sie haben einen guten Gedanken und schon ist er weg, weil ein neuer Gedanke ihn vertrieben hat. Deshalb verlieren AD(H)S-lerinnen auch mehr Dinge als andere Menschen: Sie vergessen einfach, Sachen mitzunehmen. Sie suchen sie, weil sie sich nicht mehr erinnern können, wo sie sie hingelegt haben. Für viele AD(H)S-lerinnen bedeutet das, einen lebenslangen Kampf gegen ihre Vergesslichkeit zu führen, den sie nur mit guten Strategien gewinnen können. Auch davon kann Klara berichten:

Ja und dann das Abspulen der Zeit und des Erlebten, das Gedächtnis, da scheint auch noch was bei der Geburt vergessen worden zu sein. Statt eines Gedächtnisses habe ich wohl eher einen Schweizer Käse mit großen Löchern bekommen. Schwarze Gehirnlöcher, die Inhalte und Zeit vernichten. Mein Gedächtnis speichert nämlich nicht nur Zeit so komisch ab, sondern leider auch Erinnerungen. Mein Gedächtnis ist wie ein episodischer Rekorder. Es speichert willkürlich Ereignisse total präzise ab, und andere Ereignisse überhaupt nicht. Da können dann Erinnerungen plötzlich aus dem Nichts auftauchen. Diese sind sehr genau und glasklar, und es sind ganze Filmsequenzen dieser Ereignisse, die komplett abrufbar sind, so als seien sie erst vor fünf Minuten passiert. Jedes Detail ist dann präsent, die Gerüche, die Geräusche, der genaue wörtliche Gesprächsablauf, die Farbe des T-Shirts, das in dieser Situation getragen wurde. Andere Ereignisse werden von meinem Hirn überhaupt nicht abgespeichert, und ich kann mich dann an Ereignisse nicht mehr erinnern, die vor vier Wochen passiert sind. Das finde ich oft sehr peinlich, und ich schäme mich dafür, weil andere Menschen dann glauben, ich sei ihnen nicht wichtig, wenn ich mich nicht einmal an gemeinsame Erlebnisse erinnern kann. Das ist auch eine Form von Gedankennebel, in den ich mich verliere und aus dem ich oft überhaupt nicht herausfinde.

Mein Gedächtnisrekorder hat aber oft auch nur eine bruchstückhafte Anbindung an gestern, so als wolle mein Hirn nur im Hier und Jetzt leben und aus den gelebten Erfahrungen keine Schlüsse ziehen. Es kann nicht Vergangenheit, Gegenwart und Zukunft verbinden. Die Vergangenheit spielt für mein Gehirn nur eine untergeordnete Rolle. So oft habe ich mich schon darüber geärgert, dass ich so schlecht auf Erfahrungen zurückgreifen kann und ich aus Erfahrungen nur wenig lerne. Mein Gehirn fordert eine radikale Präsenz, aber es kann auch eine radikale Erinnerungslosigkeit produzieren.

Hyperaktivität

Die Hyperaktivität ist bei erwachsenen AD(H)S-lerinnen oft nicht sichtbar. Viele von ihnen fühlen sich unruhig und getrieben. Die Hyperaktiven unter ihnen, also die ADHS-Frauen, sind immer in Bewegung und haben Probleme, über längere Zeit stillzusitzen. Sie können nur schwer entspannen und abschalten, weil sie immer *Action* brauchen. Oft sind sie laut und ungestüm, aber auch mitreißend und sehr charismatisch. Sie haben tolle Ideen und ihre Energie und Begeisterungsfähigkeit sind oft beeindruckend und ansteckend. ADHS-Frauen sind motorisch meist nicht so hyperaktiv wie Männer. Ihre Hyperaktivität ist diskreter und zeigt sich eher am Wippen ihrer Füße oder daran, dass sie immer etwas in den Händen haben müssen. Oft haben sie gelernt, ihre innere Unruhe zu verbergen und man erfährt sie als Psychiaterin oder Psychiater beziehungsweise Psychotherapeutin oder Psychotherapeut nur, wenn man danach fragt. Aber auch im Verborgenen wirkt sie in Form von Stress und Anspannung.

Geduld und Gelassenheit gehören nicht zu den Kernkompetenzen von AD(H)S-lerinnen. Sie haben oft eine brennende Ungeduld, die sich auch in Unruhe und Nervosität bemerkbar macht. Warten ist für sie ebenso eine Zumutung wie absichtlich schleichende Langsamfahrende, die Geschwindigkeitsbegrenzungen einhalten. Oft fallen sie anderen ins Wort, weil sie sowieso schon wissen, was die oder der andere gesagt hätte. Und sie müssen ihre Meinung sofort loswerden, weil sie sonst Gefahr laufen, ihren Beitrag zu vergessen. Anderen ins Wort zu fallen, ist aber sehr unhöflich. Viele Mitmenschen erleben AD(H)S-Betroffene als dominant, da sie selbst nicht zu Wort kommen und sich nicht gesehen und respektiert fühlen.

Viele AD(H)S-Betroffene leiden unter nächtlichem Zähneknirschen, weil sie im Schlaf immer noch so angespannt sind. Manche reißen sich Haare aus, andere müssen dauernd Pickel ausdrücken. All das ist Ausdruck ihrer inneren Anspannung.

Die unaufmerksamen ADS-lerinnen hingegen fallen auch im Erwachsenenalter wenig auf. Sie wirken verträumt, abwesend, desinteressiert. Ihre Aufmerksamkeit driftet leicht ab und ihre Gedanken wandern ins Niemandsland. Ich hatte das schon ausführlich beschrieben. Häufig scheinen sie nicht richtig auf dieser Welt zu sein. Sie sind oft langsam, umständlich, gedankenverlorenen und ziellos. Sie haben wenig Energie. Sie sind schnell erschöpft und ausgebrannt, weil ihre Batterie schwach ist. Sie haben ein hohes Risiko für die Entwicklung von Depressionen und Angstzuständen. Aber auch sie können innerlich unruhig und ständig angespannt sein. Für andere ist diese Unruhe meist nicht sichtbar. Dazu schreibt Klara:

> Manchmal bin ich einfach nur lethargisch. Ich liege auf der Couch, kann mich zu nichts aufraffen und die Zeit vergeht einfach. Ich verliere die Zeit, ohne sie nutzen zu können. Tausend Gedanken, kein Ergebnis, keine Aktion. Mein Leben spielt sich in meinem Kopf ab, aber ich komme nicht in die Gänge. Es ist wie eine innere Lähmung, für die ich keine Erklärung habe.

Impulsivität

AD(H)S-lerinnen leiden oft unter extremen Stimmungsschwankungen. Sie sind hyperreaktiv. Sie reagieren überschießend, also impulsiv auf alles, was in der Außenwelt passiert. Ganz viel Freude und Begeisterung, wenn sich etwas Spannendes zeigt, aber auch schnell Frustration und Kränkung. Sie sind verletzt oder beleidigt, wenn sie nur die kleinste Kritik oder Niederlage erleben. Auf dieser Gefühlsachterbahn fahren sie beständig. Es ist ein Leben in Extremen: schwarz oder weiß, ganz oder gar nicht. Sie finden nicht die Mitte. Das macht das Leben einerseits spannend und aufregend, weil die Gefühlsamplituden viel größer sind, andererseits ist es aber für AD(H)S-lerinnen auch anstrengend, immer wieder die Höhen und Tiefen zu erleben und mit den schnellen Wechseln von Gefühlen umzugehen. Wir nennen das emotionale Dysregulation. Ihnen fehlt eine Art Handbremse, mit der sie sich Bedenkzeit verschaffen könnten, um ihre Gefühle und ihre Handlungen zu regulieren. Sie bedenken oft nicht die Konsequenzen ihrer Handlungen oder ihrer Gefühlsäußerungen. Stresssituationen können die Impulsivität zusätzlich verstärken. Dann wird die AD(H)S-Frau zum emotionalen Schnellkochtopf, der jederzeit explodieren kann. Klara schreibt:

Ich reagiere auch sehr schnell gekränkt auf kleine Bemerkungen und ich fühle mich ständig angegriffen, zu kurz gekommen oder ich kann mich schwarzärgern – eigentlich über alles. Wenn jemand sich an der Kasse vordrängelt, wenn mich eine Freundin nicht anruft, obwohl sie es versprochen hat, wenn meine Mutter unangemeldet erscheint. Das Blöde an meinem Ärger ist, dass ich mich nicht entärgern kann. Ich hocke auf meinem Ärger, brüte ihn vor mich hin und schiebe den Frust so vor mir her und wieder brüten und brüten. Ich habe tausend Gedanken im Kopf, die wie eine Gedankenschleuder immer wieder alles durcheinanderwirbeln, aber es kommt zu keinem Entärgern. Ich muss mich immer wieder von vorne aufregen. Das raubt mir Zeit, Nerven und gut geht es mir auch nicht damit.

Die Konsequenzen von AD(H)S-Symptomen

AD(H)S-lerinnen haben Stress mit ihren Symptomen. Oft machen sie auch anderen Stress damit, dass sie prokrastinieren, chaotisch sind oder emotional überreagieren. Sie merken lange selbst nicht, wie anstrengend es ist, sich zusammenzureißen, damit niemand bemerkt, dass sie innerlich beben und total angespannt sind. Hyperaktivität, Aktionismus und Getriebenheit der ADHS-lerin gehen oft mit Überforderung und Erschöpfung einher. Ein ständiger Wechsel zwischen Euphorie, Aktionismus und dann wieder Lethargie und Ohnmacht.

Sehr anstrengend ist für sie auch, konzentriert zu bleiben. Sie können sich das so vorstellen, als ob Sie fehlsichtig wären und eigentlich eine Brille bräuchten. Sie nehmen alles nur undeutlich und verschwommen wahr und versuchen trotzdem, mit Ihrem Leben zurechtzukommen. Niemand wird Ihre Anstrengung bemerken. Sie selbst fragen sich dann, warum alle anderen die gleiche Arbeit mit so viel mehr Leichtigkeit schaffen und Sie davon ganz erschöpft sind. AD(H)S-lerinnen müssen viel mehr Kraft aufbringen als andere, um ihre Aufschieberitis (Prokrastination) zu überwinden und ihr Leben zu organisieren. Das alles sind Handicaps, die täglich Kraft kosten. Die AD(H)S-lerin ist aber mit ihrer AD(H)S zur Welt gekommen, sie kennt es nicht anders, sie weiß daher nicht, warum alles so anstrengend ist.

ADS-lerinnen zeigen häufiger und früher Erschöpfungssymptome als ihre Vergleichsgruppe. Weil sie oft zu langsam arbeiten, brauchen sie viel mehr Zeit für ihre Aufgaben. Sie arbeiten oft heimlich, damit ihre Langsamkeit nicht bemerkt wird. Dann fehlt ihnen wiederum die Zeit, in der sie sich ausreichend erholen und auftanken könnten. Leider werden diese Erschöpfungssymptome schnell als Burn-out abgetan. Fachärztinnen und -ärzte, Psychologinnen und Psychologen fragen sich viel zu selten, warum diese Menschen so erschöpft sind und was sie so ausbrennt. Natürlich leidet auch das Selbstwertgefühl, wenn AD(H)S-lerinnen mehr Niederlagen und Misserfolge erleben als neurotypische Menschen.

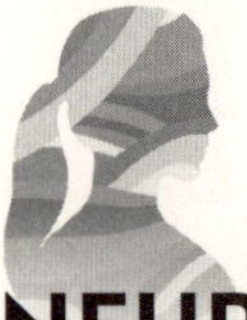

NEURODIVERSITÄT IST WERTVOLL UND AD(H)S EINE BESONDERE ART ZU SEIN

Eine positive Betrachtung der AD(H)S-Eigenschaften ist sehr wichtig. Neurodiversität bedeutet eben auch Diversität. Die Menschheit hat sich in und aus ihrer Vielfalt heraus entwickelt. Eine solche Entwicklung über die Jahrtausende wäre unvorstellbar, wenn wir alle gleich ticken würden.

AD(H)S ist also erst einmal eine andere Art zu sein – nicht besser, nicht schlechter, einfach anders. Diversität bedeutet Vielfalt. Vielfalt gilt in jedem Ökosystem als besonders wertvoll, als unverzichtbar, sie muss aufrechterhalten werden. Die Menschheit hat sich entwickelt, weil wir vielfältig sind und keine geklonten Zombies.

Was wäre das für eine wundervolle Welt, wenn es uns öfter gelingen würde, mit unterschiedlichen »Arten zu sein« gelassener und toleranter, einfach positiver umzugehen? Die Akzeptanz und Toleranz fürs »Anderssein« würde unglaubliche Ressourcen freisetzen. Das würde vielen Menschen helfen, sich selbst besser zu akzeptieren. Dann würden sie eher einen passenden Platz in der Gesellschaft finden, also einen Platz, an dem sie der Gesellschaft nützen – und die Gesellschaft ihnen. Neurodiversität bereichert die Welt!

»Normal« ist eine gesellschaftliche Bewertung

Neurodiversität steht im Gegensatz zu neurotypisch, also zu »normal«. Aber gibt es überhaupt normale Menschen? Haben wir nicht alle unsere Macken, unsere Kanten und Schwachstellen? Was ist überhaupt die Norm und wer definiert sie? »Normal« und »nicht normal« sind Kategorien, die häufig wertend eingesetzt werden. Dabei sind sie stark von der Kultur und vom Zeitgeist abhängig. Salopp gesagt, könnte man sie ersetzen durch: »zu unseren Vorstellungen passend« oder eben »nicht passend«. Es kommt dementsprechend wesentlich darauf an, wer den Begriff einsetzt – und in welchem Zusammenhang.

Norm ist immer kulturabhängig. Vor dreißig Jahren war Homosexualität noch strafbar, sie wurde als krank und behandlungsbedürftig angesehen. Dass Homosexuelle heute Ehen schließen, ist zur gesellschaftlichen Norm geworden. Die Ablehnung der Homosexualität ist in unserer Zeit glücklicherweise zu einer nicht mehr akzeptablen Intoleranz geworden. Es ist auch nicht so lange her, dass Sex vor der Ehe ein gesellschaftliches No-go war. Heute ist es gesellschaftliche Norm und Sex vor der Ehe wird von den meisten Menschen in unserem Kulturkreis für normal und sogar für gesund gehalten.

Auch der Unterschied zwischen »krank« und »gesund« ist ohne Frage kulturabhängig. Das gilt in besonderer Weise für psychische »Störungen«. Wer nicht willens oder fähig ist, sich an die gesellschaftsspezifischen Normen der eigenen Zeit zu halten, wird schnell als gestört angesehen. Das passiert auch, wenn Betroffene mit der gesellschaftlichen Realität, die sie umgibt, nicht zurechtkommen. Gerade in der Psychiatrie unterliegt der Krankheitsbegriff in hohem Maße der kulturellen Relativität.

Die Diskussion um Neurodiversität kann fruchtbar sein. Wir sollten Menschen nicht leichtfertig in krank oder gesund einteilen. Das ganze Spektrum menschlichen Seins ist riesig. Umso wichtiger ist es, Menschen nicht in die »Schublade« einer Diagnose zu pressen und fortan als krank zu betrachten.

Wie entstehen Diagnosen?

Diagnosen in der Psychiatrie wurden seit dem vorletzten Jahrhundert von Männern gemacht. Viele davon entstammen männlicher Wahrnehmung und männlicher Wertung. Ein typisches Beispiel dafür ist die hysterische (heute histrionische) Persönlichkeit von Frauen. Temperament, Begeisterungsfähigkeit und Sensitivität wurden, wenn sie gesellschaftlich als störend betrachtet wurden, pathologisiert. Hysterisch konnten nur Frauen sein. Der Begriff kommt von »hystera« (ὑστέρα), dem griechischen Wort für »Gebärmutter«. Männer haben also lange definiert, was normal und was krank war. Man könnte mutmaßen, dass die »hysterische« Frau, zumindest früher, von einem Mann eher als krank betrachtet wurde, als diese Einschätzung von einer Frau getroffen worden wäre, für die der Umgang mit ihrer eigenen heftigen Emotionalität und der ihrer Kinder zum Alltag gehörte. Frauen als Meinungsbildnerinnen in der wissenschaftlichen Psychiatrie gibt es allerdings erst in Ansätzen. Es stimmt mich hoffnungsvoll, dass es langsam mehr Ordinarien und Professorinnen für Psychiatrie gibt. Bis zur Parität ist der Weg aber noch sehr weit.

Stärken- und Schwächenprofile sind bei jedem Menschen verschieden. Jeder von uns kommt zwar unvollkommen, anderseits aber auch als einmaliges Individuum auf die Welt. Alles, was uns bei der Geburt noch fehlt, müssen wir im Laufe des Lebens dazulernen. Das ist eine der vielen Herausforderungen im Leben, die es zu bewältigen gilt. Wenn wir versuchen, Schwächen und Einschränkungen auszumerzen, werden wir auf diesem Weg unweigerlich viel zerstören. Wenn wir dagegen verstehen, wo die Stärken des Einzelnen liegen, setzen wir Ressourcen frei.

Anders-Sein dürfen wir nicht von vornherein pathologisieren. Wir sollten uns stets darüber im Klaren sein, dass Selbst- und Fremdwahrnehmung immer durch soziologische Kontexte bestimmt werden. Und: Wenn ich jemanden krank nenne, kann der oder die Betroffene davon krank werden.

Stärken und Schwächen sind situationsabhängig

Stärken werden, packt man sie in einen anderen Kontext, nicht selten zu Schwächen – und umgekehrt. Der Kontext bewertet die Störung, denn die ist von gesellschaftlichen und von ethischen Normen und der Kultur abhängig. In welchem Kontext hat ein Verhalten Vor- und Nachteile?

Eine AD(H)S-Betroffene kann, bewegt sie sich in freier Wildnis, Dinge wahrnehmen, die andere gar nicht bemerken. Sie sieht Vögel und Wildtiere, die anderen verborgen bleiben, sie wittert Gefahr, wo andere sorglos weitergehen, sie hat Ideen, auf die andere nicht kommen.

Die gleiche AD(H)S-lerin wird sich auf einem Weihnachtsmarkt in einer deutschen Großstadt ganz anders fühlen. Hier wird sie sehr schnell reizüberflutet sein von all den Gerüchen, den Musikboxen, die aus verschiedenen Richtungen unterschiedliche Lieder spielen, von dem Gedränge der Menschenmenge, von den tausend blinkenden und flackernden Lichtern, dem Geschrei von Budenbesitzerinnen und -besitzern, die ihre Waren anpreisen. Hinzukommen drängelnde Menschen, die ihr auf die Pelle rücken. Hier kann eine AD(H)S-lerin schnell panisch, gereizt oder aggressiv werden, weil sie all diese Eindrücke nicht verarbeiten kann und schnell überwältigt ist.

Diversität bereichert das biologische Leben. Neurodiversität kann ebenso unser soziales Leben bereichern. »Neurodiversen« Menschen kann es im richtigen Umfeld gelingen, ihre Schwächen in Stärken zu verwandeln.

Die positiven Seiten von AD(H)S

Mir ist sehr wichtig, AD(H)S erst einmal nicht als Störung oder Erkrankung zu sehen. Statt Krankheiten zu labeln, halte ich viel mehr davon, Ressourcen zu erkennen und Besonderheiten zu entdecken.

Und von AD(H)S Betroffene bringen eine ganze Menge wirklich positiver Eigenschaften mit.

So überempfindlich sie oft sind, so oft sind sie auch empathisch und empfindsam. Sie können sich nicht so gut abgrenzen. Dafür sind sie aber meistens sehr hilfsbereit. Sie zeigen häufig einen hohen Einsatz für andere. Viele Betroffene sind sehr harmoniebedürftig und erst dann zufrieden, wenn es allen gut geht. Das ist ja nicht nur ein Nachteil – besonders für die anderen. Ihr besonders ausgeprägter Gerechtigkeitssinn führt zwar zu manchem Streit, doch sie hassen es, wenn andere zurückgesetzt oder ungerecht behandelt werden. Sie können sich für eine gerechte Sache und um die Welt zu verbessern unglaublich motivieren. Wenn etwas sie interessiert, dann brennen sie dafür und können Berge versetzen. Für alles, was sie als spannend oder auch nur wichtig erleben, können sie einen enormen Einsatz bringen und viel Energie aufwenden. Mit ihrem glühenden Eifer können sie dann sehr ansteckend sein und andere motivieren. Wenn etwas schiefgegangen ist, erweisen sich manche von ihnen als wahre Meisterinnen im Chaosmanagement und in der Improvisation.

Sie sind keine Spießerinnen, sondern eher Nonkonformistinnen, die die Welt entdecken, umarmen und fröhlich sein wollen. Sie können einen umwerfenden Charme entwickeln und man kann mit ihnen unglaublich lustig und ausgelassen sein. Die verrücktesten Sachen erlebt man mit ihnen – allerdings auch die peinlichsten. Sie geben dem Leben Würze.

Hyperaktive ADHS-lerinnen haben oft eine unbändige Energie und viele originelle Ideen. Wenn sie im Hyperfokus sind, dann können sie eine Superpower entwickeln. Da ihnen schnell langweilig wird, lassen sie sich meist etwas einfallen, damit genau das nicht passiert. Ihre Offenheit und Flexibilität können beeindruckend sein und ihre Neu-Gier verschafft ihnen vielfältige Erfahrungen, manchmal nicht ganz ungefährliche. Sie können ungeheuer flexibel sein und sich sofort auf neue Situationen einstellen. In der Übersteigerung kann das als sprunghaft und unstet wahrgenommen werden. Wenn sie aus schlechten Erfahrungen auch nicht so schnell lernen, scheinen sie oft viele Schutzengel zu haben. Allerdings sollten sie sich nicht zu sehr darauf verlassen, denn manchmal haben die auch Urlaub.

Ihre Spontaneität kann mitreißend sein und ihre authentische Ausdrucksweise lässt meist keinen Zweifel über ihren aktuellen Gefühlszustand und ihre Befindlichkeit aufkommen. Besonders die hyperaktiven ADHS-lerinnen sind meist gnadenlos authentisch. Man sieht ihnen an, wenn sie andere nicht mögen oder wenn etwas sie wütend gemacht hat. Sie sind geradeheraus und für unehrliche Spielchen nicht zu gewinnen, denn sie gehen ihnen gegen den Strich. ADHS-lerinnen leben das Konzept Chaosqueen, aber mit ihrem kreativen Chaos können sie sich immer wieder neu erfinden. Durch ihre überbordende Energie erscheinen sie oft wie Steh-auf-Frauen, die sich vom Leben nicht unterkriegen lassen. Sie nehmen immer wieder neuen Anlauf – und sei es gegen die Gummiwand.

Sie können aber auch aufstehen wie Phönix aus der Asche, sich aus den unmöglichsten Situationen herauswurschteln und ihre Originalität und Kreativität können einen großen Zauber entfalten. Sie können wahre Ideenmaschinen und Improvisationstalente sein. Ihr unersättlicher Wunsch nach Leben, Action und Abwechslung, ihre originellen Beiträge, ihr Eifer und ihr Engagement sind in vielerlei Hinsicht und in vielen Beziehungen eine große Bereicherung.

Originell, intuitiv und leidenschaftlich, wie AD(H)S-Frauen oft sind, entwickeln sie einen anderen Blick auf das Leben, sie finden auch häufig ungewöhnliche Lösungswege und können *out of the box* denken.

Hyperaktive ADHS-lerinnen wollen erobern und entdecken. Sie brauchen Input, um sich lebendig und zufrieden zu fühlen. Sie sind anpassungsfähig und flexibel, manchmal zu sehr. Sie brauchen Abwechslung und Herausforderungen, was nicht heißt, dass sie alle Herausforderungen auch meistern können. Übrigens scheinen

ADHS-lerinnen auch später zu altern, zumindest die hyperaktiven. Ihre enorme Power hält sie lange fit und vital.

Wenn sie die richtige Partnerin oder den richtigen Partner finden, zum Beispiel einen Menschen, der sehr strukturiert und konzentriert arbeitet, können sie ein Dream-Team bilden. Sie können sich dann gegenseitig ergänzen, also sehr komplementär sein. Die AD(H)S-Frau kann ihre Ideen und ihre Kreativität einbringen, und Menschen, die gut strukturiert sind, können diese dann sortieren und in eine Form bringen. Voraussetzung dafür ist, dass man die andere oder den anderen im Anderssein akzeptieren und schätzen kann. Ich sage gerne, dass jede Firma AD(H)S-lerinnen braucht, sonst sterben die Mitarbeitenden vor Langeweile und ihnen fehlt die Innovation. Zu viele AD(H)S-lerinnen können aber jede Firma ins Chaos stürzen.

In einer holländischen Studie wurde untersucht, welche Charaktereigenschaften AD(H)S-Betroffene an sich selbst sehr schätzen. Hier wurden Kreativität, Dynamik und Flexibilität genannt, aber auch Empathie und Begeisterungsfähigkeit.[7]

Was brauchen wir, um mit AD(H)S gut umgehen zu können?

Unsere Aufgabe ist es, uns zu akzeptieren, wie wir sind: unsere Stärken zu stärken und unsere Schwächen zu schwächen. Jede muss lernen, was ihr fehlt, um ein runder und reifer Mensch zu werden. Vieles ist genetisch vorgegeben. Das sind die Karten, die wir für unser Leben bekommen haben und mit denen wir ein gutes Spiel machen können. Das heißt immer wieder: akzeptieren, was ist, und einen guten Weg damit finden.

Wenn Sie AD(H)S haben, können Sie sich nicht umtauschen oder Ihre AD(H)S abschaffen. Sie bleibt immer ein Teil Ihrer Persönlichkeit; sie gehört zu Ihnen wie Ihre Augenfarbe. Wir können uns nicht grundsätzlich verändern, wohl aber durch Selbstakzeptanz wachsen. Wir können an unseren Schwächen arbeiten, eine Menge dazulernen und einen kreativen Weg für unser »So-sein-wie-wir-Sind« finden. Dazu ist es notwendig, dass wir erst einmal lernen zu verstehen, auf welche Weise wir anders sind und wo wir unsere Stärken und Schwächen haben. Vielen Menschen hilft es, wenn wir ihnen eine Gebrauchsanweisung geben. Damit sind sie häufig erst in der Lage, AD(H)S-Probleme zu erfassen. AD(H)S-lerinnen kommen als AD(H)S-Betroffene zur Welt. Die Nicht-AD(H)S-Frau kommt als Nicht-AD(H)S-Betroffene zur Welt. Beide kennen die Welt zunächst nur so, wie sie sie selbst erleben. Beide halten ihr eigenes Erleben für »normal«. Wenn beide lernen, wie das Leben der jeweils anderen ist, haben beide gewonnen. AD(H)S ist also zunächst nur eine Variante der Norm. Es gilt, diese Besonderheit zu entwickeln, zu nutzen und zur Blüte zu bringen. Dafür ist es nötig, AD(H)S und sich selbst gut zu kennen. Wenn wir uns in unseren Besonderheiten nicht (er-)kennen, werden sie uns wieder und wieder torpedieren. Dann werden wir immer wieder die gleichen Fehler machen und das wird irgendwann zu heftigen Selbstzweifeln führen. Wenn wir uns dagegen bewusst mit unserer Besonderheit auseinandersetzen, können die Eigenschaften, die damit einhergehen, unglaublich nützlich werden. Am besten wird das natürlich gelingen, wenn wir für unser Anderssein einen guten Platz finden, der zu uns passt und an dem wir Akzeptanz finden. Die Menschen, die uns akzeptieren, wie wir sind, sind die Menschen, die uns guttun.

Es ist für viele meiner Patientinnen entlastend, endlich einen Namen für das zu haben, was in ihrem Leben an Misserfolgen und Niederlagen passiert ist. Es entlastet sie, zu erfahren, dass sie nicht faul, dumm oder aggressiv sind, sondern dass sie mit einer neurobiologischen Motivations- und Impulskontrollstörung und einer neurobiologisch defizitären Planungsfunktion auf diese Welt gekommen sind. Oft ist die Diagnose schon der Anfang der Therapie. Andere Betroffene zu finden und sich mit ihnen auszutauschen, schafft Verständnis, Vertrautheit und Entlastung. Es ist oft das Ende der bisherigen, schmerzhaften Erfahrung, anders zu sein, sich unnormal zu fühlen.

Nur wenige AD(H)S-lerinnen können ihr Anderssein an etwas festmachen. Aber das Gefühl und die Erfahrung, nicht dazuzugehören, können tief verletzen und für den Rest des Lebens Selbstzweifel und Selbstabwertung fördern. Es ist etwas zutiefst Menschliches, dazugehören und Teil einer Gemeinschaft sein zu wollen. Wenn man aber früh die Erfahrung macht, anders zu sein, kann das Gefühl von Ausgrenzung und Einsamkeit einen das ganze Leben lang begleiten.

Wenn es Ihnen gelingt, Ihre AD(H)S-Eigenschaften zu erkennen, Ihre Schwächen zu Stärken zu machen und ein Umfeld zu finden, das Ihnen guttut, dann wird es Ihnen auch gelingen, stolz darauf zu sein, dass Sie sind, wie Sie sind. Sie müssen nicht werden wie all die anderen, aber Ihr Ziel sollte sein, dass Sie mit Ihren Besonderheiten eine glückliche und erfolgreiche Frau werden können.

Eltern und Erziehung sind nicht schuld

Es ist interessant, dass die meisten Menschen glauben, dass wir alle gleich fühlen, spüren, lernen, riechen und denken. Das Gehirn ist aber eine biologische Ganzheit (Entität) mit großer Unterschiedlichkeit (Varianz). Es gibt kein Standardgehirn, sondern wir erleben, empfinden und handeln höchst individuell.

Lange dachte man, dass unser Schicksal hauptsächlich durch unsere Erziehung und unsere Kindheit bestimmt wird. Bis heute halten viele Psychiaterinnen und Psychiater, Psychotherapeutinnen und -therapeuten daran fest. Wir wissen aber seit vielen Jahren, dass wir auch wesentlich durch das Flüstern unserer Gene geprägt werden. Wenn wir hypersensitiv auf die Welt kommen, werden wir in diesem Leben keine Dickhäuterinnen mehr, und umgekehrt funktioniert das auch nicht. Stand der Forschung ist, dass die Biogenese (also der biologische Ursprung) eine mindestens so große Rolle spielt wie die Psychogenese (die Entwicklung der Psyche in der Kindheit).

Zu wenig Beachtung findet, dass Psychotherapie auch schaden kann, wenn Psychotherapeutinnen und -therapeuten zum Beispiel AD(H)S oder Autismus nicht erkennen und Ursachen für ihre seelischen Probleme in der Kindheit der Betroffenen suchen. Wenn Eltern für die Symptome von AD(H)S verantwortlich gemacht werden, kann das einen Keil in liebevolle Eltern-Kind-Beziehungen treiben. Manche Therapeutinnen und Therapeuten unterstellen Eltern von AD(H)S-Kindern, dass sie immer zu ehrgeizig gewesen seien und ihr Kind damit überfordert hätten. Es kann sich um ganz besonders engagierte und liebevolle Eltern handeln, die ihr Kind immer unterstützt und seine Probleme sehr wohl erkannt haben. Sie haben das Potenzial ihres Kindes gesehen und sich immer gefragt, warum es ihm nicht möglich war, endlich aufzuräumen, mit den Hausaufgaben anzufangen oder konzentriert zu bleiben. Sie haben das Leid ihres Kindes immer wieder gesehen und das Kind unterstützt. Sie wussten, dass es intelligent ist. Aber sie haben nie eine Erklärung dafür erhalten, warum es so viele Misserfolge in der Schule erlebt hat. Ohne die konsequente Unterstützung der Eltern kann häufig eine der Intelligenz entsprechende Schulausbildung gar nicht erreicht werden. Wenn Eltern, gerade von AD(H)S-Kindern, die Dinge einfach laufen lassen und Leistung, Struktur und Disziplin nicht einfordern, dann sind viele dieser Kinder chancenlos, weil sie sich nicht selbst steuern können. Es ist nicht nur ungerecht, wenn Eltern von AD(H)S-Betroffenen gerade dafür an den Pranger gestellt werden. Es ist auch unglaublich anmaßend und verständnislos. Ich kenne sehr viele engagierte Eltern, die ihr letztes Hemd für ihre Kinder gegeben haben. Manchmal erkläre ich AD(H)S-Betroffenen, wie anstrengend es für Eltern ist, jeden Tag das Gleiche einzufordern und immer wieder dafür zu sorgen, dass es in der Schule wenigstens einigermaßen läuft. Das macht den meisten Eltern von AD(H)S-Kindern sicher keinen Spaß. Aber schlimmer ist es, wenn sie es einfach laufen lassen. Das ist bequem und man erspart sich den täglichen Ärger. Die Folge ist jedoch, dass von AD(H)S betroffene Kinder sehr viel mehr negative Erfahrungen machen, viele unnötige Niederlagen einstecken müssen und unter ihren Möglichkeiten bleiben.

Es kann auch für Eltern wichtig sein, dass bei ihren erwachsenen Kindern die Diagnose gestellt wird. Sie fragen sich auch immer wieder, was sie in der Erziehung falsch gemacht haben, wenn das Kind nicht lernen und sich nicht konzentrieren kann und immer wieder heftige emotionale Ausbrüche hat. Es kann Eltern auch sehr entlasten, wenn sie eine Erklärung bekommen, die all die Schwierigkeiten für sie verständlich machen, wenn klar wird: Niemand trägt Schuld!

AD(H)S als Spektrum

AD(H)S ist (wie zum Beispiel Autismus auch) eine Spektrumserkrankung. Das heißt, von der Normvariante, die nur eine andere Art des Seins ist, bis zur schweren Störung, die eine Krankheit darstellt, gibt es alle Zwischenstufen. Am einen Ende des Spektrums kann AD(H)S eine herrliche Bereicherung für alle sein. Am anderen Ende des Spektrums kann sie eine schwerwiegende Beeinträchtigung darstellen, die eine Berentung rechtfertigen kann. Die Diagnose AD(H)S sagt also erst einmal gar nichts darüber aus, ob Betroffene beeinträchtigt sind. Sie können, im Gegenteil, eine besondere Nische gefunden haben, in der sie zu ganz besonderen Leistungen fähig sind. AD(H)S wird erst behandlungsbedürftig, wenn es zu einer Störung wird. Zu einer Störung wird es erst, wenn es zu Problemen im Schul- oder Berufsleben kommt, wenn symptombedingt soziale und Beziehungsprobleme entstehen, und nicht zuletzt wenn sich Folge- und Begleiterkrankungen entwickeln.

Wir dürfen natürlich bei alledem nicht außer Acht lassen, dass die Leistungsfähigkeit eines Menschen auch durch Kultur und Gesellschaft bestimmt wird. Ob jemand benachteiligt oder privilegiert wird, hängt auch stark davon ab, wo man geboren wird und wie die Gesellschaft Besonderheiten bewertet.

NEUROBIOLOGIE DER AD(H)S

Die Neurobiologie beschäftigt sich mit Nervenzellen, Nervensystemen, Netzwerken und der Funktionsweise unseres Gehirns. Sie erforscht die Kommunikation der Gehirnzellen und die Verschaltungen miteinander. Die Sicht auf Krankheiten wird deutlich vom aktuellen Forschungsstand der Wissenschaft geprägt. Dies lässt sich an AD(H)S sehr deutlich aufzeigen.

Die Geschichte der AD(H)S

Die Geschichte der AD(H)S ist fast 200 Jahre alt. Die bekannteste Beschreibung entstammt dem Struwwelpeter, den der Psychiater Heinrich Hoffmann 1844 sehr einfach und ganz treffend beschrieb. Der Zappelphilipp war der Namensgeber für das Zappelphilipp-Syndrom. Das hyperaktive und aufmerksamkeitsgestörte Kind geriet damit mehr ins Blickfeld. Die Geschichten von Paulinchen sowie Hans-guck-in-die-Luft erfassten den unaufmerksamen Typ. Der böse Friedrich ist die treffende Beschreibung einer kindlichen Sozialstörung, wie wir sie bei ADHS gehäuft sehen. Herr Hoffmann war der erste Ordinarius für Psychiatrie in Frankfurt, er gilt als Begründer der Kinder- und Jugendpsychiatrie. So treffend Hoffmann AD(H)S beschrieb, so martialisch waren in jener Zeit die pädagogischen Konsequenzen für AD(H)S-betroffene Kinder. Pauline verbrennt, weil sie mit dem Feuer gespielt hat, der Zappelphilipp fällt samt Tischtuch vom Stuhl und dürfte Schläge von seinem Vater zu befürchten gehabt haben. Hans-guck-in-die-Luft fällt ins Wasser – und es ist nicht davon auszugehen, dass Kinder damals schwimmen konnten. Glücklicherweise stehen uns heute andere Möglichkeiten zur Behandlung von AD(H)S zur Verfügung. Meine neunjährige Enkelin war entsetzt, als ich das Buch vorlas. Ich musste ihr ausführlich erklären, wie Kinder damals erzogen wurden und dass Drohungen und Schläge an der Tagesordnung waren. Sie meinte, sie hätte damals nicht gerne gelebt.

Glücklicherweise sind wir heute in der Lage, AD(H)S-Kinder und -Erwachsene gut zu begleiten. Wird AD(H)S erkannt und richtig behandelt, kommen sie heute meist gut im Erwachsenenalter an. Wir wissen, dass Drohungen und Einschüchterung gar nichts bringen. Stattdessen braucht das AD(H)S-Kind Verständnis, Unterstützung, klare Regeln sowie eine positive Verstärkung und Lob, wenn es Aufgaben gut erledigt hat. Die anstrengenden AD(H)S-Kinder ebenso wie die unaufmerksamen ADS-lerinnen bekommen weniger Lob als ihre Gleichartigen. Gerade sie sind aber besonders auf Lob angewiesen. Heute verstehen wir besser, warum ihre Aufmerksamkeit gestört ist und warum sie Probleme mit ihrer Gefühlskontrolle haben. Es ist nicht ihre Schuld, sondern ihre Besonderheit.

Schauen wir uns die Geschichte der Medizin in Bezug auf AD(H)S an: 1887 führte ein amerikanischer Neurologe den Begriff der Neurasthenie ein. Er beschrieb einen Zustand reizbarer Schwäche und Nervosität. Er sah die Ursache von AD(H)S in einer abnormen Beschaffenheit des Nervensystems. Später wurde AD(H)S in die Nähe der Hysterie gerückt.[8]

Im weiteren Verlauf der Geschichte galten von AD(H)S betroffene Kinder als schwer erziehbar und psychopathisch. Eine angeborene Minderwertigkeit wurde angenommen. Da ist es nicht verwunderlich, dass die Stigmatisierung von psychischen Erkrankungen bis heute ein Thema ist. Sogenannte »Kindsfehler« wurden definiert. Sie sollten ausgemerzt werden: das faule Kind, das unruhige Kind, das schwache Kind. Man sah darin einen moralischen Defekt gepaart mit einer abnormalen Verminderung der Aufmerksamkeitsfähigkeit.

Die erste wissenschaftliche Beschreibung von AD(H)S stammt vom englischen Arzt Frederic Still aus dem Jahr 1902. Er erkannte, dass die schulische Leistung eines Kindes nicht alleine von seiner Begabung abhängig ist, sondern ganz wesentlich auch von seiner Konzentrationsfähigkeit. Die deutschen Psychiater Kramer und Pollnow beschrieben 1932 in einer ausführlichen Arbeit erstmals die Leitsymptome von ADHS: Hyperkinetik, Konzentrationsstörung und Impulskontrollstörung.

Der US-amerikanische Psychiater Charles Bradley konnte in zwei Studien 1937 und 1941 nachweisen, dass Benzedrin, ein Amphetamin, die beschriebenen Störungen deutlich besserte. Damit legte er den Grundstein zur medikamentösen Behandlung von AD(H)S, die das Leben und die Chancen der Betroffenen entscheidend verbessert. Erstaunlich ist, dass Amphetamin seit dieser Zeit bis heute als Erstempfehlung eingesetzt wird. 1944 wurde Methylphenidat (Ritalin) vom Schweizer Chemiker Leandro Panizzon erstmals synthetisiert. Damals war es nicht unüblich, entwickelte Chemikalien an sich selbst auszuprobieren. Panizzon bemerkte, dass seine Frau Rita unter dem Einfluss des Medikaments viel besser Tennis spielen konnte. Wahrscheinlich hatte Rita AD(H)S und konnte sich mit der Medikation besser konzentrieren und entsprechend besser Tennis spielen.

Während in den 1950er Jahren die Aufmerksamkeit vor allem der hyperkinetischen Störung galt (sie wurde als minimale Dysfunktion des Gehirnes betrachtet), werden seit den Siebzigerjahren zunehmend die Verhaltensprobleme in den Vordergrund gestellt. Die Beeinträchtigung der Konzentration und Aufmerksamkeit gerieten in den Mittelpunkt der Forschung.

Bei Erwachsenen wurde die AD(H)S-Symptomatik erst 1975 von Paul Wender beschrieben. Bis dahin glaubte man, dass sich AD(H)S beim Eintritt in das Erwachsenenalter »verwachse«. Forschungsergebnisse zeigen ganz klar, dass die Symptomatik im Erwachsenenalter zu über 65 Prozent weiter besteht.[9] Im Laufe der Zeit wurden Leitlinien für die Diagnostik und Behandlung von AD(H)S bei Kindern und Erwachsenen erstellt, die derzeit gültige Leitlinie stammt von 2018. Eine wichtige Konsens-Erklärung, an der die führenden AD(H)S-Forscher aus der ganzen Welt mitgearbeitet haben, entstand 2021. Der Konsens bezieht sich auf das empfohlene Vorgehen zur Diagnostik und Behandlung von AD(H)S.[10]

In den 1990er Jahren wurde unwiderlegbar nachgewiesen: AD(H)S bei Erwachsenen gibt es! Und zwar international, was sich auch darin zeigt, dass es drei internationale Ziffern für die Diagnostik von ADHS gibt, die weltweit angewendet werden. Neuere repräsentative Studien sehen eine Häufigkeit von ADHS zwischen 4 und 6,7 Prozent bei Kindern. Die Häufigkeit bei Erwachsenen beträgt 2,5 bis 5 Prozent der Normalbevölkerung! Umso erstaunlicher ist es, dass es noch immer Psychiaterinnen und Psychiater, Psychotherapeutinnen und -therapeuten gibt, die – stehengeblieben auf dem Forschungsstand von vor über 50 Jahren – AD(H)S im Erwachsenenalter negieren und/oder sich weigern, diese Störung adäquat, das heißt leitliniengerecht, zu behandeln. AD(H)S im Erwachsenenalter ist weltweit als gut definierte Störung anerkannt. Wenn heute noch Fachärztinnen und -ärzte oder Psychologinnen und Psychologen in Deutschland behaupten, es handle sich um eine Modediagnose, kann das eigentlich nur ihrer ideologischen Verblendung oder einem eklatanten Fortbildungsdefizit geschuldet sein.

WELTLITERATUR UND AD(H)S

Detmar Roloff hat 2002 zu Herman Hesse geforscht. Dafür lagen das Tagebuch von Hesses Mutter und die Bemerkungen seiner Lehrer vor, ebenso wie seine gut recherchierte und auch von ihm aufgezeichnete Biografie. Hermann Hesse war wohl ein sensibles, impulsives, ungestümes Kind, schwer erziehbar, unbeugsam. Er schaffte sein Abitur nicht und brach zweimal eine Buchhändlerlehre ab. Er hatte mehrere Aufenthalte in Sanatorien, er beging mehrere Selbstmordversuche und litt unter Suchtproblemen. Er war über weite Strecken ein unglücklicher Mensch, der nur schwer Heimat und Anschluss finden konnte. Das hat er in seinem Roman *Steppenwolf* eindrücklich beschrieben.

Am Beispiel Hermann Hesse ist AD(H)S also gut dokumentiert. Er wurde als Faulenzer und Versager stigmatisiert und war sicher voller Selbstzweifel. Seine immense Begabung, seine hohe Sensibilität und seine außergewöhnliche Beobachtungsgabe haben ihn zu einem hervorragenden Schriftsteller gemacht. Ihm wurde sogar der Literaturnobelpreis zuteil.

Was wäre aus Hermann Hesse geworden, wenn man ihn früher diagnostiziert und behandelt hätte? Wahrscheinlich ein viel glücklicherer Mensch. Ob er jedoch erfolgreicher gewesen wäre, wenn er sein Leid und sein Getrenntsein nicht so erlebt hätte? Diese Frage bleibt unbeantwortet.

AD(H)S ist eine neuropsychiatrische Erkrankung bzw. erst einmal nur eine neurobiologische Besonderheit, die vorwiegend erblich bedingt ist. Das bedeutet, dass man mit AD(H)S auf die Welt kommt und auch das ganze Leben lang behält. Es ist damit ein fester Bestandteil der Persönlichkeit.

Wie entsteht AD(H)S?

Bei AD(H)S handelt es sich um eine Regulations- und Netzwerkstörung im Gehirn, die durch die klinische Symptomatik definiert und neurobiologisch noch nicht ganz verstanden wird. Dopamin, ein Neurotransmitter, wird in bestimmten Hirnregionen zu schnell abgebaut und steht daher nicht ausreichend zur Verfügung. Es spielt eine sehr große Rolle für Konzentration, Motivation und Stimmungsstabilität. Bei anderen Neurotransmittern (Noradrenalin, GABA etc.) werden ebenfalls spezifische Veränderungen vermutet. Aktuell geht man davon aus, dass AD(H)S eine Netzwerkstörung bzw. -besonderheit des Aufmerksamkeits- und Motivationsnetzwerkes ist und verschiedene Gehirnregionen nicht ausreichend gut miteinander verschaltet sind. Die medikamentöse Behandlung zielt auf eine Erhöhung des zu schnell abgebauten Gehirnhormons Dopamin ab.

Die Erblichkeit von AD(H)S ist klar nachgewiesen, nicht aber die einzelnen Gene, die daran beteiligt sein könnten. Man findet Gencluster in AD(H)S-Familien, aber es scheint nicht so zu sein, dass es nur einzelne Gene gibt, die bei AD(H)S verändert sind. Deshalb kann man aktuell auch noch keine genetischen Tests machen, die AD(H)S beweisen könnten.[11]

Woher wissen wir, dass AD(H)S erblich ist?

Um die Erblichkeit gegenüber Umweltfaktoren und Lebensereignissen abzugrenzen, nutzt man die Zwillingsforschung. Zwillinge haben weitgehend gleiche Lebensbedingungen und sind gleich alt. Eineiige Zwillinge haben zu 99,8 Prozent auch das gleiche Erbgut, während zweieiige Zwillinge genetisch so verwandt sind wie alle anderen Geschwister auch. Bei über 80 Prozent der eineiigen Zwillinge, also die mit dem weitgehend identischen Erbgut, haben beide AD(H)S. Bei zweieiigen Zwillingen, die also deutlich weniger genetisch miteinander verwandt sind, zeigt sich nur in etwa 30 Prozent der Fälle ein gemeinsames Auftreten von AD(H)S. Damit ist die Erblichkeit bewiesen. Unter gleichen Lebensbedingungen ist das gleiche Erbgut entscheidend. Deswegen gibt es auch in einer Familie häufig mehrere Betroffene.[12]

Der Verlauf von AD(H)S hängt allerdings von vielen Faktoren ab: wie viel Liebe, Förderung und Unterstützung Betroffene erhalten, aber auch, mit welcher Intelligenz und welchen Charaktereigenschaften sie auf die Welt kommen. Intelligenz, Offenheit, Flexibilität, Optimismus und Lernbereitschaft sind Faktoren, die sich positiv auf alle seelischen Erkrankungen auswirken und Resilienz fördern. Resilienz bedeutet Widerstands- und Anpassungsfähigkeit, um problematische Situationen zu bewältigen.

Es gibt aber auch nicht-erbliche Ursachen von AD(H)S: Frühgeborene haben häufiger AD(H)S. Rauchen und Alkohol in der Schwangerschaft sind ebenfalls Risikofaktoren. Stress der schwangeren Mutter beeinflusst die Hirnentwicklung des ungeborenen Kindes, egal woher er kommt.[13]

Die Ausprägung von AD(H)S kann genetisch, aber auch zusätzlich durch Umweltfaktoren beeinflusst werden. Im Mutterleib erlebter Stress beeinflusst die Hirnentwicklung eines ungeborenen Kindes prägend. Bereits an diesem Punkt gemachte Stresserfahrungen können das ganze weitere Leben beeinflussen.

Wir haben eine Stressachse, die sogenannte HPA-Achse, die mit verschiedenen Gehirnteilen in Verbindung steht: mit dem Hypothalamus (ein spezieller Teil unseres Gehirns, der bestimmte Steuerungshormone produziert), der Hirnanhangdrüse (Hypophyse) und der Nebennierenrinde. Sie ist dafür verantwortlich, dass die Stresshormone Cortisol, Noradrenalin und Adrenalin ausgeschüttet werden. Wir wissen, dass es zu Stresserkrankungen kommen kann, wenn diese Hormone zu viel und zu häufig ausgeschüttet werden. Chronischer Stress kann unser Immunsystem schwächen und unser Herz-Kreislaufsystem schädigen. Ebenso können daraus Bluthochdruck, Übergewicht und Typ-II-Diabetes entstehen.

Die HPA-Achse reagiert empfindlicher und schüttet schneller Stresshormone aus, wenn das Embryo im Mutterleib oder auch das Kind in seiner frühen Lebensphase vermehrt Stress ausgesetzt ist. Diese Stressachse kann vermehrt durch den Stress der Mutter aktiviert werden, aber auch durch äußere Faktoren wie Flucht, Armut, Diskriminierung etc.

Wir haben außerdem ein »Aktivitätsnetzwerk«, den Sympathikus, der ebenfalls über diese HPA-Achse gesteuert wird. Das Aktivierungssystem macht uns fit für den Kampf, für unsere Verteidigung oder wenn wir uns zum Beispiel bei einem Wettkampf besonders anstrengen wollen.

Der Ruhemodus wird über den Vagus gesteuert. Er fährt uns herunter, lässt uns entspannen und einfach Luft holen. Wenn dieses System nicht genügend aktiviert wird, entstehen Stresserkrankungen, weil sich der Körper nicht mehr regenerieren kann. Die sogenannte Work-Life-Balance sorgt im Idealfall für ein gutes Gleichgewicht zwischen der Sympathikus- und Vagusaktivierung. Diese Balance ist bei AD(H)S-Betroffenen häufig gestört. Sie haben Probleme damit, in einen Entspannungsmodus zu kommen, Ruhe zu finden und einfach abzuschalten.

Epigenetik

Außerdem können Umwelteinflüsse wiederum genetische Veränderungen hervorrufen, indem Gene an- und ausgeknipst werden. Das bedeutet, dass nicht nur die Gene den Menschen prägen, sondern der Mensch prägt durch seinen Lebensstil und -lauf auch die Gene, die er an nachfolgende Generationen weitergibt. Die aktuelle Lebenssituation bestimmt mit darüber, welche Gene ein- oder ausgeschaltet werden. Die Epigenetikforschung hat schon sehr viele überraschende Erkenntnisse gebracht und ist noch am Anfang. Sicher ist: Unser Verhalten wird durch unsere Gene beeinflusst, und unsere Erfahrungen beeinflussen unsere Gene, die wir an nachfolgende Generationen weitergeben.

Entzündung und Autoimmunreaktionen

Neben Genetik, Lebensgeschichte und Persönlichkeit spielen auch entzündliche oder autoimmunologische Prozesse eine Rolle. Neuronale und immunologische Prozesse beeinflussen sich gegenseitig. Das bedeutet, dass eine entzündliche Erkrankung unsere Seele genauso beeinflussen kann, wie eine psychische Erkrankung unser Immunsystem beeinflusst. Ein Teil der Menschen, die beispielsweise an Depressionen leiden, haben erhöhte Entzündungszeichen. Hier bedarf es möglicherweise einer antientzündlichen Therapie, weil solche Patientinnen und Patienten weniger auf Antidepressiva ansprechen. Da bleibt die Forschung spannend.

Das Mikrobiom

Auch unser Darm bzw. die Zusammensetzung unserer Darmbakterien (Mikrobiom) spielen für unsere seelische und körperliche Gesundheit eine große Rolle. Wir können durch Essen unsere Stimmung und unsere körperliche Gesundheit beeinflussen. Bestimmte Nahrungsmittel verursachen die Ausschüttung des Glückshormons Serotonin, etwa Cashew-Nüsse, Parmesan-Käse oder Schokolade. Mit Zucker füttern wir aber die falschen Darmbakterien. Unser Darm steht über den Vagus, unser Entspannungssystem, in einer funktionalen Verbindung mit unserem Gehirn. Es ist eine ziemlich neue Erkenntnis in der Medizin, dass Billionen von Darmbakterien auch unsere Stimmung beeinflussen können. Das, was wir essen, steuert die Zusammensetzung unserer Darmbakterien. Deshalb spielt Ernährung eine so große Rolle. Es gibt eine Darm-Mikrobiom-Hirnachse. Das heißt, dass die Zusammensetzung unserer Darmbakterien bestimmte Hormone wie Serotonin oder Dopamin, das bei AD(H)S wichtig ist, produziert oder beeinflusst. Man kann auch sagen, dass der Darm ein ausgelagertes Gehirn, nämlich unser Bauchhirn, ist. Es ist schon manchmal eine etwas gruselige Vorstellung, dass wir auch von Billionen von Darmbakterien beeinflusst werden.

Unser Mikrobiom bilden wir in den ersten Lebensjahren aus. Aber es wird weiterhin durch das beeinflusst, was wir täglich zu uns nehmen und verdauen. Es gibt auch eine Interaktion zwischen gesunder Ernährung und Hirnentwicklung. Diese ist besonders in unseren frühen Lebensjahren wichtig, denn in dieser Zeit entwickelt sich unser Gehirn am schnellsten. AD(H)S und Ernährung beeinflussen sich gegenseitig.[14] Aufgrund ihrer nicht gut ausgeprägten Planungsfunktion haben AD(H)S-Betroffene es allerdings besonders schwer, sich gesund zu ernähren.[15]

AD(H)S, Bindung und die Rolle der Eltern

Die Bindungen in unseren frühen Lebensphasen spielen eine große Rolle in unserer Entwicklung. Die Verfügbarkeit und Bindungsfähigkeit der Eltern sind entscheidend: Können sie eine verlässliche, sichere und stabile Bindung zu ihren Kindern herstellen? Haben sie Freude an ihren Kindern und können sie ihre Kinder lieben? Wenig später ändern sich die Anforderungen. Können die Eltern Regeln setzen und konsequent und vorhersehbar handeln? Oder lassen sie sich von ihren Kindern auf der Nase herumtanzen, bis sie unvermittelt ausflippen, weil sie so genervt sind? Das Verhalten der Eltern ist prägend für die kindliche Entwicklung. Sind die Eltern gestresst und überfordert? Sind sie gute Vorbilder, weil sie ihr Leben gut bewältigen oder haben sie Beziehungs- und Arbeitsprobleme? Können die Eltern das Kind unterstützen, es auch mit seinen Problemen lieben und mit Geduld und Konsequenz erziehen? Gibt es eine Großfamilie, die unterstützt? Gibt es finanzielle Probleme oder können Eltern sich Nachhilfe und Privatschulen leisten? Natürlich spielen hier auch gesellschaftliche Faktoren eine große Rolle: Armut, Migration, Kriegserlebnisse oder Hunger sind natürlich für Eltern und Kinder keine guten Bedingungen. Wir wissen, dass eine gute Bindung die Resilienz (Widerstandsfähigkeit) steigert. Wenn Eltern selbst von AD(H)S betroffen und mit Erziehung und Verlässlichkeit überfordert sind, dann können von

AD(H)S betroffene Kinder auch prägend weniger gute Bindungserfahrungen machen, auch wenn die Eltern sie sehr lieben. Bindung kann man natürlich nicht nur bei den Eltern erfahren, sondern auch in der Familie, in Freundschaften, Vereinen etc.

ADHS-Gehirne reifen später

In der Pubertät wird das Gehirn noch einmal neu verschaltet und sozusagen für das Leben als erwachsener Mensch fit gemacht. Reife bedeutet, die Kontrolle über das eigene Fühlen, Denken und Handeln zu erwerben und das eigene Verhalten auf Sozialverträglichkeit und Konsequenzen abzuklopfen. Genau diese Reife kommt bei AD(H)S-Betroffenen verzögert. Man darf das nicht mit Intelligenz verwechseln, die ist nämlich nicht von der verzögerten Hirnreife betroffen. Für AD(H)S-lerinnen bedeutet das, dass sie oft viel später als ihre Mitschülerinnen und Mitschüler lernen, Verantwortung zu übernehmen, zu planen, die Konsequenzen ihrer Handlungen abzuschätzen, aber auch eine richtige Zukunftsvoraussage zu treffen. Das ist wichtig, denn unser Erwachsenen-Gehirn ist ständig damit beschäftigt, die Zukunft realistisch einzuschätzen, damit wir uns auf das, was kommt, möglichst gut einstellen können. Andererseits müssen wir Zukunftspläne entwerfen, mit denen wir unserem Leben eine Richtung geben. Wir müssen planen, um unsere Wünsche und Ziele in die Tat umsetzen zu können. Daraus entstehen Selbstbestimmung und im Idealfall erfolgreiches Handeln. Ein gefährliches Risiko einzugehen, um mal wieder Action zu erleben, ist dagegen exemplarisch unreifes Verhalten.[16]

Die verzögerte Hirnreifung lässt Betroffene planlos denken, riskant handeln und Konsequenzen nicht ausreichend abschätzen. Während einer Ausbildung beispielsweise ist aber planvolles Handeln gefragt. Je älter man wird, desto mehr werden uns Planungsfunktionen, Selbstdisziplin, Durchhaltevermögen und Verlässlichkeit abverlangt.

Niemand trägt Schuld an AD(H)S

Man kann es nicht oft genug betonen: Niemand ist schuld daran, wenn jemand von AD(H)S betroffen ist. Es ist vor allem eine genetische Besonderheit, daher finden wir meist mehrere Betroffene in einer Familie. Es ist falsch, die Ursachen von AD(H)S in der Kindheit zu suchen, in mangelnder Liebe, Vernachlässigung oder gar einer (versteckten) Aggression der Eltern. Es gibt Psychotherapeutinnen und -therapeuten, die allen Ernstes behaupten, AD(H)S entstehe, wenn Kinder Traurigkeit in Bewegung umsetzen würden. Das ist eine Klatsche für Eltern, die nichts dafür können, dass ihre Kinder AD(H)S haben. Es ist aber vor allem einfach nicht wahr! AD(H)S-Kinder sind nicht an sich traurig und werden auch nicht notwendigerweise vernachlässigt. Sie sind aber oft aufgrund ihrer Symptomatik schon früh viel Kritik ausgesetzt. Und sie sind anstrengend. Sie reagieren emotional überschießend: Wenn sie traurig sind, dann sind sie eben trauriger als andere Kinder.

Man kann es so zusammenfassen: AD(H)S ist vorwiegend vererbt, aber wie es dann läuft und wie AD(H)S-Betroffene sich entwickeln, wird auch von sozialen Faktoren, Umwelt, Eltern, Peergroup etc. mitbestimmt – und letztlich natürlich von den AD(H)S-Betroffenen selbst, denn sie entscheiden schlussendlich, welchen Weg sie damit finden.

Niemand ist nur AD(H)S-lerin oder Autistin. Wir haben so viele Facetten! Jede von uns ist eine einzigartige Persönlichkeit. Folglich hat jede AD(H)S-Betroffene auch ihre ganz individuelle AD(H)S. Keine gleicht der anderen, weil die Ausprägung der einzelnen AD(H)S-Symptome von so vielen verschiedenen Faktoren abhängt. Darum muss jedes Individuum auch seinen eigenen Weg damit finden.

AD(H)S: ein Steinzeitgen? Oder: Die scharfgestellte Alarmanlage

Neben den aktuellen neurobiologischen Erklärungen gibt es eine interessante Hypothese von Thom Hartmann.[17] Er nimmt an, dass AD(H)S auf einer sehr alten genetischen Konstellation beruht, die bis heute überleben konnte, weil sie auch Vorteile hat. Bringt man diese Gedanken mit dem Buch meines Kollegen Karsten Dietrich[18] in Verbindung, kann man die meisten AD(H)S-Symptome daraus ableiten. Meine eigene Interpretation dazu ist stark von diesen beiden Büchern beeinflusst.

Wir wissen: AD(H)S ist eine neurobiologische Besonderheit, die sich in einer Veränderung bestimmter Gehirnstrukturen zeigt. Weiterhin findet man eine Veränderung in der Konzentration bestimmter Gehirnhormone, vor allem Dopamin. Um eine gute Motivation oder Aufmerksamkeit entwickeln zu können, müssen bestimmte Gehirnregionen zu funktionierenden Netzwerken zusammengeschaltet werden. Die Verschaltung des Aufmerksamkeit- und Motivations-Netzwerkes scheint bei AD(H)S-Betroffenen schlechter zu sein als bei neurotypischen Menschen.

Thom Hartmann beschreibt das – vereinfacht – folgendermaßen: Menschen in der Steinzeit hatten sehr unwirtliche Bedingungen, unter denen sie versucht haben, zu überleben. Dafür mussten sie besondere Eigenschaften entwickeln. Wahrscheinlich waren die Steinzeitmenschen ständig damit beschäftigt, Nahrung zu beschaffen. Wilde Tiere und andere Menschen waren eine immer lauernde Gefahr für das eigene Leben. Wir können davon ausgehen, dass Frauen und Männer unterschiedliche Aufgaben hatten. Das war wohl notwendig und sinnvoll. Die Frauen waren einen großen Teil ihres kurzen Lebens schwanger oder stillend. Sie brauchten eine halbwegs sichere Umgebung, um ihre Kinder zu versorgen und zu ernähren. Die weibliche Jägerin war vermutlich die Ausnahme, denn sobald sie gebärfähig wurde, verbrachte sie bestimmt die meiste Zeit in einer sicheren Höhle oder, zusammen mit anderen Frauen, beim Sammeln von Essbarem. Männer dagegen konnten, damals wie heute, weder Kinder gebären noch stillen. Deshalb mussten sie jagen, um ihre Sippe und ihren Nachwuchs am Leben zu halten.

Sie waren selbst auch ständig in Gefahr, getötet zu werden. Die Männer waren vermutlich tagelang unterwegs, um etwas Essbares zu erlegen und es nach Hause zu schleppen. Streit oder gar Kampf in der Höhle hätte das ganze Unternehmen der Fortpflanzung gefährdet. Möglicherweise haben auch deswegen Frauen heute noch die ausgeprägteren sozialen Fähigkeiten.

Die biologischen Anforderungen an Frauen unterschieden sich also von denen an die Männer. Biologie und Evolution machten das notwendig. Auch wenn heute aus ideologischen Gründen versucht wird, diesen Unterschied immer mehr zum Verschwinden zu bringen, sind Frauen auch heute noch anders als Männer. Ganz offensichtlich ist das, wenn man ihren Körperbau, ihre hormonelle Ausstattung und ihre Fortpflanzungsorgane betrachtet – oder aber ihre Genetik.

In der Gendermedizin finden sich gute Beispiele dafür, zum Beispiel der Herzinfarkt: Obwohl die gleiche Ursache und auch die gleiche Schädigung der Herzmuskulatur vorliegt, zeigen sich bei Frauen und bei Männern sehr unterschiedliche Symptome. Auch die Wirkung von Medikamenten kann geschlechtsabhängig unterschiedlich sein. Eine Besonderheit der weiblichen Biologie sind die hormonellen Schwankungen, die eine zwingende Voraussetzung für die Fortpflanzungsfähigkeit sind. Sie sind ein zusätzlicher Grund für die unterschiedliche Wirkung vieler Medikamente. Sie wirken allerdings auch verstärkend auf Erkrankungen wie Depressionen und Angststörungen. Ich werde noch darauf zurückkommen.

Frauen und Männer haben sich immer unterschieden. Sie tun das auch heute noch. Das darf niemals als Ausrede für kulturbedingte Schlechterstellung und Unterdrückung missbraucht werden. Gleichberechtigung von Frauen und Männern ist in unserer Welt noch lange nicht erreicht. Da gibt es noch viel zu tun. Aber Gleichberechtigung darf nicht mit Gleichartigkeit verwechselt werden, sie darf auch nicht von der Gleichartigkeit abhängen.

Die unterschiedliche genetische Ausstattung von Frau und Mann hat sich offensichtlich in der Evolution bewährt. Trotzdem sind Frauen nicht immer schwach und Männer nicht immer stark.

Reizoffenheit und Hyperfokus

Stellen wir uns die Lebensbedingungen von Frauen in der Steinzeit vor. In einer feindlichen Umgebung war es wichtig, jede Gefahr sofort zu registrieren. Alles – wirklich alles – musste unbedingt wahrgenommen werden. Zur Zeit der Jäger und Sammlerinnen dürften die Frauen überwiegend mit dem Sammeln beschäftigt gewesen sein. Während des Sammelns waren sie schutzlos. Sie mussten Gefahren vorausahnen, sofort erkennen und unmittelbar darauf reagieren. Die Steinzeitfrau musste reizoffen sein: Jedes Geräusch war entscheidend, konnte es doch das erste Zeichen einer ernsten Gefahr sein. Selbst wenn ein Grashalm umgebogen wurde, konnte das ein Löwe sein, der sich anschlich. Die sinnvolle Reaktion war dann die Flucht, nicht der Kampf. Sicherlich gab es auch kämpferische und jagende Frauen, die sich heftig zur Wehr setzen konnten, wenn sie bedroht wurden. Aber wie sie auch reagieren mussten – sie hatten nicht viel Zeit zu überlegen. Die Reaktion musste blitzschnell und überschießend sein wie bei einem Reptil: Angriff oder Flucht? Sofortiges, also impulsives Handeln war entscheidend. Das ist der »Hab-Acht-Modus«: alles wahrnehmen, keine Priorisierung, auf alles reagieren. Die Steinzeitfrau musste schnell in die Aktion kommen, ohne entscheiden zu können, ob es in diesem Fall wichtig oder unwichtig war. Sie brauchte ein scharfgestelltes Frühwarnsystem und musste immer mit dem Schlimmsten rechnen. Je misstrauischer sie war, je feindseliger sie ihre Umwelt betrachtete, desto größer war ihre eigene Chance zu überleben. Die

Alarmbereitschaft ließ ihr keine Zeit zum Nachdenken, ebenso wenig zur Entspannung. Hundertmal falschen Alarm musste sie akzeptieren, denn einmal den Alarm zu übersehen, konnte ihren Tod bedeuten. Das muss sehr, sehr anstrengend gewesen sein. Aber die Lebensspanne war ja damals auch nicht lang und besonders nett war es in dieser Zeit wohl auch nicht.

Neben dem »Hab-Acht-Modus« gab es bei der Steinzeitfrau aber noch eine andere, besondere Art der Aufmerksamkeit: die Hyperfokussierung. Wenn etwas Spannendes auftauchte, etwa ein Beet voller roter, essbarer Beeren, konnte sie in eine Art Fernrohrblick umschalten. Wenn etwas in ihren Fokus geriet, konnte sie sich unglaublich gut konzentrieren. Dann wurde alles um sie herum ausgeblendet.

Auch heute sehen wir bei AD(H)S-Frauen diese zwei Varianten der Aufmerksamkeit: die Reizoffenheit und den Hyperfokus. Erst viel später, als die Menschen sesshaft wurden und Häuser sie vor wilden Tieren und Feinden schützten, wurden die Zeiten ruhiger und sicherer. Erst an diesem Punkt beginnt der kulturelle Aufstieg des Menschen. Zuvor war man fast ausschließlich mit dem Überleben beschäftigt.

Zeit, was ist das?

Wir können uns vorstellen, dass die Steinzeitfrau ausschließlich im Hier und Jetzt präsent sein musste – und zwar mit voller Konzentration. Planung brachte sie nicht weiter, im Grunde war nichts vorhersehbar.

Der Bauer musste ganz andere Fähigkeiten entwickeln. Er musste die Natur beobachten und aus Erfahrung Schlüsse ziehen und diese auswerten. Er musste lernen, die Zukunft und Wahrscheinlichkeiten abzuwägen und Situationen richtig einzuschätzen. »Wenn ich im Frühjahr das Korn säe, wann muss ich es dann einbringen? Wie muss ich es lagern, damit es nicht schimmelt? Wann ist die beste Zeit zum Ernten?« Der Bauer musste auch ein gutes Gedächtnis für diese

Abläufe entwickeln und eine Vorstellung von Zeit haben. Wann ist überhaupt Frühjahr und welche Nahrungsvorräte muss ich für den Winter anlegen? Das alles bedurfte der Planung, aber genau die hatte der Steinzeitjäger noch gar nicht entwickelt – und in seiner Lebenssituation benötigte er sie auch gar nicht. Das ist das Problem der heutigen AD(H)S-Betroffenen: Sie haben eine Störung der Planungsfunktionen. Und ohne gute Planungsfunktionen wird es in unserer Zeit, in unserem Kulturmodus, schwierig.

Unsere Steinzeitfrau musste wohl eher ihre Sammelgründe in Erinnerung behalten und immer neue Nahrungsquellen erschließen. Zeit spielte da keine Rolle. Sie hatte vermutlich nicht einmal eine Vorstellung davon, was Zeit überhaupt ist. Heute bestimmt die Zeit aber in vielerlei Hinsicht unser Leben: Termine, Zeitpläne, die richtige Einschätzung, wie lange etwas dauert. Habe ich noch eine halbe Stunde Zeit? Was kann ich in diese Zeit noch hineinpacken? Wann muss ich losfahren, um pünktlich zu sein? So manche AD(H)S-Betroffene ist sehr gestresst davon, weil sie immer wieder die Erfahrung macht, dass ihr das nicht gut gelingt.

Das Problem vieler AD(H)S-Frauen heute ist, dass sie es kaum schaffen, Erlebnisse auf einem imaginären Zeitstrang abzuspeichern. Erinnerungen und Ereignisse werden nicht zuverlässig zeitlich eingeordnet und abgerufen. Die Frage, wann der Urlaub in Griechenland war oder wann Peter geheiratet hat, kann sie schon überfordern. Vor zwei oder vor fünf Jahren? Hinzukommt, dass sich viele AD(H)S-Frauen nur schwer und ungenau an zurückliegende Ereignisse erinnern können. Das hindert sie daran, durch die Auswertung von Misserfolgen und Niederlagen zu lernen. Sie werden aus Erfahrung häufig nicht klug, sondern ihnen passiert immer wieder das Gleiche – oft bereits am nächsten Tag. Wir nennen das »erfahrungsblind«. Unser Steinzeit-Gen ist eben vergesslich. Aber nur im Hier und Jetzt zu leben, wird der Komplexität unseres heutigen Lebens nicht gerecht.

Zwischen Reizüberflutung und Hyperfokus

Wir leben nicht mehr in der einsamen Savanne Afrikas, sondern in einer reizüberfluteten Welt, in der dauernd etwas passiert. Es geht nicht mehr um Leben und Tod, sondern um das Bestehen in einer komplexen, schnellen Kulturwelt. Schnelligkeit, Multitasking und gute Priorisierung sind ständig gefragt.

Das AD(H)S-Gehirn ist von all diesen Reizen schnell überfordert. Das Handy klingelt, ein Lastwagen fährt vorbei. Was ist das für ein Vogel? Gespräche um uns herum, flackernde Lichter, klingelnde Fahrradfahrende. Über was reden die da gerade am Nachbartisch?

Wer all das ungefiltert aufnehmen muss, ist schnell überfordert. Die Folge sind Unruhe, Getriebenheit, Stress. Der Arbeitsspeicher schafft es nicht, die Eindrücke zu ordnen, zu verarbeiten und abzulegen, Verwirrung und Überforderung drohen. AD(H)S-Betroffene spüren wohl den Stress, sie wissen aber nicht, woher er kommt. Sie sind ja mit ihrer neurologischen Besonderheit auf die Welt gekommen. Sie haben es nie anders erlebt. Sie können sich gar nicht vorstellen, dass man die Welt auch anders – gefiltert, geordnet und ziemlich stressfrei – wahrnehmen kann.

Menschen ohne AD(H)S verfügen über Reizfilter, mit denen sie unwichtige Reize und Ereignisse ausblenden können, ohne überhaupt darüber nachzudenken. Sie können instinktiv Wichtiges von Unwichtigem unterscheiden. Und zwar ganz automatisch. AD(H)S-Frauen können zwar unter großer Anstrengung störende Reize ausblenden, um konzentriert bei der Sache zu bleiben, wenn um sie herum der Bär tobt, aber sie können es nicht lange und es strengt sie sehr an.

AD(H)S-lerinnen können oft nur schwer Entscheidungen treffen, weil sie nicht erkennen, was wichtig und was unwichtig ist. Wenn ich nicht weiß, welche Kriterien für mich wichtig sind, kann ich nicht wählen. Sie entscheiden dann aus dem Impuls heraus – und oft falsch. Häufig entscheiden sie gar nicht. Für jemanden, der sich nicht entscheidet, entscheiden die anderen.

Wenn etwas Spaß macht oder eine nahe Belohnung in Aussicht steht, können sich auch AD(H)S-lerinnen lange und gut auf eine Sache konzentrieren. Das ist der Hyperfokus. Manchmal ist das toll: Plötzlich ist unsere AD(H)S-Frau leistungsfähig, sie überrascht sich selbst und andere mit ihren originellen Ideen, mit ihrer Beharrlichkeit und ihrem Engagement. Der gleiche Hyperfokus lässt sie aber, beim Lesen eines spannenden Buchs oder dem Spielen eines Videospiels, die Zeit vergessen. Er kann zur Superkraft werden, aber auch zum Super-Zeitvernichter. Er kann zu einem Flow werden, wo auf einmal alles flutscht, mit Leichtigkeit und ohne Anstrengung. Und er kann sich negativ auswirken, wenn eine kleine Kränkung zum Mittelpunkt des Erlebens wird und die AD(H)S-Frau sich davon vernichtet fühlt.

Den Hyperfokus kann man aber nicht bestellen oder sich willentlich vornehmen, er entsteht von selbst – oder auch nicht. Bei all den langweiligen Tätigkeiten, alltäglichen Pflichten und Routinearbeiten tritt er jedenfalls nie auf. Im Gegenteil, hier ist es AD(H)S-lerinnen fast unmöglich, überhaupt in die Gänge zu kommen. Es ist für sie so zermürbend, frustrierend und lähmend, dass sie diese Aufgaben oft nicht anfangen können.

Es wäre falsch, zu behaupten, dass AD(H)S-lerinnen immer eine Konzentrationsstörung haben. Die Konzentrationsstörung tritt bei Reizüberflutung und Langeweile auf. Aber auch die Reizoffenheit hat nicht nur Nachteile. Durch sie nehmen Betroffene oft Sachen wahr, die anderen verborgen bleiben. Daraus kann sich auch eine andere Sichtweise, eine andere Meinung ergeben. Das Out-of-the-box-Denken – sprunghaft und unkonventionell – bringt sie auf kreative Ideen und auf geniale Einfälle. Sobald es aber zu viel wird, sind sie überfordert, gestresst und chaotisch.

Zwischen Empfindlichkeit und Gefühlsausbrüchen

Die beschriebene Alarmanlage von AD(H)S-Frauen, deren Grundlage in der Steinzeit gelegt wurde, ist oft deutlich zu scharf eingestellt. Das hat Vorteile: Sie können mehr wahrnehmen und Ungesagtes zwischen den Zeilen erfassen. Das macht sie emphatischer und sensibler für die Zwischentöne oder das Ungesagte im Leben. Sie können die Stimmungen und Gefühle anderer oft sehr subtil wahrnehmen, oft sogar wenn sie die andere Person gar nicht kennen. Sie können zwischen den Zeilen lesen und Stimmungen genauer als andere Menschen wahrnehmen und einordnen. Andererseits kann es ziemlich belastend sein, wenn man sich ständig mit den Gefühlen und Problemen anderer auseinandersetzen muss.

Ein großes Problem sind die vielen Fehlalarme. Stellen Sie sich eine Alarmanlage vor, die zu scharf eingestellt ist: Der Alarm geht los – nicht weil der Einbrecher gerade in das Wohnzimmer einsteigt, sondern weil ein Schmetterling oder ein Maulwurf sich im Garten breitgemacht hat. Dumm nur, dass die AD(H)S-lerin ihrer Alarmanlage immer glaubt und noch nie auf die Idee gekommen ist, dass diese zu heftig und unzuverlässig funktioniert. Sie reagiert, als sei Gefahr in Verzug: mit heftigem Angriff oder sofortigem Rückzug. Diese heftigen Reaktionen bleiben dann für ihre Mitmenschen häufig unverständlich. Wenn der Alarm losgeht, glaubt sie tatsächlich, dass sie jemand kränken, missachten, angreifen oder übervorteilen will. Sie hört Sachen, die überhaupt niemand gesagt und schon gar nicht gemeint hat. Niemand hat ihr bisher erklärt, dass die Alarmanlage immer noch in der Steinzeit tickt, als hundert Fehlalarme egal waren, ein verpasster Alarm jedoch tödlich.

Fast jede AD(H)S-lerin kennt die Situation, dass ihr ein falscher Satz ganz und gar die Laune verderben kann und der Abend gelaufen ist, weil sie eine Bemerkung ins Mark getroffen hat. Das ist dann der AD(H)S-Blues, der die Stimmung verhagelt. Dabei war es oft nur ein dummer Spruch, von jemandem leichtfertig und unbedacht einfach dahingesagt. Wir nennen das emotionale Hyperreagibilität oder emotionale Dysregulation: die gefühlsmäßige Überreaktion auf vermeintliche Kränkungen, Angriffe und Verletzungen. Dramaqueen eben! Ohne das Konzept der scharfgestellten Alarmanlage kann man ADHS-lerinnen oft nicht verstehen, sie sich selbst übrigens auch nicht.

Das Konzept der emotionalen Dysregulation (der gefühlsmäßigen, zu schnellen Auslenkung) ist wichtig, denn wenn sie ausgeprägt ist, ist sie ein Risikofaktor für die Entwicklung weiterer seelischer Erkrankungen wie zum Beispiel Depressionen oder Angsterkrankungen. Die Hälfte der unbehandelten AD(H)S-lerinnen entwickelt im Laufe ihres Lebens Depressionen oder Angststörungen. Sie sind schneller zu irritieren und zu verunsichern und schneller aus dem Gleichgewicht zu bringen.

Kennen Sie das, dass Sie häufiger Gefühlskatastrophen erleben, die andere nicht teilen können?

Es kann zu einer deutlichen emotionalen und funktionalen Beeinträchtigung im Leben der AD(H)S-lerin führen, wenn die Alarmanlage ständig anspringt und immer wieder emotionale Überreaktionen dadurch entstehen. Die AD(H)S-Forschung konnte zeigen, dass Betroffene soziale Interaktionen viel feindseliger und negativer interpretieren als neurotypische Menschen. Die Folge ist ein viel negativeres Bild der Welt, die sie umgibt. Sie speichern mit diesen Erfahrungen auch viel häufiger negative Erlebnisse ab. Da sammelt sich dann im Laufe des Lebens mehr Negativität auf der Gehirn-Festplatte an als nötig. Aber die Betroffenen haben die entsprechenden Situationen so erlebt und genauso als Erfahrung abgespeichert.

Zusammenfassend kann man es auf einen einfachen Nenner bringen: AD(H)S-lerinnen sind schneller abgelenkt und auch schneller gefühlsmäßig ausgelenkt! Ihre Alarmanlage ist zu scharf eingestellt – aber sie glauben ihr bei jedem Alarmsignal.

Die Steinzeit war vorgestern, Planung ist heute

Zu AD(H)S gehört auch eine Störung der Planungsfunktion. Wie kann man sich das vorstellen? Unsere Arbeitswelt ist komplex und verlangt Multitasking, Schnelligkeit und Zuverlässigkeit. Um den Anforderungen der heutigen Zeit gerecht zu werden, müssen wir planen, vorausschauend handeln und die Konsequenzen unserer Handlungen bedenken können. Wir müssen priorisieren, stringent handeln, die Übersicht behalten und Erfahrungen auswerten. Von uns wird eine konkrete Arbeit in einer meist vorgegebenen Zeit verlangt. Unsere Arbeitsleistung ist messbar – und für sie werden wir bezahlt. Wir müssen Aufgaben rechtzeitig und vollständig erledigen, Erfahrungen auswerten und richtige Schlüsse aus unserem Verhalten ziehen. Außerdem müssen wir in der Lage sein einzuschätzen, was in der Zukunft passieren wird, und die Konsequenzen unserer Handlungen bedenken. Es wird uns abverlangt, dass wir uns Ziele setzen, die eventuell in weiter Zukunft liegen und dass wir diese Ziele Schritt für Schritt erreichen. Dafür müssen wir lernen, Situationen richtig einzuschätzen und Zukunftswahrscheinlichkeiten abzuwägen. Wir müssen in der Lage sein, mit großer Wahrscheinlichkeit zu erfassen, was unsere jetzigen Handlungen in der Zukunft auslösen werden: Wenn ich mich so entscheide, dann wird wahrscheinlich das passieren. Wenn ich mich anders entscheide, muss ich mit anderen Konsequenzen rechnen.

Um unsere Ziele zu erreichen und erfolgreich zu sein, müssen wir außerdem unsere Handlungen und unsere Gefühle kontrollieren. Unser Kulturmodus funktioniert nur, weil wir viele Regeln des menschlichen Zusammenseins haben. Viele davon sind die ungeschriebenen Gesetze des Lebens, und genau die scheinen AD(H)S-Betroffene weniger zu erfassen und noch weniger zu befolgen. Ein Missachten dieser Regeln kann zu Ablehnung und sozialer Ausgrenzung führen.

Der bekannte Forscher R. Barkley hat eine mangelnde Fähigkeit zum Selbstdialog festgestellt.[19] Die innere Stimme, die zur Selbstregulierung notwendig ist, sei bei AD(H)S möglicherweise weniger ausgeprägt. AD(H)S-Betroffene können also keine inneren Dialoge führen, was bedeutet, dass sie weniger mit sich selbst sprechen und ihre Entscheidungen innerlich weniger abwägen. Das Erlernen des inneren Dialogs wird möglicherweise durch die Impulsivität und Ablenkbarkeit der Betroffenen behindert. Im inneren Dialog wird aber das eigene Verhalten reflektiert. Das befähigt uns, es zu bewerten und zu steuern, Impulse zu unterdrücken und Bedürfnisse aufzuschieben. Indem wir mit uns selbst reden, steuern und planen wir.

Unser Kulturmodus verlangt, dass wir unsere Gefühle nicht ungebremst in die Welt schleudern, sondern in der authentischen Äußerung unserer Gefühle auch Rücksicht auf die Befindlichkeiten unserer Mitmenschen nehmen. Das setzt Kontrolle und Dosierung voraus.

Kennen Sie das, dass Sie Ihre Gefühle manchmal zu heftig und zu ungestüm äußern und zu wenig darüber nachdenken, wie Sie etwas sagen?

Darüber hinaus brauchen wir Zugriff auf Erfahrungen, um uns situationsgerecht zu verhalten. Genau das fällt AD(H)S-lerinnen schwer. Sie speichern Erfahrungen häufig nicht richtig ab und haben sie in ähnlichen Situationen nicht parat. Sie wollen nicht kränken, sondern sich nur mitteilen – und das mit Vehemenz. Sie übersehen dabei, dass sie zu emotional, überschießend und kränkend sein können und dass ihre Mitmenschen genauso empfindlich sind wie sie selbst.

Sie müssen sich auch für Aufgaben motivieren können, die keine direkte Belohnung verheißen, weil sie erfassen können, dass sie wichtig sind. Insgesamt geht es also um eine Kontrolle des Denkens, Fühlens und Handelns. Ziele zu definieren und in die Tat umzusetzen, funktioniert bei AD(H)S-lerinnen meist weniger gut. Es ist für sie oft sehr mühevoll, eine gute Selbstorganisation zu entwickeln und für sich selbst Strukturen zu schaffen. Kennen Sie das, dass Sie sich häufiger planlos und orientierungslos fühlen? Haben Sie Probleme damit, Ihre Gefühle zu steuern?

Warum kommt AD(H)S heute häufiger vor?

Vermutlich gab es früher genauso viele AD(H)S-Betroffene wie heute. Unser Leben war allerdings früher nicht so komplex, nicht so schnell, nicht so sehr von Reizen überflutet; vermutlich auch nicht so anspruchsvoll. Noch vor 50 Jahren gab es keine Social Media, wenig Fernsehen, und wir mussten uns wesentlich mehr bewegen, um irgendwo hinzukommen. Es wurde mehr in Gemeinschaften gearbeitet, das bedeutete eine wesentlich strengere Taktung und Kontrolle. Andererseits waren Hetze, Zeitdruck, Stress und Reizüberflutung weit geringer. Noch früher und vor allem im ländlichen Bereich ließen hierarchische Familienstrukturen wenig Entscheidungsfreiheit. Auch eine AD(H)S-Frau erlebte sich als Mitglied ihres Dorfes, ihrer Gemeinschaft und ihrer Großfamilie. Ihr persönlicher Freiraum war wahrscheinlich gering und ihre soziale Kontrolle groß. Sie betreute ihre Kinder in einer Gemeinschaft und hatte abwechslungsreiche, aber streng vorgegebene Tätigkeiten: Feldarbeit, Kochen, Waschen, Kirchgang etc. Wir wissen ja, dass Struktur, Taktung und Regeln AD(H)S-Betroffenen sehr helfen können. Genauso bekannt ist, dass Reizüberflutung, Strukturlosigkeit und mangelnde Taktung die AD(H)S-Symptomatik verschlechtern. Man kann folgende Formel aufstellen: Je mehr Reize, je mehr Stress, desto deutlicher zeigen sich AD(H)S-Symptome in Form von Konzentrationsstörungen, Ablenkbarkeit und einer Erhöhung der inneren Spannung. Es ist unser heutiges Leben, das AD(H)S-lerinnen in Schwierigkeiten bringt. Sie werden ständig durch zu viele Reize um sich herum und unser hektisches

Multitasking-Leben abgelenkt. Konzentriertes, langweiliges Arbeiten am Bildschirm, wenig Bewegung und Homeoffice widersprechen der Natur von AD(H)S-lerinnen.

Wenn wir das in unsere heutige Zeit übertragen, stellt sich die Frage: Was bedeutet es, heute AD(H)S zu haben? Wir können das so zusammenfassen: AD(H)S-lerinnen nehmen zu viel wahr, können schlecht priorisieren, bedenken die Konsequenzen ihres Handelns zu wenig und sind zu schnell gefühlsmäßig ausgelenkt. Wir wissen, dass AD(H)S in reizarmer Umgebung auf dem Land deutlich weniger Probleme macht als bei einem Leben mitten in der Großstadt. Reizüberflutung, Stress, zu wenig Bewegung, zu viel Bildschirmarbeit und zu viel Internetnutzung (soziale Medien, Spiele etc.) verschlimmern AD(H)S ebenso wie eine auf Fast Food basierende Ernährung und mangelnde soziale Kontakte.

Es ist wichtig, dass AD(H)S-Betroffene um ihre Besonderheiten wissen und sich darauf einstellen, Rücksicht auf sie zu nehmen. Das bedeutet, AD(H)S-lerinnen dahingehend zu beraten, sich eine ruhige Wohnung zu nehmen, eine gesunde Ernährung anzustreben und vor allem für ausreichend Bewegung zu sorgen. Eine Steinzeit-Frau ist in unserem heutigen Leben besonders benachteiligt. Die gute Nachricht ist, dass es Möglichkeiten gibt, den eigenen Besonderheiten gerecht zu werden. Ich habe es schon beschrieben: Wir können unsere AD(H)S nicht umtauschen und nicht abschaffen, aber dafür Sorge tragen, dass wir uns gute Lebensbedingungen schaffen, die zu unserer besonderen Art zu sein passen. Dafür trägt jede und jeder AD(H)S-Betroffene die Verantwortung.

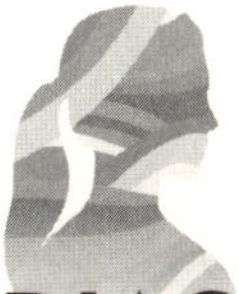

DIAGNOSTIK VON AD(H)S

AD(H)S ist laut dem neuen ICD-11 (der erst in Kraft treten wird) eine neuronale Entwicklungsstörung, die zeitlebens besteht. Die AD(H)S-Symptomatik sollte für eine Diagnose vor dem zwölften Lebensjahr sichtbar geworden sein, in Ausnahmefällen später. Die Symptome müssen mindestens sechs Monate bestehen. Beeinträchtigungen im beruflichen, schulischen oder sozialen Kontext müssen deutlich sein.

Wie wird AD(H)S diagnostiziert?

Bei der Diagnostik von AD(H)S ist es wie bei allen anderen Störungen im Bereich der Psychiatrie: Es gibt keine Laboruntersuchungen und keine bildgebenden Verfahren (wie CT, MRT, EEG etc.), mit denen die Diagnose zweifelsfrei gesichert werden kann. Jede psychiatrische Diagnose wird gestellt, indem man die Lebensgeschichte und die aktuelle Symptomatik möglichst genau erfasst. Nahestehende Personen sollten dazu befragt werden. Bei Störungen, die vermutlich schon in der Kindheit bestanden, sollte der Arzt ebenfalls Informationen einholen, zum Beispiel von den Eltern. Bei AD(H)S müssen die typischen Symptome spätestens ab dem zwölften Lebensjahr nachweisbar sein. Das macht man durch Elternbefragung, Sichtung der Schulzeugnisse und genaue Befragung der Patientinnen und Patienten und deren Partnerin oder Partner.

Es gibt Kriterien, die erfüllt sein müssen, um eine Diagnose zu stellen. Auf nationaler oder übernational regionaler Ebene gibt es dazu ärztliche Leitlinien. Dabei handelt es sich um Diagnostik- und Behandlungsempfehlungen, die den aktuellen Stand der Forschung abbilden. Diese Leitlinien werden in Expertengremien erarbeitet. Im Falle der letzten Leitlinie zu AD(H)S von 2017 waren neben Fachärztinnen und -ärzten auch andere Berufsgruppen wie Psychologinnen und Psychologen, Ergotherapeutinnen und -therapeuten, Heilpädagoginnen und -pädagogen u.v.m. beteiligt.[20]

Die aktuelle Leitlinie zu AD(H)S empfiehlt, dass die Diagnose nicht ausschließlich auf der Grundlage psychologischer Tests gestellt oder ausgeschlossen werden sollte. Die alleinige Auswertung von Fragebögen für die Diagnostik ist nicht zuverlässig. Tests sind überhaupt für die Diagnostik weder notwendig und gefordert, noch darf alleine aufgrund von Fragebögen oder Computertests eine Diagnose bestätigt oder verworfen werden.

Leider machen es sich manche Ärztinnen und Ärzte mit der AD(H)S-Diagnostik sehr einfach. Sie geben Patientinnen und Patienten Fragebögen, die sie ausfüllen sollen, oder lassen sie Computertests machen. Wenn dann nicht die Punktzahl im Test erreicht wird, die für die Diagnosestellung AD(H)S erforderlich ist, wird die Diagnose nicht vergeben und die Behandlung unterbleibt. Das ist grundsätzlich falsch. Aufgrund von Tests kann AD(H)S weder festgestellt noch ausgeschlossen werden. Tests dienen nur der groben Orientierung. Hinzukommt, dass AD(H)S des unaufmerksamen Typs von den aktuellen Fragebögen nicht ausreichend erfasst wird. Das ist insbesondere für Frauen von Nachteil, da sie häufiger unter AD(H)S des unaufmerksamen Typs leiden. Frauen kann so eine sinnvolle Behandlung vorenthalten werden, wenn sie die Punktzahl nicht erreichen. Sie fallen durch ihre Unauffälligkeit einfach durchs Raster.

Die AD(H)S-Diagnostik wird erst zuverlässig durch:

ein ausführliches diagnostisches Interview,

die Erhebung der Lebensgeschichte der Patientinnen sowie

die Befragung auch von Angehörigen.

Das ist aufwendig und kostet Zeit. Ärztinnen und Ärzte sowie Psychotherapeutinnen und Psychotherapeuten müssen diese Leistung persönlich erbringen. Tests dagegen können an das Personal delegiert werden. Leider machen einzelne Institute mittlerweile viel Geld damit, Patientinnen und Patienten neuropsychologische Tests – oder gar EEG-Untersuchungen – anzubieten, mit denen sie vorgeben, AD(H)S eindeutig diagnostizieren zu können. Das sind falsche Versprechungen, die noch dazu teuer sind.

Intelligenzdiagnostik kann sinnvoll sein. Oft sehen wir bei Betroffenen eine erhebliche Diskrepanz zwischen Intelligenz und Schulabschluss oder erreichtem Bildungsniveau. AD(H)S-Betroffene können ihr intellektuelles Potenzial häufig nicht ausschöpfen.[21]

Zusammenfassend kann man sagen, dass die Diagnostik von AD(H)S ein Puzzlespiel ist. Diagnosestellung oder -ausschluss durch Tests sind ungenügend. Da AD(H)S erblich ist, zeigen sich entsprechende Besonderheiten fast immer schon in der Kindheit. Man muss gezielt nach ihnen fragen. Oft gibt es auch andere AD(H)S-Betroffene in der Großfamilie.

Hinzukommt, dass eine Reihe von anderen Störungen vor der Diagnose AD(H)S ausgeschlossen werden muss. Die Abgrenzung zu bipolarer Erkrankung, zur Borderline-Persönlichkeitsstörung und zu Autismus kann schwierig sein. Diese Erkrankungen kommen außerdem häufiger zusammen mit AD(H)S vor und müssen dann mitbehandelt werden. Deswegen sollte nur ein Facharzt mit ausreichender Erfahrung die Diagnose stellen.

Auch Störungen der Schilddrüsenfunktion können Aufmerksamkeitsstörungen verursachen. Organische Erkrankungen, Stoffwechsel-, Darm- und auch Tumorerkrankungen können die Konzentration stark beeinträchtigen und Erschöpfungssymptome hervorrufen. Umgekehrt kann AD(H)S auch andere Erkrankungen beeinflussen. Nehmen wir zum Beispiel Übergewicht und Diabetes. Häufig sehen wir, dass Patientinnen bei richtiger Behandlung von AD(H)S ihr Übergewicht besser in den Griff bekommen, aber auch die Diabetes besser zu behandeln ist, weil Betroffene es besser schaffen, ihre Erkrankung zu managen (Planungsfunktion).

Wichtig ist für AD(H)S-Betroffene, einen Arzt aufzusuchen, der Erfahrung damit hat. Nur dann können sie davon ausgehen, dass die Diagnose richtig gestellt ist.

Therapie bei AD(H)S

Nicht immer ist AD(H)S behandlungsbedürftig. Zunächst ist AD(H)S eine Normvariante menschlichen Seins. Nur wenn Symptome zu Störungen in der Beziehungsfähigkeit, der Arbeitsfähigkeit und der sozialen Kommunikation führen oder sich Folgeerkrankungen daraus entwickeln, wird AD(H)S überhaupt behandlungsbedürftig.

Psychoedukation

Der erste Schritt der Behandlung ist die Aufklärung über die Besonderheiten von AD(H)S. Das nennt man Psychoedukation. Ziel dieses Buches ist es, hierzu einen wesentlichen Beitrag zu leisten. Die meisten Fachärztinnen und -ärzte haben hierzu leider keine Zeit. Das ist weniger den Psychiaterinnen und Psychiatern vorzuwerfen als unserer Gebührenordnung für ärztliche Leistungen, die leider zeitaufwendige Gespräche sehr schlecht honoriert. Psychoedukation ist aber ganz besonders wichtig und sollte immer erfolgen.

Laut Antonovsky sind drei Aspekte wichtig, um mit Erkrankungen und Schicksalsschlägen gut umgehen zu können.[22]

- **Die Verstehbarkeit:** Ich muss verstehen, was meine Erkrankung ist, wie sie entsteht und wie sie sich auf mein Leben auswirkt.
- **Die Handhabbarkeit:** Ich brauche Handlungsanweisungen und Möglichkeiten, wie ich meine Erkrankung besser in den Griff

bekomme. Ich muss mich meinen Problemen stellen und aktiv nach machbaren Lösungen suchen können.

- **Die Sinnhaftigkeit:** Ich muss herausfinden, wie ich etwas Sinnvolles aus meiner Störung machen kann.

Antonovskys Erkenntnisse gelten bis heute. Er gilt als Vater der Salutogenese, deren Ziel es ist, auch unter widrigen Bedingungen gesund zu bleiben und das eigene Schicksal zu bewältigen.[23]

Genau das gelingt, wenn wir als Psychotherapeutinnen und -therapeuten, Psychiaterinnen und Psychiater unsere Patientinnen und Patienten anleiten, ihre AD(H)S-Symptome, ihre Niederlagen und ihr bisheriges Scheitern in einen anderen Rahmen zu setzen. AD(H)S ist beim Lernverhalten, bei der Selbstorganisation und der Selbstkontrolle tatsächlich ein Handicap. Aber statt zu sagen: »Ich bin unfähig, faul und unbeherrscht«, kann ich sagen: »Ich habe AD(H)S und deshalb diese Probleme. Es ist nicht mein selbstverschuldetes Scheitern, sondern meine neurobiologische Besonderheit, die mir im Leben immer wieder Probleme gemacht hat. Ich kann viele Strategien erlernen, um mein Leben besser in den Griff zu bekommen, und es gibt eine medikamentöse Behandlung, die mir dabei hilft.«

Ich erkläre Betroffenen gerne, dass AD(H)S ein unsichtbares, aber deutliches Handicap ist, das beim Lernen und im Beruf mit erheblichen Schwierigkeiten und Nachteilen verbunden ist, wenn es ausgeprägt ist. Viele Patienten erleben diese Sichtweise als sehr hilfreich, denn sie haben sich ja ihr Leben lang mit neurotypischen Menschen verglichen und sich immer darüber den Kopf zermartert, warum andere so viel leichter lernen, sich besser organisieren und konsequenter und erfolgreicher arbeiten können. Es ist wichtig, dass AD(H)S-Betroffene sich nicht weiter für ihre Besonderheit verurteilen und abwerten.

Viele Betroffene haben in ihrem Leben lange Zeit nichts von ihrem Handicap gewusst und sich trotz ihres unsichtbaren Handicaps, mit dem sie sozusagen bei den Olympischen Spielen gestartet sind, einen respektablen Platz erkämpft. Eigentlich hätten sie bei den Paralympics mit Handicap-Punkten starten müssen, die ihnen einen Nachteilsausgleich für ihr Handicap zugestanden hätten. Viele Patientinnen und Patienten lächeln bei diesem Vergleich zum ersten Mal nachsichtig über sich selbst und erleben diese Sichtweise als sehr tröstlich. Es ist einfach unfair, wenn sich unbehandelte AD(H)S-Betroffene mit neurotypischen Menschen messen müssen. Dabei kommen sie schlecht weg. Vielen AD(H)S-Betroffenen gelingt es mit dieser neuen Perspektive besser, ihr negatives Selbstkonzept zu ändern.

Die medikamentöse Behandlung von AD(H)S

Neben der Psychoedukation ist bei Erwachsenen die medikamentöse Behandlung immer eine First-line-Maßnahme. Das ist bemerkenswert! AD(H)S bei Erwachsenen ist das einzige Krankheitsbild in der Psychiatrie, bei dem Medikation immer empfohlen wird. Die Medikation hat in vielen Studien die höchste Wirksamkeit und die geringste Nebenwirkungsrate gezeigt.

Die Überlegenheit von Medikation zeigte sich zum Beispiel auch in der weltweit größten Studie von Prof. Dr. Alexandra Philipsen aus dem Jahr 2015.[24] Darin wurde anhand von 419 Patientinnen und Patienten untersucht, welche Behandlungsmethode die besten Ergebnisse zeigt. Es wurden verschiedene Patientengruppen gebildet: Eine Gruppe wurde nur psychotherapeutisch behandelt, die zweite nur medikamentös mit Methylphenidat, die dritte Gruppe sowohl medikamentös als auch mit Psychotherapie. Es zeigte sich, dass die Medikation der Psychotherapie signifikant überlegen war und dass die Wirkung der Medikation auch durch zusätzliche Psychotherapie nicht signifikant verbessert wurde. Die Studie macht also deutlich, dass die angewandte Psychotherapie die Medikation nicht ersetzen und nicht einmal verbessern kann.

Obwohl Psychotherapie deutlich weniger wirksam ist, wird sie häufig als erste Behandlung angewendet. Obwohl ich Fachärztin für Psychotherapie und Psychosomatik bin, sehe ich das sehr kritisch. Die Meinung, Psychotherapie helfe immer, ist einfach falsch. Psychotherapie kann schaden, wenn eine saubere Diagnostik unterbleibt und den Patientinnen und Patienten eine sehr wirksame medikamentöse Behandlung vorenthalten wird. Das ist dann ein Schaden für betroffene AD(H)S-lerinnen, der ihr ganzes Leben in den Abgrund ziehen kann. Es ist einfach nicht egal, ob ich in Unkenntnis meiner AD(H)S über Jahre hinweg die Beziehung zu meinen Eltern bearbeite, anstatt ein Medikament zu bekommen, mit dem ich mich besser konzentrieren kann und in der Lage bin, mein Studium zu schaffen. Jede und jeder möchte gerne erfolgreich sein und sich selbst verwirklichen. Was Therapeutinnen und Therapeuten oft nicht verstehen, ist, dass AD(H)S-Betroffene viele reale Erfahrungen des Scheiterns haben und darunter sehr leiden. Sie haben sich das nicht eingebildet, sondern es ist wirklich passiert. Sie haben gelernt und den Stoff in der Schulaufgabe nicht abrufen können, sie haben Tausende von Malen zu spät angefangen, ihre Sachen nicht gefunden und mit ihrer ungestümen Art andere Menschen verletzt, ohne es zu wollen. Diese Erfahrungen haben sie abgespeichert, und sie haben nicht gewusst, warum ihnen das immer wieder passiert. Keine Psychotherapie kann diese Erfahrungen ausradieren, sondern wir können diese negativen Erfahrungen nur überschreiben, indem wir AD(H)S-Betroffenen helfen, selbstwirksamer und erfolgreicher zu werden.

Viele Fachärztinnen und -ärzte, Psychotherapeutinnen und -therapeuten denken, dass Psychotherapie bessere oder wenigstens annähernd gleich gute Ergebnisse zeigt wie Medikation. Das wäre mir persönlich auch lieber. Aber die aktuellen Studien zeigen, dass Medikation deutlich wirksamer ist. Das deckt sich mit meiner Erfahrung aus 25 Jahren Behandlung von AD(H)S.

Deshalb sollte AD(H)S bei Erwachsenen, wie in der S3-Leitlinie empfohlen, wenn möglich immer medikamentös behandelt werden, selbst wenn sie nicht so stark ausgeprägt ist. Ich habe zu viele Patientinnen gesehen, die sich fragen, was sie in all den Jahren in der Therapie gemacht haben, wenn sie durch Stimulanzientherapie auf einmal Konzentration und Motivation haben. Sie sind ganz erstaunt, wie leicht das Leben plötzlich sein kann.

AD(H)S-Betroffene können sehr traurig und erschüttert sein, oft auch tief enttäuscht, wenn sie, oft erst nach Jahrzehnten, die richtige Diagnose und ein entsprechende Medikation bekommen. Wenn dann auf einmal im Leben alles flutscht. Die quälende Frage ist dann immer: »Was wäre aus mir geworden, wenn mir schon vor zehn Jahren die richtige Diagnose gestellt worden wäre?« Die verlorene Zeit, die verpassten Chancen werden umso schmerzhafter erlebt, wenn Betroffene erkennen, dass dies zu verhindern gewesen wäre. Das kann ich sehr gut verstehen, und oft muss man Betroffene eine Zeit lang durch die Trauer und den Schmerz begleiten, dass so manche Möglichkeiten unwiederbringlich vorbei sind. Ich sehe öfter hochbegabte AD(H)S-Betroffene ohne Schulabschluss. Meist entscheide ich mich dafür, ihnen ihre Hochbegabung nicht mitzuteilen, weil es so ungeheuer trostlos ist, mit einem solchen Potenzial im Schulsystem und im Erwachsenenalter gescheitert zu sein. Das sehe ich bei AD(H)S-lerinnen häufiger, weil sie seltener rechtzeitig und richtig diagnostiziert und behandelt werden. Frauen bekommen sehr häufig die Diagnose Depression und Angststörung, die sie ja meist auch haben. Aber wenn eine AD(H)S darunterliegt, hat es maßgeblichen Einfluss auf den Behandlungserfolg, wenn sie mitbehandelt wird.

Medikation bei Erwachsenen

Eine Medikation ist sinnvoll, wenn AD(H)S-lerinnen aufgrund ihrer Besonderheit Probleme bekommen und darunter leiden oder wenn sie Begleiterkrankungen wie Depressionen, Angststörungen etc. entwickeln. Die Empfehlungen der First-line-Therapie bei AD(H)S (also

Mittel der ersten Wahl) sind immer Stimulanzien. Die empfohlenen Substanzen heißen Methylphenidat und Lisdexamfetamin.

Die Medikamente mit dem Wirkstoff Methylphenidat heißen Medikinet® adult (wirkt nach ca. einer Stunde für sechs bis acht Stunden), Ritalin® adult (wirkt nach einer Stunde für sechs bis acht Stunden), Methylphenidat Al bzw. Eqasym ret., Concerta und Methylphenidat HCL (wirken nach ungefähr einer Stunde für zehn Stunden).

Als Retardpräparate sind all diese Zubereitungsformen in Kapseln verpackt. Es gibt auch unretardiertes Methylphenidat in Tablettenform, das sehr kurz wirkt (nach einer halben Stunde für drei bis vier Stunden) und als eine Art Feintuning eingesetzt werden kann – etwa morgens als Starter oder abends, wenn man länger arbeiten muss, weil die kurze Wirkdauer den Schlaf nicht beeinträchtigt. Leider kann dieses Medikament nicht auf Kosten der gesetzlichen Krankenkassen verordnet werden.

Die Medikamente mit dem Wirkstoff Dexamphetamin heißen: Elvanse® adult (wirkt nach ca. einer Stunde für 12 bis 14 Stunden) und Attentin (wirkt ca. sechs bis acht Stunden). Bei Attentin handelt es sich um ein kurzwirksames Amphetamin, das leider ebenfalls nicht auf Kassenrezept verordnet werden kann.

Was sind Stimulanzien?

Stimulanzien sind Aufputschmittel, die stimulieren; sie können einen Kick geben und werden deshalb gerne als Partydroge verwendet (ähnlich wie Speed oder Pep). Bei neurotypischen Menschen wirken sie antriebssteigernd, aufputschend und euphorisierend. Ihre Wirkung kann zu einer Suchtentwicklung führen. Zum Schutz aller neurotypischen Menschen fallen diese Medikamente deshalb unter das Betäubungsmittelgesetz. AD(H)S-Betroffene aber zeigen darauf eine sogenannte »paradoxe Wirkung«: Sie werden ruhig, klar und besonnen, häufig auch friedlich und entspannt. AD(H)S-Betroffene können damit meist ihre Aufgaben anfangen und zu Ende bringen. Sie entwickeln auf diese Medikation hin keine Euphorie und sind deshalb auch nicht suchtgefährdet. Im Gegenteil: Wenn AD(H)S-Jugendliche früh mit Stimulanzien behandelt werden, haben sie im Erwachsenenalter ein geringeres Suchtrisiko.[25]

AD(H)S-lerinnen können sehr glücklich darüber sein, dass es ihnen auf einmal gelingt, ihre Wohnung aufzuräumen, schwierige Aufgaben rechtzeitig anzufangen und über Stunden hinweg konzentriert zu bleiben. Es kann eine kurzfristige Euphorie hervorrufen, dass es einfach gut läuft und man abends stolz auf das ist, was man geleistet hat. Eine Steigerung der Dosis führt aber nicht zu einer weiteren Verbesserung. Bei einer Überdosierung zeigen sich eher unerwünschte Wirkungen wie Missmut, Niedergeschlagenheit und Depression. Auch das schützt vor Missbrauch und Überdosierung.

Es ist aber richtig, dass diese Medikamente auf einem Betäubungsmittelrezept verschrieben werden müssen und nur Fachärztinnen und Fachärzte für Psychiatrie/Neurologie/Psychosomatik nach einer ausführlichen Diagnostik die Indikation stellen dürfen. So soll verhindert werden, dass Stimulanzien wahllos verordnet werden, wenn zum Beispiel Studierende keine Lust haben zu lernen oder ehrgeizige Eltern ihre Kinder durch die Schule drücken möchten, obwohl sie mit der gewählten Schulform überfordert sind.

Die Sache hat jedoch einen Haken: Ausgerechnet die Fachärztinnen und -ärzte, die diese Medikamente verschreiben dürfen, haben die dafür notwendigen Rezepte oft nicht in ihrer Praxis. Betäubungsmittelrezepte werden für kein anderes Krankheitsbild in der Psychiatrie gebraucht. Sie müssen bei der Bundesopiumstelle bestellt werden, weil darauf auch Morphin für Schmerzpatientinnen und -patienten verordnet wird. Jedes Rezept ist nur eine Woche lang gültig und mit einer laufenden Nummer versehen. Sie müssen gesondert aufbewahrt werden. Genau das hält viele Psychiaterinnen und Psychiater davon ab, sich diese Rezepte zu besorgen. Sie haben oft die falsche Vorstellung, dass sie Drogenabhängige in ihre Praxen locken könnten, die sich auf diese Weise Betäubungsmittel auf Krankenkassenkosten besorgen wollen.

Was bewirken die Medikamente?

Methylphenidat verzögert den Abbau von Dopamin, während Amphetamine eine erhöhte Freisetzung von Dopamin bewirken. Eine Erhöhung des Dopaminspiegels bewirkt eine verbesserte Konzentration, indem die Reizfilter erhöht und AD(H)S-Betroffene nicht mehr von jedem neuen Reiz abgelenkt werden. Sie nehmen nicht mehr alles um sich herum wahr. Das führt dazu, dass sie besser priorisieren können. Stellen Sie sich vor, dass Sie eine Sehschwäche haben und die Welt bisher diffus und verschwommen wahrgenommen haben. Wenn Sie jetzt eine Brille bekommen und auf einmal scharf sehen, dann ist das für Sie eine unglaubliche Erfahrung. Es kann Sie aber auch sehr traurig machen, warum Sie diese Brille, mit der das Leben so viel leichter ist, erst jetzt bekommen.

Wenn AD(H)S-lerinnen sich bedrückt und verändert fühlen, dann stimmt die Dosis nicht. Man braucht als behandelnde Ärztin Erfahrung mit der medikamentösen Einstellung. Das Gleiche gilt übrigens auch für Kinder. Es geht nicht darum, wilde Kinder in traurige Zombies zu verwandeln, sondern hyperaktive Kinder in die Lage zu versetzen, überhaupt zuhören und lernen zu können.

Was die Medikation auch bewirkt, ist, dass Betroffene gefühlsmäßig nicht mehr so schnell ausgelenkt sind. Sie bekommen eine Art emotionale Schutzschicht und reagieren nicht mehr so schnell und heftig auf ihre Mitmenschen. Sie können sich damit besser regulieren und steuern, und statt eine emotionale Achterbahn zu befahren, müssen sie ihre Gefühle nur noch durch eine emotionale Hügellandschaft steuern. Ich bringe das gerne auf einen Punkt: Die Medikation hilft dabei, einen klaren Kopf und ein dickeres Fell zu bekommen.

Außerdem unterstützt die Medikation Betroffene dabei, in die Gänge zu kommen, ihre Aufgaben anzufangen und zu Ende zu bringen. All das wird von einer Erhöhung des Dopaminspiegels bewirkt. Dabei dürfen wir uns das durchaus komplizierter vorstellen. Nicht nur Dopamin, sondern auch Serotonin und Noradrenalin werden reguliert. Auch die Netzwerke, die Aufmerksamkeit und Motivation in unserem Gehirn steuern, werden funktionaler.

Viele Patientinnen berichten mir, dass sie es als überwältigend erleben, wenn sie bei ihren Gedanken bleiben können und diese nicht ständig springen, wenn ihr Kopf auf einmal sortiert und leise ist. Sie erleben es als entlastend, abends abschalten zu können und am nächsten Morgen sortiert und aufgeräumt zu starten, wenn die Medikation anfängt zu wirken. Sie sind sehr entlastet davon, dass sie nicht mehr ständigen Gefühlsschwankungen ausgesetzt sind und sich von anderen Menschen nicht mehr so triggern lassen. »Mich regt nichts mehr so schnell auf und ich kann in meiner Gelassenheit bleiben«, beschrieb eine meiner Patientinnen ihren Zustand. Es ist so, als werde die scharfgestellte Steinzeit-Alarmanlage herunterreguliert – für die Dauer der Wirkung funktioniert sie im Kulturmodus. Auch die Dünnhäutigkeit und die Hypersensitivität werden deutlich geringer.

Die unaufmerksamen ADS-lerinnen fühlen sich mit der Medikation oft aktiver und wacher, insgesamt nicht mehr so erschöpft und müde. Als würde ihnen ein Turbo oder ein Lebenselixier zur Verfügung stehen, damit sie ihr Leben besser meistern können. Besonders sie profitieren von der Stimulanzien-Medikation. Ich bin selbst immer wieder erstaunt, wie aus manchen ADS-lerinnen, die sich selbst als Schlaftablette bezeichnen, lebendige und kreative Frauen werden, die über sich hinauswachsen, wenn sie endlich in der Lage sind, motiviert und konzentriert bei einer Sache zu bleiben.

Eine andere Patientin berichtet, dass sie jetzt endlich das, was sie sich vorgenommen habe, umsetzen könne. Sie erlebe es als beglückend, dass sie nun anfangen könne, das zu tun, was sie möchte. Das verschaffe ihr Erfolg und Selbstvertrauen. Vor der Medikation habe sie das ganz anders erlebt. Sie habe einfach den ersten Schritt nicht tun können, jeder Tag sei eine erneute Erfahrung ihrer eigenen Unzulänglichkeit gewesen, was ihre Selbstverachtung gesteigert habe.

Die Stimulanzien-Medikation ist also hochwirksam. Sie spricht bei ca. 70 Prozent der AD(H)S-lerinnen an, und zwar bei einer geringen Nebenwirkungsquote. Wichtig ist, dass die Medikation nicht den Charakter verändern soll. Das tut eine Brille ja auch nicht. Nur bei einer medikamentösen Überdosierung oder bei Unverträglichkeit haben AD(H)S-Betroffene das Gefühl, dass sie sich verändern. Das ist aber auf keinen Fall beabsichtigt. Es geht ja nicht darum, dass AD(H)S-Betroffene so werden sollen wie neurotypische Menschen, sondern darum, dass sie sich in ihrem Anderssein selbst akzeptieren können und einen guten Weg damit finden.

AD(H)S nicht zu behandeln, bedeutet keinesfalls, auf Nebenwirkungen zu verzichten. Unbehandeltes AD(H)S hat eine schlechte Prognose mit einem hohen Risiko für die Entwicklung weiterer seelischer und körperlicher Erkrankungen und einer reduzierten Lebenszeit. Gerade bei Kindern zeigt sich, dass ihr Ankommen im Erwachsenenalter deutlich erschwert ist, wenn AD(H)S nicht behandelt wird. Sie haben ein höheres Suchtrisiko, ein höheres Unfallrisiko, meist schlechtere Schulabschlüsse, ein schlechteres Selbstwertgefühl usw.

Auf was sollten Sie achten, wenn Sie eine Medikation bekommen?

Behandelnde Ärztinnen und Ärzte brauchen viel Erfahrung für die individuelle Eindosierung. Es gibt keine Standards, stattdessen muss die richtige Dosis für die Betroffenen gefunden werden, und dazu braucht es manchmal Geduld, denn man muss die Medikation testen. Einen anderen Weg gibt es nicht, da es keinen entsprechenden Laborwert gibt. Die Patientinnen müssen uns sagen, mit welcher Medikation sie am besten zurechtkommen, also wann sie sich klarer und wacher fühlen. Manche Patientinnen sprechen besser auf Dexamphetamin an, andere auf Methylphenidat. Das wissen wir leider vorher nicht, deshalb kann man es nur ausprobieren. Manchmal muss man die Medikation kombinieren. Auch die Wirkdauer ist nicht bei allen Patientinnen und Patienten gleich. Sie kann zum Beispiel bei Lisdexamfetamin zwischen acht und 18 Stunden variieren. Man kann auch nicht sagen, dass eine leicht betroffene ADHS-lerin weniger und eine schwer betroffene mehr Medikation braucht. Letztlich entscheidet die Rückmeldung der Patientin, ob die Dosis ausreicht.

Die gesetzlichen Krankenkassen in Deutschland erstatten bei Erwachsenen nur Medikinet® adult, Ritalin® adult und Elvanse® adult, neuerdings auch Concerta. Auch die Generika dieser Substanzen werden bezahlt.

Die kurzwirksamen Stimulanzien sind zwar verordnungsfähig, bei Erwachsenen jedoch in Deutschland nicht zulasten der gesetzlichen Krankenversicherung. Das ist schade, weil die kurzwirksamen Methylphenidatpräparate sehr gut steuerbar sind und viele Patientinnen von ihnen profitieren könnten, zum Beispiel von einer passgenauen Dosis für den anstehenden Tag in Absprache mit ihrem behandelnden Arzt. Wenn sie zum Beispiel einen langen Tag und abends noch eine wichtige Sitzung haben, dann würden sie abends von einer zusätzlichen kurzwirksamen Medikation profitieren. Die Anforderungen an Konzentration und Motivation sind ja nicht jeden Tag gleich. Kurzwirksame Stimulanzien sind seit über 70 Jahren zugelassen, aber nur für Kinder. Sie haben keine Zulassung für Erwachsene, weil dazu Studien notwendig wären, die teuer sind. Da diese Substanzen sehr kostengünstig sind, haben die Hersteller kein weiteres Geld in die Hand genommen, um eine Zulassung für Erwachsene zu bekommen. Deshalb können sie aktuell nur auf Privatrezept verordnet werden.

Die Nebenwirkungen der Stimulanzien sind überschaubar. Es können Appetitstörungen auftreten, was für Übergewichtige eine begrüßenswerte Nebenwirkung sein kann. Außerdem können Kopfschmerzen vorkommen, dagegen hilft ausreichende Flüssigkeitsaufnahme.

Es kann darüber hinaus zu leichter Pulsbeschleunigung und seltener zu leichten Blutdruckerhöhungen kommen. Beides sollte im Laufe der Behandlung kontrolliert werden. Seltener beobachten wir Bauchschmerzen oder ein Völlegefühl. Stimulanzien sollten nicht zu spät am Tag eingenommen werden, weil sie sonst Schlafstörungen verursachen können. Bei einer Überdosierung kann es zu Wutanfällen, depressiver Verstimmung und Apathie kommen; Psychosen können ausgelöst werden, insbesondere wenn sie bereits aufgetreten sind. Die Stimulanzien können aber trotzdem vorsichtig eingesetzt werden, wenn die Psychose schon länger zurückliegt. Eine Herzerkrankung sollte vor Medikation anhand eines EKGs immer ausgeschlossen werden, wenn es Anhaltspunkte dafür gibt.

Manche Patienten entwickeln einen sogenannten Rebound, wenn die Wirkung des Medikamentes am Ende des Tages abklingt. Es kann dann zu leichten depressiven Verstimmungen und Antriebslosigkeit kommen. In solchen Situationen hilft es, Sport zu machen.

Es gibt keine Empfehlung dafür, bei gesunden Patientinnen vor Einsatz der Medikamente Laborwerte zu ermitteln. Ich lasse trotzdem immer vor Therapiebeginn den Blutdruck kontrollieren, ein EKG anfertigen, die Schilddrüsen- und Leberwerte sowie den Blutzucker überprüfen und ein kleines Blutbild machen, um andere Erkrankungen auszuschließen. Vorsichtig sollte man auch bei Vorliegen eines erhöhten Augeninnendrucks sein. Dieser sollte dann in jedem Falle kontrolliert werden. In der Schwangerschaft sollte die Medikation abgesetzt werden, weil hier keine ausreichenden Daten vorliegen.

Amphetamine sollten zurückhaltender verordnet werden, weil sie leichter missbräuchlich verwendet werden können. Ihr Suchtpotenzial ist größer, weil sie schneller anfluten und schneller einen Kick verursachen können. Elvanse stellt hier eine Ausnahme dar, weil es besonders langsam anflutet und aufgrund seiner besonderen Retardzubereitung nicht missbraucht werden kann.

Strattera® (Atomoxetin) gehört zur Gruppe der Antidepressiva und muss nicht auf Betäubungsmittelrezept verordnet werden. Es weist ein anderes Wirkstoffprofil auf und hemmt den Abbau des Botenstoffs Noradrenalin, der bei AD(H)S eine Rolle spielt. Das Medikament muss nur einmal täglich eingenommen werden, wirkt erst nach vier bis sechs Wochen, dafür aber 24 Stunden am Tag. Es muss zuverlässig täglich eingenommen werden, weil sich die Wirkung sonst deutlich verringert. Strattera® als Mittel der zweiten Wahl wird besonders bei Suchterkrankungen eingesetzt, weil es kein Abhängigkeitspotenzial hat. Wenn eine ausgeprägte Depression vorliegt, müssen eventuell Medikamente zur Behandlung von AD(H)S mit Antidepressiva kombiniert werden.

Was muss sonst noch bei der Einnahme von Stimulanzien beachtet werden?

Es ist erlaubt, unter ärztlich verordneten Stimulanzien Auto zu fahren. Verkehrsmedizinische Untersuchungen konnten zeigen, dass die Konzentration und die Selbststeuerung mit Stimulanzien verbessert werden. Ich habe auch schon erste Patientinnen und Patienten, die nur noch mit Stimulanzien Auto fahren dürfen. AD(H)S-Betroffene haben leider ohne Medikation eine vierfach erhöhte Unfallgefahr, die sich mit Medikation auf das Risiko für neurotypische Menschen verringert. Stimulationsmedikation ist damit eine Prävention für Verkehrsunfälle!

Wichtig: AD(H)S-Betroffene dürfen ihre BtM-Medikamente nicht an andere Menschen weitergeben. Das wäre ein Verstoß gegen das Betäubungsmittelgesetz. Bei Reisen ins Ausland gibt es Auflagen, die man beachten muss. Außerhalb Europas bedarf es gesonderter Bescheinigungen, die oft auch vom Gesundheitsamt beglaubigt werden müssen.

Die meisten Patientinnen und Patienten brauchen die Medikation nicht ihr Leben lang. Da das Gehirn plastisch ist, lernt es dazu. Wenn Sie mithilfe der Medikation lernen, aufzuräumen und sich zu konzentrieren, dann verschaltet sich Ihr Gehirn anders und Sie können es dann oft auch nach einiger Zeit ohne Medikation besser. Bei starker Ausprägung von AD(H)S oder wenn AD(H)S spät diagnostiziert wurde, profitieren Betroffene eventuell über eine lange Zeit von der Medikation. Der Gesetzgeber fordert einen jährlichen Absetzversuch, um herauszufinden, ob die Medikation noch notwendig ist.

Ich empfehle immer, die Medikation bis zum Abschluss der Berufsausbildung oder des Studiums zu nehmen. In dieser Zeit werden die höchsten Anforderungen an unser Gehirn, unser Gedächtnis und unsere Konzentration gestellt. In dieser Zeit werden auch die Weichen für das weitere Leben gestellt. Der Abschluss und die Note entscheiden über den weiteren beruflichen Werdegang.

Weitere Therapieoptionen

Omega-3-Fettsäuren, also Fischöl, können einen leichten positiven Effekt bei AD(H)S und Depressionen haben. Dieser Effekt ist aber sehr klein und auf keinen Fall eine Alternative zu Stimulanzien. Es gibt leider kein Naturheilmittel, das auch nur annähernd an den Effekt von Stimulanzien herankäme.

Grundsätzlich haben Entspannungsverfahren positive Effekte (autogenes Training, progressive Muskelrelaxation nach Jacobsen, aber auch Yoga, Meditation, Qigong, Tai-Chi usw.). Es hilft, solche Entspannungsübungen zu erlernen und sie regelmäßig anzuwenden. Ich werde hierauf noch zurückkommen.

Missbrauch und Neuroenhancement

Es wird immer wieder beschrieben, dass viele Studierenden an Universitäten während der Prüfungsphasen Stimulanzien einnehmen, die sie sich auf dem Schwarzmarkt besorgen, also Neuroenhancement (die Steigerung der mentalen Leistungsfähigkeit durch medizinische Mittel) betreiben. Das will ich nicht abstreiten. Aber nur weil Medikation missbraucht werden kann, ist sie nicht grundsätzlich schlecht. Natürlich ist es abzulehnen, dass Studierende versuchen, mit Medikamenten ihre Leistung zu verbessern. In einer Studie des Robert Koch-Instituts von 2010 zeigt sich jedoch, dass weniger als ein Prozent der Studierenden jemals Stimulanzien zur Leistungssteigerung eingenommen hat. Allerdings wird die höchste Einnahme von nicht ärztlich verordneten Mitteln zur Leistungssteigerung bei Frauen zwischen 30 und 45 Jahren verortet. 3,5 Prozent der Frauen dieser Altersgruppe greifen auf diese Möglichkeit zurück. Hier haben wir möglicherweise die Erklärung dafür, dass AD(H)S-lerinnen gerade in dieser Altersspanne mit Berufstätigkeit und Mutterschaft besonders gefordert sind und dass diese Gruppe auch besonders oft nicht diagnostiziert ist. Andererseits werden nur etwa 10 bis 20 Prozent der AD(H)S-lerinnen im Erwachsenenalter diagnostiziert und behandelt.[26] Wenn die nicht behandelten AD(H)S-Betroffenen Stimulanzien einnehmen und ihnen das hilft, wäre das sogar eine richtige Selbstbehandlung, allerdings im illegalen Bereich. Wir wissen, dass AD(H)S-Betroffene aktuell unterdiagnostiziert und unterversorgt sind. Um das zu ändern, wäre es notwendig, dass sich mehr Psychiaterinnen und Psychiater mit AD(H)S beschäftigen. Da die Diagnostik und Behandlung von AD(H)S sehr zeitaufwendig ist, wäre es wichtig, finanzielle Anreize dafür zu schaffen, dass diese Berufsgruppen auch dazu motiviert werden. Gesprächsleistungen und Diagnostik werden schlecht bezahlt und psychiatrische Fachärztinnen und -ärzte sind sowieso schon völlig überlastet.

Psychotherapie bei Erwachsenen

Ganz wichtig: Sie sollten Psychotherapie nur bei einer Therapeutin oder einem Therapeuten machen, die oder der mit AD(H)S vertraut ist und die Besonderheiten von AD(H)S kennt, weil sie oder er Sie sonst nicht verstehen und Ihre Problematik nicht erfassen wird. AD(H)S ist ein wichtiges und häufiges Krankheitsbild im Fachgebiet der Psychotherapie und Psychiatrie. Es geht eigentlich gar nicht, dass Kolleginnen und Kollegen heute immer noch sagen, dass sie nichts über AD(H)S wissen und es nicht behandeln. Ich kann als Hausärztin auch nicht sagen, dass ich keine Herzerkrankungen behandele. Wir haben als Ärztinnen und Ärzte, Therapeutinnen und Therapeuten die Pflicht, uns fortzubilden und neue wissenschaftliche Erkenntnisse in unsere Behandlung zu integrieren. Wir benötigen dringend mehr Fachärztinnen und Fachärzte, die sich bereiterklären, die 2,4 Millionen AD(H)S-Patientinnen und -Patienten zu diagnostizieren und zu behandeln. Wenn Ihre Psychotherapeutin oder Ihr Psychiater sagt, dass eine Psychotherapie ausreichend sei oder AD(H)S auch mit Antidepressiva gut behandelt werden könne, dann zeigt sie oder er leider, dass sie oder er sich nicht ausreichend mit AD(H)S beschäftigt hat.

Wichtig ist zunächst, AD(H)S zu verstehen und für sich selbst ein Verständnis zu entwickeln, warum es im Leben zu all den Schwierigkeiten gekommen ist, die mit AD(H)S in Zusammenhang stehen. Viele negative Erfahrungen können dann in einen anderen Rahmen gesetzt werden. Zum Beispiel: »Ich habe immer gekämpft und mich nicht unterkriegen lassen. Ich bin stolz auf meine Steh-auf-Frauen-Qualitäten. Ich habe von meinem Handicap nichts gewusst, aber ich habe nie aufgegeben.« Mit einem Verständnis für AD(H)S kann es auch besser gelingen, sich zu erklären und an den AD(H)S-Besonderheiten zu arbeiten.

Wenn Psychotherapie indiziert ist, empfiehlt die S3-Leitlinie ausdrücklich die Verhaltenstherapie. Es geht darum, dass man im Hier und Jetzt lernt, das eigene Leben besser zu organisieren und sich selbst besser zu akzeptieren. Analytische und tiefenpsychologische Psychotherapie haben nur eine eingeschränkte Behandlungsempfehlung. AD(H)S-lerinnen haben Probleme mit ihrer Selbstorganisation und -steuerung. Wenn man ihre Kindheit mit ihnen bearbeitet, dann schafft man ihnen ein paar Probleme mehr – mit der Gefahr, dass sie sich in ihrer Priorisierungsschwäche und ihrem Gedankennebel noch mehr verlieren und ihren Alltag noch schlechter bewältigen können.

Und noch einmal: AD(H)S ist nicht durch Probleme in der Kindheit entstanden, sondern Betroffene sind mit AD(H)S auf die Welt gekommen und haben damit im Laufe ihres Lebens immer wieder Probleme gehabt.

Sport als wichtiger Therapiebaustein

Sport sollte jede AD(H)S-lerin betreiben, am besten Ausdauersport. Er hat einen hohen Stellenwert in der AD(H)S-Behandlung. Sport hilft, Selbstdisziplin zu erlernen, indem man trainiert, in die Gänge zu kommen und einfach anzufangen. Sport hat auch nachweislich einen antidepressiven Effekt und ist gut für das Immunsystem. Sport hilft dabei, Frust und Missstimmung abzubauen und Ausdauer zu trainieren. Mit Sport kann man Robustheit und Durchhaltevermögen üben. Untersuchungen zeigen, dass Sport die kognitiven Fähigkeiten von AD(H)S-Kindern fördert, insbesondere die Aufmerksamkeits- und Gedächtnisleistung.[27]

Neurofeedback

Die Studien zum Thema Neurofeedback sind nicht einheitlich. Besonders bei Erwachsenen sind sie sogar widersprüchlich. Die Effektstärke von Neurofeedback ist so gering, dass es keine deutliche Empfehlung dafür gibt. Bei Erwachsenen wird die Therapie nicht von den Krankenkassen übernommen und ist relativ teuer. Man muss mindestens mit 20 bis 30 Stunden Behandlung rechnen. Ich selbst habe nie anhaltende Erfolge gesehen und halte den Aufwand und die Kosten daher für nicht gerechtfertigt.

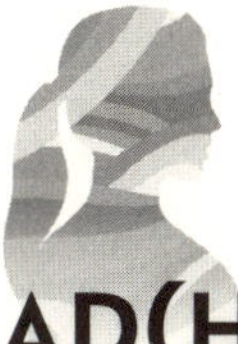

AD(H)S UND BEGLEITERKRANKUNGEN

Warum ist AD(H)S im Erwachsenenalter so lange übersehen worden? Selbst wenn bei Betroffenen im Kindesalter AD(H)S festgestellt wurde, dann ist es oft so, dass sie in der Pubertät nicht mehr behandelt werden wollen. Ärztinnen und Ärzte sind uncool, Medikation noch viel mehr. Jugendliche wollen autonom sein, selbst Entscheidungen treffen und sie sind meist davon überzeugt, dass sie ihr Leben ohne die Einmischung von Erwachsenen viel besser in den Griff bekommen.

Nachdem Jugendliche versuchen, ohne Hilfe mit ihrer AD(H)S in der Pubertät und im frühen Erwachsenenleben klarzukommen, zeigen sich nicht selten im späteren Leben Begleit- oder Folgeerkrankungen, wegen derer sie sich bei Psychiatern oder Psychotherapeutinnen vorstellen. In der Erwachsenenpsychiatrie wird das Wissen über AD(H)S bis heute zu wenig vermittelt und die meisten Fachärztinnen und -ärzte haben in ihrer Ausbildung nichts über AD(H)S gelernt. Sie stellen nicht die richtigen Fragen, um AD(H)S diagnostizieren zu können und behandeln nur die Begleiterkrankungen. Und das sind leider eine Menge. AD(H)S ist ein Risikofaktor für alle weiteren seelischen und im Laufe des Lebens auch für eine stattliche Anzahl an körperlichen Erkrankungen.

Über 80 Prozent der unbehandelten erwachsenen AD(H)S-lerinnen entwickeln mindestens eine seelische Begleiterkrankung, 50 Prozent von ihnen sogar zwei oder mehr.[28] Die Mehrzahl der AD(H)S-Betroffenen ist in der Kindheit nicht diagnostiziert worden. Umso weniger wird später bei erwachsenen Patienten mit Begleiterkrankungen an diese Ursache gedacht.

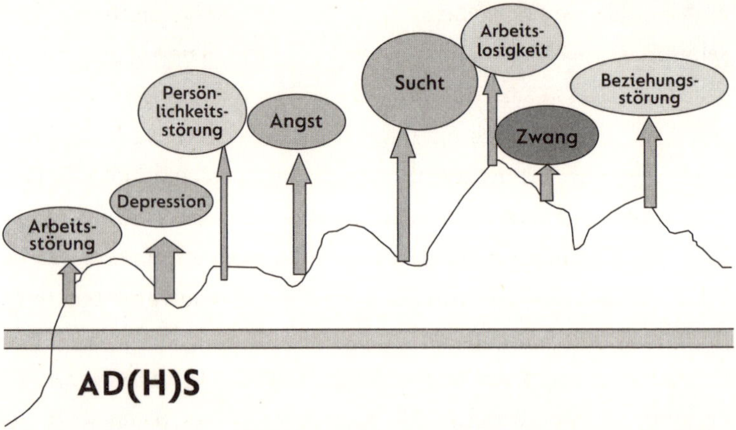

Im Erwachsenenalter stehen die Begleiterkrankungen im Vordergrund und das AD(H)S wird oft übersehen[29]

Es ist wie bei einem Eisberg: Über der Wasseroberfläche zeigen sich die Begleiterkrankungen der AD(H)S, unter der Wasseroberfläche befindet sich der große Eisberg AD(H)S, der weder diagnostiziert noch behandelt wird. Das heißt natürlich nicht, dass alle Menschen mit einer Angststörung oder Depression auch AD(H)S haben müssen. Aber etwa 15 Prozent der Depressiven und Angstpatientinnen und -patienten sowie etwa 20 bis 30 Prozent der Suchterkrankten haben zusätzlich AD(H)S, was zusätzlich erfasst und behandelt werden muss.

Warum hat AD(H)S so viele Begleiterkrankungen?

Möglicherweise führen gemeinsame genetische Faktoren dazu, dass andere seelische Erkrankungen bei AD(H)S häufiger auftreten. Wir sehen, dass auch Verwandte von AD(H)S-Betroffenen häufiger seelische Erkrankungen haben.

Die beschriebene Dünnhäutigkeit und das negative Interpretieren dessen, was Mitmenschen tun und sagen, lassen AD(H)S-Frauen viele Kränkungen und Verletzungen erleben. Denken Sie wieder an die scharfgestellte Alarmanlage. Auch das ungestüme und heftige Verhalten der AD(H)S-lerinnen kann die Ursache von Ablehnung und Missachtung sein. Beides nährt Selbstzweifel. AD(H)S-lerinnen haben meist in der Kindheit kein stabiles Selbstwertgefühl erworben, weil sie häufiger Niederlagen erlebt haben und gescheitert sind. Sie können sich nicht durchsetzen. Sie trauen sich nur wenig zu, weil so vieles in ihrem Leben nicht geklappt hat. AD(H)S-Betroffene haben auch mehr negative Kindheitserlebnisse. Wahrscheinlich ist das zusätzlich der Tatsache geschuldet, dass oft mehrere Familienmitglieder betroffen sind. AD(H)S in der Familie hat meist ein schlechteres familiäres Funktionsniveau zur Folge. Das gilt besonders, wenn die Eltern auch von AD(H)S betroffen sind.

Die Hälfte der unbehandelten AD(H)S-Frauen entwickelt im Laufe ihres Lebens eine Angststörung oder eine Depression. Dann erst suchen Betroffene Hilfe. Frauen mit AD(H)S haben auch ein höheres Risiko für Suizidversuche.[30]

In der Therapie geben sich die behandelnden Ärztinnen und Ärzte oft mit der Diagnose Depression oder Angststörung zufrieden, weil sie die AD(H)S-Symptome diesen Erkrankungen zuordnen können. Auch eine Depression führt zu Erschöpfung, Konzentrationsstörungen, gereizter Stimmung und Antriebslosigkeit. Der wichtige Unterschied ist, dass die Depression eine phasenhafte Erkrankung ist, bei der Symptome nur im Zusammenhang mit der Depression auftreten. Bei AD(H)S-lerinnen zeigen sich Stimmungsschwankungen, Gereiztheit und Konzentrationsstörungen über die gesamte Lebensspanne hinweg.

AD(H)S und Depression

Depression und Angststörungen finden wir bei jeder zweiten AD(H)S-lerin im Erwachsenenalter!

Symptome der Depression sind:

- niedergeschlagene, gedrückte Stimmung,
- pessimistische Gedanken, Grübeln,
- Verlust von Freude und Genussfähigkeit,
- Interessenverlust,
- Verlust des Antriebs und zunehmende Einschränkung der Aktivitäten sowie ein
- Gefühl der Sinn- und Wertlosigkeit.

Depressionen sind nicht von Anfang an da, sie entwickeln sich irgendwann. Sie können schubförmig oder chronisch verlaufen. Wenn man an Depressionen leidet, kann man keine Freude mehr empfinden, man verliert das Interesse an Menschen, an Hobbys und auch an sich selbst. Es ist, als würde Ihre Fensterglasbrille plötzlich zu einer tiefschwarzen Sonnenbrille, und Sie müssen durch dieses tiefschwarze Glas in die Welt schauen. Das Schöne und Bunte erscheint grau und fad. Auch Liebe und Freude versiegen in depressiven Phasen. Das kann so weit gehen, dass man gar nichts mehr fühlen kann und nur noch leer, erschöpft, unendlich traurig und hoffnungslos ist. In diesen Phasen können Selbstmordgedanken aufkommen, weil ein solches Leben trostlos und sinnlos erscheint. Die Zukunft kann nicht mehr positiv entworfen werden und die Vergangenheit erscheint in einem dunklen Licht. Alle positiven Erfahrungen können während dieser depressiven Phasen ausgelöscht sein. Bei einer schweren Depression können das Gefühl, nicht mehr denken zu können, und die Angst, vielleicht eine Demenz zu entwickeln, hinzukommen. Depressionen können sich auch (nur) in körperlichen Symptomen zeigen (somatisierte Depression): Zungenbrennen, Kopfdruck, Herzstechen, Beklemmungsgefühle, Rückenschmerzen, Magenschmerzen und viele andere körperliche Symptome können allein durch eine Depression verursacht werden.

Auch die manisch-depressive Erkrankung ist bei AD(H)S-Betroffenen häufiger. Da wechseln sich manische mit depressiven Phasen ab. Stellen Sie sich die Manie so vor, dass die Brille rosa wird und Sie alles nur noch schön sehen. Sie fühlen sich dann supergut und stark, haben das Gefühl, dass Sie alles können und dass Ihnen alles zufällt, dass Sie für andere unwiderstehlich attraktiv sind. Es stimmt nur leider nicht. Wie bei der Depression handelt es sich um eine Wahrnehmungsverzerrung, nur mit umgekehrten Vorzeichen. In der Manie überschätzen sich Betroffene, sie werfen mit Geld nur so um sich oder beginnen wahllos sexuelle Beziehungen. Ihre Persönlichkeit verändert sich plötzlich. Sie hören nicht auf zu reden, weil sie jedem ihre genialen Ideen mitteilen müssen. Sie merken nicht, dass ihre Wahrnehmung verzerrt ist. Dann stürzen sie, oft unvermittelt, in eine Depression.

Depressionen und manisch-depressive Erkrankungen können durch belastende Ereignisse wie Verlust oder Kränkungen sowie ständigen Stress ausgelöst werden. Man erbt aber auch eine Disposition (Bereitschaft), daran zu erkranken. Bei Depressionen spielt darüber hinaus unsere kindliche Entwicklung eine Rolle. Haben wir genug Liebe und Wertschätzung, Schutz und Geborgenheit erhalten? Konnten wir ein Grundvertrauen entwickeln? Mussten wir schwerwiegende Schicksalsschläge wie den frühen Tod eines Elternteils oder Flucht hinnehmen? Manisch-depressive oder depressive Schübe können sich auch ohne äußere Ereignisse entwickeln, allein aufgrund des genetischen Risikos.

Es ist nicht immer leicht, AD(H)S und eine manisch-depressive Erkrankung auseinanderzuhalten. In Unkenntnis von AD(H)S kann die Fehldiagnose manisch-depressive Erkrankung leicht gestellt werden. Das gereicht AD(H)S-lerinnen zum Schaden, weil die Behandlung von AD(H)S eine andere ist. Andererseits können AD(H)S und manisch-depressive Erkrankung auch gleichzeitig auftreten. Das müssen Ärztinnen und Ärzte erkennen und beide Erkrankungen getrennt behandeln. Wichtig ist vor allem, dass man nicht nur die Depression erkennt, sondern auch AD(H)S miterfasst, wenn sie vorhanden ist. Ich begegne vielen Patientinnen, die jahrelang mit Psychotherapie oder Antidepressiva mit nur mäßigem Erfolg behandelt werden, weil das darunterliegende AD(H)S keine Berücksichtigung gefunden hat. Stimulanzien (besondere Medikamente für AD(H)S) sind hier eine wichtige Option. Schon leicht depressive Symptome können AD(H)S maskieren, sodass die Ärztin oder der Arzt sie nur erfassen kann, wenn sie oder er gezielt danach fragt.

Wenn Sie an Depressionen leiden, holen Sie sich Hilfe! Depression ist eine häufige und schwerwiegende Erkrankung, die behandelt werden sollte – und zwar so früh wie möglich. Reden Sie mit anderen Menschen darüber und schämen Sie sich nicht dafür. Depressionen sind keine Schwäche, sondern eine gut behandelbare und heilbare Erkrankung. Allerdings müssen Sie damit rechnen, dass Sie möglicherweise im Laufe der Zeit wieder depressive Phasen erleben. Auch diese müssen behandelt werden. Versuchen Sie, sich mit Ihrer Depression zu akzeptieren und sich selbst liebevoll zu behandeln. Je mehr Vorwürfe Sie sich machen oder sich die Schuld daran geben, desto mehr befeuern Sie Ihre Depression. Wie bei anderen Erkrankungen braucht es Geduld, bis das seelische Gleichgewicht wieder hergestellt ist. Machen Sie kleine Schritte, loben Sie sich dafür und hören Sie auf, sich damit zu vergleichen, was Sie früher ohne Depression geleistet haben. Versuchen Sie, jeden Tag etwas zu tun, das Ihnen Freude macht, auch wenn es nur etwas ganz Kleines ist. Bleiben Sie, wenn möglich, aktiv, bewegen Sie sich. Je mehr Sie sich unter die Bettdecke zurückziehen, desto schlimmer wird Ihre Depression.

Erinnern Sie sich daran, was Sie schon alles in Ihrem Leben geschafft haben, und sagen Sie sich möglichst oft, dass die Depression vorbeigehen wird. Suchen Sie sich Selbsthilfegruppen, in denen sie sich austauschen können. In einer Psychotherapie können Sie lernen, Auslöser für die Depression zu identifizieren, sich besser abzugrenzen, auf Ihre eigenen Bedürfnisse zu achten und eine gute Work-Life-Balance zu entwickeln. Nicht zuletzt geht es in der Psychotherapie um die Entwicklung eines gesunden Selbstwertgefühls und von Stabilität.

AD(H)S und Angststörung

Es gibt verschiedene Formen von Angststörungen:

- die generalisierte Angststörung,
- Panikattacken,
- Phobien und
- soziale Phobie.

Klara hat in den letzten Jahren immer mehr Ängste entwickelt. Sie hat Angst zu versagen, Angst davor, aus dem Haus zu gehen, und Angst davor, sich vor anderen Menschen zu blamieren. Sie hat immer das Gefühl, dass andere genau sehen, was sie falsch macht und wie unsicher sie ist. Manchmal bekommt sie regelrechte Panikattacken und zunehmend zieht sie sich von anderen Menschen zurück. Sie fühlt sich im Beisein anderer schnell überfordert, sie sind ihr zu laut, zu schrill, zu schnell. Sie fühlt sich schnell eingeschüchtert und angegriffen. Vor allem fühlt sie sich zerfressen von ihren eigenen Selbstzweifeln. Sie beschreibt sich als äußerlich gelähmt und innerlich immer angespannt. Sie schaffe einfach das stinknormale Leben nicht. Sie hat das Gefühl, dass ihr Leben immer kollabiere. Sie erlebe sich als chaotische Perfektionistin. Sie kämpfe ständig gegen ihr Chaos an, versuche perfektionistisch zu sein und scheitere krachend daran, dass sie keinerlei Ordnung halten könne. Eigentlich habe sie immer Stress – inneren und äußeren!

Auch verschiedene Formen der Angststörungen zeigen sich bei jeder zweiten AD(H)S-lerin im Laufe ihres Lebens. Hierzu eine kurze Abhandlung: Bei einer generalisierten Angststörung werden Betroffene immer wieder von Ängsten überwältigt. Ihr Leben besteht aus Angst: Sie sitzt ihnen im Nacken und ist ihr ständiger Begleiter. Alles kann zur Bedrohung werden und Angst machen. Die Gedanken kreisen um Katastrophenerwartungen: »An welcher schlimmen Erkrankung leide ich? Wie werde ich dahinsiechen? Was könnte meinen geliebten Angehörigen alles zustoßen? Was habe ich alles falsch gemacht?« Die Angst bestimmt das Lebensgefühl, überschattet das aktuelle Erleben. Sie beeinträchtigt die Lebensqualität erheblich.

Panikattacken kommen plötzlich aus heiterem Himmel. Sie sind oft von heftigen körperlichen Reaktionen begleitet: Herzrasen, Herzschmerzen, Schwindel, Beklemmungsgefühle und Luftnot treten auf. Angst, ohnmächtig zu werden, manchmal sogar Angst, in diesem Moment zu sterben, richtige Todesangst. Auch Phobien sind Angstzustände, die in bestimmten Situationen auftreten, wie Platzangst, Höhenangst, Angst vor Spinnen etc. Bei ADS-lerinnen sind soziale Phobien besonders häufig. Das sind Ängste, dass jede und jeder sie beobachtet und für ihr Verhalten bewertet und verurteilt. Daraus entsteht die Angst zu versagen, sich zu blamieren oder etwas falsch zu machen.

Die Behandlung von Angstzuständen gleicht der Behandlung von Depressionen. Hier kommt vor allen Dingen zunächst die Psychotherapie bei Angststörung zum Einsatz (besonders die Verhaltenstherapie). Speziell Patientinnen und Patienten mit Panikstörung benötigen eine Notfallmedikation, um Panikattacken durchbrechen zu können. Die Verhaltenstherapie weist die besten Ergebnisse auf. Die Verschreibung von Antidepressiva kann ebenfalls angezeigt sein.

Auch hier darf AD(H)S nicht übersehen werden, da eine Behandlung mit Stimulanzien die Psychotherapie wesentlich effektiver machen kann. AD(H)S-lerinnen berichten öfter vom Auftreten von Mini-Panikattacken, die sie befallen, wenn wieder etwas nicht klappt oder sie etwas vergessen haben. Sie müssen lernen, Strategien zu entwickeln, um gelassener mit diesen Miniattacken umzugehen. Sie werden einige Strategien dafür in den weiteren Kapiteln kennenlernen. Eines wissen sie schon: Hier ist wieder die scharfgestellte Alarmanlage im Spiel.

AD(H)S und Zwang

Man kann sich zunächst nicht vorstellen, dass AD(H)S-lerinnen mit ihrem Chaos doppelt so häufig eine Zwangsstörung entwickeln wie die Normalbevölkerung. Ich habe beschrieben, dass AD(H)S-lerinnen nach dem Motto leben: ganz oder gar nicht. Sie denken binär und leben im Modus null oder eins: entweder total chaotisch oder perfekt aufgeräumt. Es gibt keine Grautöne oder Zwischenstufen. AD(H)S-lerinnen können im Chaos versinken und dann mit dem Lineal die T-Shirts nach Spektralfarben sortiert in ihren Schank einräumen. Das ist das, was Klara uns als chaotische Perfektionistin beschrieben hat. Nach außen hin versuchen sie, die Ordnung aufrechtzuerhalten, aber hinter der Schranktür wächst das Chaos. Klaras Vater hat das »Schrankschlampe« genannt. Ein Teil der AD(H)S-lerinnen entwickelt Zwänge, um dem Chaos entgegenzuwirken. Müssen Sie vielleicht dauernd kontrollieren, ob Sie den Herd ausgemacht oder die Fenster verschlossen haben? Dann haben Sie sicher schon oft erlebt, dass

Sie genau das vergessen haben. Sie haben aber bestimmt auch gleich wieder vergessen, ob Sie es diesmal gemacht haben. Zwang kann eine Kompensation der Vergesslichkeit und Unaufmerksamkeit werden. Das ist quälend, weil AD(H)S-lerinnen den Zwang auch selbst als unsinnig erleben und ihm trotzdem nachgeben müssen. Der Zwang kann sich auch verselbstständigen und in den Vordergrund treten. Betroffene können Spannungszustände entwickeln, wenn sie versuchen, Zwangsgedanken und -handlungen zu unterdrücken. Das macht sie wiederum enorm langsam und umständlich. Oft schämen sie sich dafür, dass sie für normale Arbeitsabläufe so unendlich viel Zeit brauchen, weil sie sich immer wieder kontrollieren müssen. Zwangsstörungen sind oft gut gehütete Geheimnisse, über die Betroffene gar nicht reden wollen. Es kann auch sein, dass bei AD(H)S-lerinnen das Chaos und die Perfektion nebeneinanderstehen. Sie müssen die Tassen mit den Henkeln im rechtem Winkel zur Schranktür stellen, gleichzeitig quillt ihr Schreibtisch über vor unerledigten Aufgaben. Bei ausgeprägteren Zwangssymptomen sollte man eine Fachärztin oder einen Facharzt aufsuchen, weil sie ebenfalls gut mit Antidepressiva behandelt werden können. Auch hier kann eine Verhaltenstherapie sehr hilfreich sein und es gilt: Die Zwangsstörung lässt sich besser behandeln, wenn die darunterliegende AD(H)S mitbehandelt wird.

AD(H)S und Sucht

Auch Klara hat Suchtprobleme. Sie raucht zu viel, weil sie sich dann besser konzentrieren kann, und sie trinkt abends oft zu viel Alkohol, um runterzukommen. Sie kifft, weil sie sich dann entspannter fühlt, aber sie weiß auch, dass sie sich durch das Kiffen noch schwerer tut, in die Gänge zu kommen.

Sucht fängt harmlos an: Man konsumiert ein Suchtmittel. Man tut es wieder. Und noch mal. Das Verlangen nach dem Suchtmittel wird immer größer, bis schließlich die Kontrolle verloren geht. Um die euphorisierende Wirkung des Suchtmittels zu erreichen, muss die Dosis immer weiter gesteigert werden. Ohne Konsum stellen sich Entzugserscheinungen ein (nicht am Anfang, aber dann immer mehr): Missstimmung, Niedergeschlagenheit, innere Unruhe und Desinteresse. Bei härteren Drogen kommen körperliche Reaktionen dazu, die sehr unangenehm sein können. Man kann an nichts anderes mehr denken. Familie, Beruf, soziale Beziehungen werden vernachlässigt. Viele Abhängige sind leider erst bereit, sich mit ihrer Sucht auseinanderzusetzen, wenn die Arbeitsstelle gekündigt, die Familie zerrüttet, soziale Beziehungen kaputt und die Gesundheit ruiniert sind. In solche Abwärtsspiralen führen nicht nur Drogen! Spiel-, Kauf-, Internet- und Sexsucht können ihre Konsumentinnen genauso ruinieren.

Bei unbehandelter AD(H)S ist das Suchtrisiko auf das Zwei- bis Dreifache der Normalbevölkerung erhöht. Der Verlauf der Suchterkrankung beginnt mit AD(H)S früher und ist oft deutlich schwerer. Leider wird heute noch immer nicht in allen Suchtkliniken auf AD(H)S gescreent. Das ist deswegen tragisch, weil die Prognose bei gleichzeitiger Behandlung von AD(H)S wesentlich besser ist. Oft führt eine einfache Frage des Arztes schon weiter: »Wofür gebrauchen Sie das Suchtmittel?« Ich stelle immer wieder fest, dass Patientinnen mir auf diese Frage genau die Symptome ihrer AD(H)S beschreiben. So war es auch bei Klara. Sie behandelt ihre AD(H)S-Symptome mit THC, Alkohol und Nikotin selbst. Das ist nur begrenzt eine gute Idee, weil sie sich damit zwar eine kurze Linderung ihrer ADHS-Symptome verschafft, sich aber auch immer mehr in Suchtprobleme und ihre Folgen verstrickt.

Studien[31] belegen, dass der Konsum von Drogen häufig ein Versuch der Selbstmedikation von AD(H)S-Symptomen ist. Ohne unerlaubte Substanzen geht das so: morgens viel Kaffee, um wach zu werden, tagsüber rauchen, um konzentriert zu bleiben, abends Alkohol, um runterzukommen und zu entspannen. Cannabis scheint die quälende Unruhe, die ständige Anspannung, das Nicht-abschalten-Können zu lindern – allerdings um den Preis der Gesundheitsschädigung und des zusätzlichen Motivationsverlustes. MDMA, Kokain und Metamphetamin wirken bei AD(H)S-Betroffenen oft paradox: mehr Klarheit, mehr bei sich, mehr Fokus. Aber die Nebenwirkungen und die Suchtentwicklung sind beachtlich.

Die bei AD(H)S häufig bestehende soziale Unreife sowie die Unfähigkeit, Bedürfnisse aufzuschieben (»Ich will jetzt sofort und immer alles«) begünstigen auch die Suchtentwicklung. Aber es gibt noch andere Gründe, warum AD(H)S-lerinnen häufiger von Suchterkrankungen betroffen sind:

- Hyperaktive AD(H)S-Betroffene suchen den Kick. Sie sind risikobereit und neugierig.
- Die Impulsivität und das nicht zukunftsgerichtete Denken erhöhen das Risiko von Drogenkonsum bzw. -abhängigkeit.
- Wenn AD(H)S-lerinnen häufig soziale Ausgrenzung erlebt haben, ist ihr größter Wunsch, zu einer Gruppe zu gehören – und sei es auch nur zum gemeinsamen Kiffen oder Schnupfen.
- Manche AD(H)S-lerinnen wollen bewusst Grenzen überschreiten. Sie wollen sich von niemandem etwas sagen lassen. Regeln sind Bevormundung, daher ihr oppositionelles Verhalten, ihr Trotz, ihre Provokationen. Unerlaubter Substanzgebrauch schafft das alles auf einmal.
- Suchtmittel verheißen das schnelle Glück und das Entfliehen aus der Realität: Belohnung ohne Aufwand.
- Die Unersättlichkeit von AD(H)S-Betroffenen: etwas wollen, mehr davon wollen, noch mehr davon wollen. Bei Suchtmitteln ist die Befriedigung kurz und wird im Verlauf immer kürzer.
- AD(H)S-lerinnen können schlecht Bedürfnisse aufschieben. Schnelles Glück und den kurzen Kick jetzt sofort, da kann doch niemand widerstehen …

Es gibt wenig Forschung zu AD(H)S und Sucht bei Frauen. Meine Erfahrung ist, dass Frauen ähnlich betroffen sind wie Männer. **Kaufsucht** ist ein großes Thema bei AD(H)S-Frauen. Es ist der Kick der Jagd: ein Schnäppchen machen, die Beute per Internet erlegen. Gerade AD(H)S-lerinnen sind leichte Beute für Influencerinnen und Influencer. Sie sind verführbar und manipulierbar, weil sie ihre Impulsivität und Gefühle nicht gut steuern können. Sie versuchen, sich glücklich zu kaufen. Es ist wie bei einer Essattacke: kurzer Kick, kurze Befriedigung und schon wieder ein neues Bedürfnis.

Ich muss in der Psychotherapie mit AD(H)S-lerinnen immer wieder erklären, dass der Konsum von materiellen Dingen nur sehr kurzfristig glücklich macht und teuer ist. Der Kick hält kurz an und schafft schon wieder die Spannung für den nächsten. Es ist der flüchtige, kurzfristige Kitzel, der unseren Konsum immer weiter antreibt und der letztlich auch für unser aller Überleben auf dieser Welt dringend zurückgefahren werden muss.

Konsum aktiviert ein bestimmtes Neurotransmittersystem: nämlich Dopamin und Adrenalin. Genau diese beiden Gehirnhormone sind auch für die Suchtentwicklung zuständig. Für langfristiges Glück und Zufriedenheit brauchen wir aber ein anderes Hormon, es heißt Oxytocin. Dabei handelt es sich um das Bindungshormon, das auch bei der Geburt und beim Stillen sehr stark ausgeschüttet wird. Bindung, soziale Erlebnisse und Freundschaften verschaffen stabiles und langfristiges Glück und Zufriedenheit, wenn sie gut laufen. Das ist aber etwas ganz anderes als Kick, Exzess, Ekstase.

Eine Besonderheit ist die **Sammelsucht**, die sich bis zu einem Messiesyndrom ausweiten kann. Davon betroffene AD(H)S-lerinnen horten ihre Besitztümer, auch wenn es alte Zeitschriften sind, in denen sie einen Artikel nie mehr wiederfinden würden. Sie können nichts wegwerfen, weil sie glauben, dass sie es irgendwann noch einmal gebrauchen könnten. Auch das kann in Beziehungen zu ernsthaften Problemen führen.

Spiel- und Internetsucht treten ebenfalls häufig im Zusammenhang mit AD(H)S auf. Das Gehirn von AD(H)S-lerinnen springt auf Spannung und Belohnung an. Die Spieleindustrie sorgt dafür, dass ihnen nie wieder langweilig wird. Langeweile ist bei AD(H)S besonders schwer zu ertragen. Auch die Industrie forscht! Sie erforscht, wie Spannung zum Hyperfokus führt, aus dem es kein Entkommen gibt. Ich kenne Patientinnen, die spielen 14 Stunden am Tag Internetspiele und vergessen dabei zu essen und zu trinken. Frauen scheinen auch ein besonderes Risiko für Social-Media-Nutzung zu haben, die genauso suchtartige Formen annehmen kann.

Sex kann ebenfalls süchtig machen. Dazu mehr im Kapitel zur Sexualität.

AD(H)S-lerinnen können alles exzessiv betreiben: Sportsucht, Arbeitssucht bis zur Erschöpfung. Wenn beides vorliegt, Suchterkrankung und AD(H)S, muss auch beides behandelt werden: die Sucht mit Psychotherapie im Rahmen einer Suchtentwöhnung, AD(H)S mit Stimulanzien oder Atomoxetin. Eine medikamentöse Behandlung von AD(H)S verbessert die Suchtproblematik deutlich. Unter Medikation verringert sich der Drogenkonsum um mehr als 30 Prozent, dieser Effekt wächst mit der Dauer der Medikation.[32] Bei regelmäßiger Einnahme von Stimulanzien halbiert sich die Anzahl der konsumierten Zigaretten.

Noch ein Wort zu Cannabis: Psychiaterinnen und Psychiater sehen Cannabis sehr kritisch.

- Cannabis kann zu einer dauerhaften Motivationsstörung führen.
- Cannabis-Konsum in der Pubertät, der Zeit, in der das Gehirn neu verschaltet wird, macht dümmer! Der IQ wird durch regelmäßigen Konsum in diesem Alter nachweislich deutlich verringert.
- Cannabis ist Auslöser von Psychosen bei dafür veranlagten Menschen. Niemand weiß vorher, ob er oder sie eine solche Veranlagung hat. Eine Psychose ist der psychiatrische Super-GAU und

kann das ganze Leben von Betroffenen und ihren Familien ruinieren.[33]

AD(H)S und posttraumatische Belastungsstörung

AD(H)S-Familien sind häufiger dysfunktional: Impulsivität, Aggression und Suchtprobleme der Eltern führen häufiger zu Gewalterfahrungen der Kinder.[34] AD(H)S-Betroffene sind häufiger Opfer von Verbrechen, weil sie leichtsinnig sind, eher zu viel Alkohol trinken und dann Situationen nicht mehr richtig einschätzen können. Es fällt ihnen sowieso schwer, zwischen Freund und Feind zu unterscheiden.

ADHS-Mädchen werden häufiger vergewaltigt bzw. missbraucht, weil sie naiv und gutgläubig sind (Reifungsstörung) und wenig Vorsicht und Umsicht walten lassen (Planungsfunktion). Das bedeutet, dass AD(H)S-lerinnen aufgrund ihrer problematischen Familien und ihrer eigenen AD(H)S-Symptomatik häufiger traumatisiert werden.[35]

AD(H)S und Borderline-Persönlichkeitsstörung

Eine emotional-instabile Persönlichkeitsstörung (BPS) ist AD(H)S in manchem ähnlich, beide können auch gemeinsam vorkommen. BPS und AD(H)S zeigen gemeinsam Stimmungsschwankungen und Impulsivität. Auch die Überempfindlichkeit in zwischenmenschlichen Beziehungen passt zu beiden Störungen. BPS ist zwar auch gekennzeichnet durch Instabilität, Überempfindlichkeit in zwischenmenschlichen Beziehungen, extremen Stimmungsschwankungen und Impulsivität. Es gibt aber wichtige Unterschiede:

- AD(H)S besteht schon in der Kindheit, während sich die BPS erst in der Pubertät entwickelt.
- BPS hat keine Konzentrationsstörung, keine Ablenkbarkeit und keine Störung der Planungsfunktionen zufolge. Sie verursacht auch keine Probleme mit Selbstorganisation und Prokrastination.
- Die BPS kann sich wieder zurückbilden, während AD(H)S als Entwicklungsstörung meist das ganze Leben lang bestehen bleibt.
- Bei BPS zeigen sich deutlich mehr Selbstverletzungen durch Ritzen oder Schneiden. Das Schmerzempfinden kann herunterreguliert sein. Außerdem unternehmen Betroffene häufiger Suizidversuche, besonders wenn sie eine innere Leere verspüren oder eine Angst davor entwickeln, verlassen zu werden. Ihre Beziehungen sind instabil und sie haben eine hohe Sensitivität für Zurückweisungen (»fear of rejection«). Wenn sie sich abgelehnt fühlen, kann für sie die Welt untergehen.
- BPS hat als Symptomatik oft auch eine Dissoziation (Abspaltung von Erinnerungen und/oder eine Veränderung der Ich-Haftigkeit).
- Bei BPS zeigen sich öfter ein ausgeprägter Groll, Feindseligkeit und Ärger. Darüber hinaus können BPS-Betroffene weniger Freude empfinden und sind schnell misstrauisch und ablehnend.
- Bei AD(H)S zeigt sich eher eine Angst vor Langeweile, die nur schwer ausgehalten werden kann und häufig mit Aktionismus bekämpft wird.

Sowohl BPS als auch AD(H)S verursachen Probleme mit der Gefühlskontrolle und haben ausgeprägte Stimmungsschwankungen zufolge. AD(H)S-lerinnen und BPS-lerinnen müssen Gefühls- und Handlungskontrolle lernen. Die Psychotherapie ist bei den Krankheitsbildern ähnlich. Am besten und erfolgreichsten ist hier die Dialektisch-Behaviorale Therapie (DBT), die mit Achtsamkeit und Verhaltenstherapie arbeitet. Wichtig ist, dass AD(H)S diagnostiziert und richtig behandelt wird, wenn es vorhanden ist. AD(H)S-Betroffene sprechen sehr gut auf Stimulanzien an, Borderline-Patientinnen scheinen davon nicht zu profitieren.

Psychiaterinnen und Psychiater, Psychotherapeutinnen und -therapeuten, die AD(H)S nicht kennen, können die Symptome von AD(H)S als BPS diagnostizieren.[36]

AD(H)S und Autismusspektrumstörung

Autismus (ASS) ist, wie AD(H)S, eine Entwicklungsstörung, das heißt: Beide bleiben das ganze Leben lang bestehen. Etwa ein Prozent der Bevölkerung ist von Autismus betroffen, und die Erblichkeit ist noch höher als bei AD(H)S. 15 bis 20 Prozent der AD(H)S-lerinnen haben zusätzlich Autismus. ASS ist auch »eine besondere Art zu sein«, also neurodivers. Es hilft sehr, wenn Betroffene die Erfahrung machen, dass andere Menschen ähnlich ticken und dass niemand die Schuld am Anderssein trägt.

ASS-lerinnen sind häufig Einzelgängerinnen und haben weniger Interesse an sozialen Kontakten. Häufig gehen sie Spezialinteressen nach und können sich gut alleine beschäftigen. Sie haben meist Schwierigkeiten mit Nähe und sozialer Kommunikation. Blickkontakt weichen sie gerne aus, weil er ihnen unangenehm ist. Es fällt ihnen schwer, Mimik und Gestik anderer Menschen zu lesen und zu erfassen, wie andere Menschen fühlen. Diese Empathiestörung kann sie in Beziehungen sehr beeinträchtigen, weil sie Reaktionen ihrer Mitmenschen nicht verstehen. Soziale Regeln sind für sie schwer zu erlernen. In normalen Lebenssituationen benötigt man Teamgeist, Kommunikationsfähigkeit, Empathie und Beziehungsfähigkeit. All das fällt Autistinnen eher schwer. Geht es aber um Situationen, in denen man einen klaren Kopf braucht und analytisch und unemotional handeln muss, wie zum Beispiel bei Naturkatastrophen oder in Kriegssituationen, haben Autistinnen einen Vorteil. Sie können klar und rational handeln, weil sie sich nicht so sehr von Gefühlen leiten lassen.

Viele Autistinnen sind außerdem hervorragende Spezialistinnen, die in ihren Nischengebieten unglaubliche Leistungen erbringen können und mit Ausdauer an ihren Aufgaben arbeiten. Ein Großraumbüro kann sie in den Wahnsinn treiben, dafür haben sie andere besondere Fähigkeiten. Sie können fähige Superspezialistinnen und -spezialisten sein. Sie scheuen sich nicht, auch monotone Tätigkeiten zu verüben und akribisch und genau zu arbeiten. Viele unserer herausragendsten Forscher (zum Beispiel Einstein oder Gauss) waren offensichtlich ASS-betroffen. Auch für diese Menschen gilt, dass sie besondere Arbeitsbedingungen brauchen. Man quält sie mit Teamwork und Betriebsfeiern. Auch für ASS-lerinnen ist es wichtig, ihre besondere Art zu sein, begreifen und sich selbst besser erklären zu können. Es ist für sie genauso wichtig wie für andere neurodiverse Menschen, den richtigen Platz für sich zu finden und Menschen um sich zu haben, die ihnen guttun.

Was hat ASS mit AD(H)S zu tun? 10 bis 20 Prozent der AD(H)S-Betroffenen weisen autistische Symptome auf. 40 Prozent der ASS-Betroffenen haben AD(H)S. Es kann diagnostische Schwierigkeiten bereiten, wenn beides zusammen auftritt. Leider ist das Wissen über ASS in der Erwachsenenpsychiatrie und Psychotherapie genauso wenig vorhanden wie das über AD(H)S.

ASS bei Frauen fällt meist aus den gleichen Gründen wie bei AD(H)S später auf: weil sie besser angepasst sind. Sie haben höheres Interesse an Zugehörigkeit, Anerkennung und Kommunikation, meist auch eine höhere Anstrengungsbereitschaft. Sie sind prosozialer, entwickeln bessere Bewältigungsstrategien und sind damit deutlich funktionaler. Vielleicht ist genau das ein protektiver Faktor, der sie im Leben funktionsfähiger macht.

In noch einem Punkt gleicht die ASS der AD(H)S: Beide werden erst zur Störung, wenn sich deutliche Einschränkungen in beruflichen und sozialen Bereichen zeigen – und natürlich, wenn sich Begleiterkrankungen entwickeln. ASS-Betroffene müssen genauso lernen, mit ihrer Besonderheit umzugehen und ein Verständnis für ihr Anderssein zu entwickeln. Auch ASS-lerinnen können sehr von einer medikamentösen Behandlung ihrer AD(H)S-Symptome profitieren.

In der Psychotherapie, die bei ASS ebenfalls störungsspezifisch sein sollte und zwingend voraussetzt, dass Behandelnde Erfahrung mit ASS haben, geht es darum, dass Betroffene auch die Interpretation von Gestik und Mimik erlernen, genauso wie die ungeschriebenen Gesetze des Lebens. Für sie ist es oft schwer zu verstehen, welche Erwartungen in sozialen Kontexten an sie gestellt werden. Auch hier kann es wichtig sein, dass ASS-Betroffene lernen, anderen eine Gebrauchsanweisung für ihr Anderssein geben zu können.

AD(H)S und Essstörungen

Bulimie (Ess-Brechsucht), Adipositas (Übergewicht) und Essanfälle (binge eating) treten bei AD(H)S häufiger auf als bei neurotypischen Personen.[37] Es ist vor allem die Impulsivität, die das Risiko für die Entwicklung einer Essstörung erhöht.

AD(H)S bringt eine Störung in unserem Belohnungssystem mit sich. AD(H)S-lerinnen suchen nach der sofortigen Belohnung und nach sofortiger Bedürfnisbefriedigung. Zucker kann als Ersatzbefriedigung des ewig hungrigen Suchtmonsters dienen, kurz Entspannung und Glücksgefühle schaffen. In Situationen, in denen sie sich frustriert fühlen, kann Essen die innere Spannung und Unruhe verringern. Aber auch ihre für sie quälende Langeweile kann mit Essen kompensiert werden (Ess-Fülle gegen Ereignis-Leere). Essen kann zunächst ihre Unzufriedenheit, ihre Selbstverachtung und ihre Missstimmung verringern, weil sie mit Essen unbewusst ein anderes

Belohnungssystem ankurbeln. So können sie zum Beispiel Heißhunger auf Schokolade oder Süßes entwickeln und dadurch das Glückshormon Serotonin in ihrem Blutkreislauf erhöhen, das auf den Genuss von Süßigkeiten hin produziert wird. Zunächst verschaffen sie sich so Entspannung und Befriedigung, die meist aber nur kurz anhält. Ihre Impulsivität und ihre mangelnde Selbststeuerung verstärken dieses oft suchtartige Verhalten aber immer weiter. Die kurzfristige Befriedigung durch die Zufuhr von Zucker löst im Gegenzug wieder die Gier nach noch mehr Zucker aus – die nächste Essattacke ist vorprogrammiert. Zucker führt zu einer Insulinausschüttung und Insulin verursacht wieder Hunger und Gier auf Süßes. So nimmt die Spirale der Esssucht ihren Lauf: Süßigkeiten – Insulin – Hunger – Süßigkeiten – Insulin! Mit jeder Essattacke wachsen aber auch die Schuld- und Schamgefühle, Selbstbestrafung und Selbstverachtung. Betroffene hassen sich dafür, dass sie so unbeherrscht sind.

Übergewicht macht krank: Bluthochdruck, Typ-II-Diabetes, Schlafapnoesyndrom, chronische Müdigkeit und Depression sind einige der Folgen. Gelenke gehen früher kaputt, weil sie zu stark belastet werden.

Oft zeigt sich diese Problematik schon im Kindesalter: Die Eltern haben häufig selbst AD(H)S und eine Essstörung, daher sind sie oft keine Hilfe beim Thema Selbstregulation und -disziplin. Die Zubereitung von Essen setzt Planung voraus. Wenn wir ein Gericht zubereiten möchten, dann müssen mehrere Schritte geplant und ausgeführt werden: Wir müssen uns einen Essensplan ausdenken, festlegen, was wir essen möchten, die Zutaten einkaufen und dabei an alles denken. Dann müssen wir das Essen zubereiten, möglicherweise ein Kochrezept befolgen, den Tisch decken, danach die Küche wieder aufräumen und den Abfall entsorgen. Hunger kommt bei AD(H)S-Betroffenen unerwartet, unaufschiebbar und aufdringlich. Sie können nur schwer warten. An den Hunger haben sie im Voraus nicht gedacht, darum haben sie keine Vorräte im Kühlschrank. Bedürfnisse aufzuschieben, ist keine Option. Erinnern wir uns: Bei AD(H)S ist die Selbstkontrolle gestört. Der Griff zu Fertigsuppe, Tiefkühlpizza oder Fertignudeln ist der einfachste, um schnell satt zu werden. Leider ist er nicht der gesündeste. Oft werden dazu noch exzessiv Softdrinks konsumiert, die die Zuckerspirale selbst dann weiter nach oben treiben, wenn gar kein Zucker drin ist (Zero-Getränke). Durch Fehlernährung entsteht häufig eine sogenannte Dysbiose, eine Verschiebung der Zusammensetzung der Darmbakterien. Reizdarm, chronisches Müdigkeitssyndrom, Übergewicht, Diabetes und Depressionen können die Folge sein.[38] Die gute Nachricht: Die richtige Medikation für AD(H)S kann helfen.[39]

AD(H)S-lerinnen haben oft eine eingeschränkte Selbstwahrnehmung, weil sie ihre eigenen Bedürfnisse nur vernebelt oder diffus wahrnehmen. Ihr Unbehagen können sie oft schlecht zuordnen. Essen dient als Ersatzbefriedigung in einem unzufriedenen Leben. Häufig nehmen Betroffene auch in ihrer vernebelten Selbstwahrnehmung ihr Sättigungsgefühl gar nicht mehr wahr. Hinzukommt oft eine verzerrte Körperwahrnehmung. Die übergewichtige Frau erfasst ihre Körperfülle oft gar nicht, während sich die Bulimikerin bei Normalgewicht viel zu dick fühlt. Die Essstörungen können ineinander übergehen.

Die Bulimikerin lässt es nicht so weit kommen. Sie induziert nach einer Essattacke Erbrechen. Davon gehen die Zähne mit der Zeit kaputt und die Speiseröhre kann Schaden nehmen. Der Salzhaushalt wird durch das dauernde Erbrechen aus dem Gleichgewicht gebracht und die Nieren werden geschädigt, um nur einige der Konsequenzen des dauernden selbstinduzierten Erbrechens zu nennen. Auch hier kann eine Stimulanzienbehandlung sehr helfen, denn auch Bulimie ist eine Störung der Impulskontrolle. Heißhungerattacken und Essanfälle können mitunter mit Medikation drastisch reduziert oder ganz abgeschafft werden.

Wenn Essstörungen mit hohem Internet- und Spielekonsum einhergehen, verstärkt das eine Abwärtsspirale, die in die soziale Isolation, Bewegungsarmut und zunehmende Depression führt. Oft wird auch noch das Falsche gegessen: hochkalorisch mit viel Fett und Kohlehydraten.

Man muss immer wieder betonen, dass sich mit einer Stimulanzientherapie oft eine gute Gewichtsabnahme erzielen lässt, denn eine Nebenwirkung der AD(H)S-Medikamente ist ein Appetitverlust, der in diesen Fällen gewünscht ist. Man kann sozusagen zwei Fliegen mit einer Klappe schlagen: nämlich AD(H)S und die Essstörung mit einem Medikament gleichzeitig behandeln. Wenn durch die Medikation die innere Spannung, der Stress und die Frustration geringer werden und sich die Selbstkontrolle verbessert, dann muss man sich auch nicht mehr so häufig mit Essen trösten oder falsch belohnen. Die Lebensqualität von AD(H)S-lerinnen kann sich dramatisch steigern, wenn ihre AD(H)S und auch die vorhandene Essstörung behandelt werden.

Jede Patientin mit Essstörung sollte auf AD(H)S gescreent werden. 31 Prozent der Frauen mit Essanfällen leiden daran. 20 Prozent der Bulimikerinnen und Übergewichtigen leiden an AD(H)S.[40] Leider gibt es in Deutschland immer noch Kliniken für Essstörungen, die AD(H)S gar nicht auf dem Schirm haben.

Was ist gesunde Ernährung?

Beim Thema gesunde Ernährung wird immer wieder auf die Mittelmeerdiät verwiesen. Tatsächlich zeigt sich eine drei Jahre längere Lebenszeit zum Beispiel in Italien und Spanien, obwohl die Gesundheitssysteme schlechter aufgestellt sind als das unsere. Neben genetischen Faktoren wird angenommen, dass die Nahrung in diesen Ländern deutlich gesünder ist.

Es wird empfohlen:

- Zucker deutlich zu reduzieren,
- wenig Fleisch zu essen, nicht öfter als zweimal die Woche,

- gesunde ungesättigte Fettsäuren wie Olivenöl zu sich zu nehmen,
- Wasser statt Softdrinks zu trinken, die nichts anders als hochkalorisches Zuckerwasser sind,
- auf Vollwertkost zu achten,
- selbst zu kochen, statt Fertigprodukte zu nutzen,
- Fast Food und industriell verarbeitete Lebensmittel zu vermeiden, denn die Nahrungsmittelindustrie schafft es, mit hochverarbeiteten Lebensmitteln unseren Hunger immer wieder anzureizen und uns dazu zu verführen, dass wir mehr essen, als uns guttut, und dann auch noch das Falsche,
- Alkohol und Zigaretten nur in Maßen zu genießen,
- für ausreichend Bewegung zu sorgen,
- uns Zeit zu nehmen, um unser Essen zu genießen,
- Esskultur zu pflegen: Tisch decken, sich setzen, Essen auch als Möglichkeit der Kommunikation zu nutzen, Essen bewusst zu genießen und ausreichend Zeit dafür einzuplanen.

AD(H)S und psychosomatische Erkrankungen

Auch psychosomatische und somatische (körperliche) Erkrankungen treten bei AD(H)S häufiger auf.[41]

Je genauer die Lebensläufe von AD(H)S-Betroffenen wissenschaftlich untersucht werden, desto deutlicher wird, dass sich im Laufe der Entwicklung und im Erwachsenenalter immer mehr AD(H)S-bedingte Begleiterkrankungen entwickeln. Sie können die AD(H)S-Symptome so stark überlagern, dass die AD(H)S übersehen wird.

Im Erwachsenenalter zeigt sich oft weniger Hyperaktivität. Das ist auch ein Grund, warum Psychiaterinnen und Psychiater oder Psychotherapeutinnen und -therapeuten gar nicht an AD(H)S denken. Die meisten haben bei AD(H)S ja immer den Zappelphilipp im Kopf. In Deutschland hat sich die Kinder- und Jugendpsychiatrie getrennt von der Erwachsenenpsychiatrie entwickelt. AD(H)S ist im Kindes- und Jugendalter die häufigste seelische Erkrankung. Jeder Kinder-Psychiater und jede Kinder-Psychiaterin weiß das. Sie können es erkennen und behandeln. Aber warum zeigen sich bei AD(H)S so viele körperliche Erkrankungen?

Körper und Seele sind eine Einheit. Seelisches Leid kann sich in körperliches verwandeln und umgekehrt. Und AD(H)S-lerinnen und AD(H)S-ler haben Stress und machen Stress. Ihr ganzes Leben lang müssen sie sich mehr kontrollieren, mehr anstrengen und scheitern häufiger. Das kumuliert sich im Laufe des Lebens zu handfesten seelischen und körperlichen Erkrankungen.

Gerade Frauen leiden, wenn sie AD(H)S haben, häufiger unter chronischen Schmerzsymptomen. Sie sind oft verspannt und entwickeln daraus eine Fehlhaltung, die wiederum zu einer Schmerzverstärkung führt. Bei der Fibromyalgie ist die Schmerzschwelle herabgesetzt, sodass alles wehtut, ob Berührung oder Bewegung. Es überrascht nicht, dass sie bei ADHS-lerinnen häufiger vorkommt. AD(H)S-lerinnen sind verletzlicher, dünnhäutiger und haben tatsächlich häufiger Misserfolge hinnehmen müssen. Das geht nicht spurlos an ihnen vorbei.

AD(H)S-lerinnen zeigen früher Erschöpfungssyndrome und leiden häufiger unter Schlafstörungen, die wiederum ein Risikofaktor für weitere seelische Erkrankungen sind. Bluthochdruck kommt bei ihnen doppelt, Typ-II-Diabetes dreimal so häufig vor. Außerdem haben AD(H)S-Betroffene mit Erkrankungen wie Diabetes und Bluthochdruck aufgrund ihrer schlechten Planungsfunktionen viel größere Schwierigkeiten, die Erkrankung in den Griff zu bekommen. Diabetesbetroffene mit AD(H)S müssen doppelt so häufig notfallmäßig ins Krankenhaus als neurotypische Diabetikerinnen und Diabetiker. Sie halten ihre Diät nicht ein, vergessen, ihren Blutzucker zu messen und ihre Medikamente zu nehmen. Der Verlauf ihrer Erkrankung ist schlechter, weil sie sie nicht managen können.

Migräne, Spannungskopfschmerz, Muskelverspannungen und Zähneknirschen treten ebenfalls häufiger auf, vielleicht, weil Betroffene sich immer zusammenreißen müssen und ihnen das Druck macht. Sie müssen wohl auch öfter im Leben die Zähne zusammenbeißen. Hashimoto-Thyreoiditis, eine stressassoziierte Autoimmunerkrankung, die die Schilddrüse zerstört, findet man bei AD(H)S viel häufiger, ebenso wie Asthma, Neurodermitis, allergische Erkrankungen und Schuppenflechte (Psoriasis).[42]

Auch Nahrungsmittelunverträglichkeiten werden öfter diagnostiziert. Salopp gesagt, reagieren AD(H)S-lerinnen einfach auf kleinere Reize heftiger. Da sowieso vieles bei ihnen überschießend ist, gilt das auch für ihr Immunsystem, das eben auch schnell überschießend reagiert. Sie reagieren einfach zu heftig auf das, was gerade mit ihnen in Kontakt ist.

Auch das Reizdarmsyndrom kommt bei AD(H)S häufiger vor, ebenso wie entzündliche Darmerkrankungen wie Colitis ulcerosa oder Morbus Crohn. Dass diese durch Stress verschlechtert werden, ist bekannt. Möglicherweise spielt die AD(H)S-typische Fehlernährung hier noch zusätzlich eine Rolle.

30 Prozent der Kinder, die an Epilepsie leiden, haben auch AD(H)S. Im Erwachsenenalter ist bei AD(H)S das Vorkommen einer zusätzlichen Epilepsie doppelt bis vierfach erhöht. AD(H)S-lerinnen konsumieren häufiger Zigaretten, Cannabis und Alkohol und ernähren sich schlechter. Die häufig ungesunde Lebensweise erhöht für sich alleine schon das chronische Krankheitsrisiko.

Je länger über die gesamte Lebensspanne der AD(H)S-Betroffenen geforscht wird, desto deutlicher wird das Ausmaß der Erkrankungen und die dadurch bedingten Einschränkungen der Lebensqualität. Das ist auch ein Grund, warum ein frühes Erkennen der AD(H)S-Symptome so wichtig ist: Je eher man Betroffene behandelt, desto weniger Begleiterkrankungen entwickeln sie und desto besser kommen sie in ihrem Leben zurecht. Je mehr Erfolg sie auch mit ihren AD(H)S-

Symptomen haben, desto zufriedener und glücklicher können sie in ihrem Leben sein und desto mehr Stabilität können sie entwickeln. Was wir in der ganzen Tragweite der AD(H)S-Symptome im Lebenslauf sehen, ist eine deutliche Einschränkung der Lebensqualität und der Lebenszeit.

Die körperliche Erkrankung AD(H)S ist bisher noch gar nicht in ihrer ganzen Tragweite erfasst.[43] Was wir aber wissen, ist, dass das Risiko für die Entwicklung von körperlichen und seelischen Erkrankungen sich wieder deutlich vermindert, wenn AD(H)S richtig behandelt wird. Die richtige Behandlung ist also eine Prophylaxe: Sie vermindert Stress und das Risiko, weitere Begleiterkrankungen zu entwickeln.

AD(H)S und erhöhte Sterblichkeit

Russell Barkley veröffentlichte 2019 eine Studie, die aufschreckte und deutlich machte, wie wichtig eine AD(H)S-Diagnostik und Behandlung sind. Er zeigte auf, dass unbehandelte AD(H)S-Betroffene eine um fast 13 Jahre verringerte Lebenserwartung haben.[44] Das ist eine Lebenszeitverkürzung, die bedeutend ist und oft sogar die von Tumorerkrankungen übertrifft. Er zeigte damit auch auf, dass AD(H)S keine erfundene Erkrankung ist, sich auch nicht auf seelische Erkrankungen beschränkt und die Lebensqualität deutlich mindert. In ihrer Bedeutung wird sie aber bis heute nicht ausreichend erkannt. Das ist besonders erschütternd, weil wir AD(H)S sehr gut behandeln können und das nicht einmal schwierig ist.

Aber warum haben AD(H)S-Betroffene eine um 13 Jahren verkürzte Lebenserwartung? Hier kommen mehrere Faktoren zusammen, die ich schon aufgezeigt habe. AD(H)S-Betroffene haben häufiger Depressionen und begehen leider auch häufiger Selbstmord. Sie haben ein höheres Risikoverhalten und verunfallen viermal häufiger tödlich, weil sie unkonzentriert oder riskant Auto fahren oder Risikosportarten betreiben. Sie haben häufiger Suchtprobleme und ernähren sich ungesünder. Sie bewegen sich weniger und leben öfter alleine. Sie haben häufiger Übergewicht, Bluthochdruck und Typ-II-Diabetes. Sie sind häufiger arbeitslos und häufiger frühberentet. Sie haben auch häufigere Beziehungsabbrüche, Trennungen und Scheidungen sowie ein schlechteres Selbstwertgefühl.[45] Da summiert sich im Laufe des Lebens so vieles.

Gesellschaftliche Auswirkungen von AD(H)S

Das AD(H)S-bedingte Scheitern von Betroffenen in der Kindheit und Jugend setzt sich im Erwachsenenalter fort und hat große gesellschaftliche Folgen. Die aktuell bestehende Unterversorgung von AD(H)S-Patientinnen und -Patienten bedingt hohe Folgekosten, deren Tragweite bisher vonseiten der Politik noch gar nicht erkannt wurde.[46]

Berit Libutzki stellte bei einer Analyse deutscher Krankenkassendaten fest, dass AD(H)S-Patientinnen und -Patienten in Bezug auf psychiatrische Behandlungen, Psychotherapien, aber auch die Entwicklung von Begleiterkrankungen (Sucht, Übergewicht, Depression, Angststörung etc.) deutlich teurer für Krankenkassen sind als ihre neurotypische Vergleichsgruppe.

Sie erfasste 2020 auch, dass trotz der Empfehlung der deutschen Leitlinie für AD(H)S nur ca. 30 Prozent der Patientinnen und Patienten Medikamente verschrieben bekamen. Die anderen zwei Drittel bekamen eine Psychotherapie, die bei AD(H)S deutlich schlechter wirkt als eine medikamentöse Behandlung. Sie kommt zu dem Schluss, dass die Empfehlung der Leitlinien für die Behandlung von AD(H)S in Deutschland nur unbefriedigend umgesetzt werden.[47] Libutzki zeigte auch auf, dass aktuell von zehn Patientinnen und Patienten mit AD(H)S nur 10 bis 20 Prozent diagnostiziert und behandelt sind.

Auch unerkanntes AD(H)S bedingt erhebliche Folgekosten für unsere Gesellschaft.[48] Für AD(H)S-Betroffene bedeutet das, dass sie ihre Begabung oft nicht ausschöpfen können und meist keinen begabungsadäquaten Bildungsstand erreichen. Das hat für Betroffene eine hohe Relevanz, denn das bedeutet meist ein niedrigeres Einkommen, eine andere Peergroup, eine geringere Zufriedenheit im Beruf, weniger Selbstvertrauen und eine schlechtere Rente. Darüber hinaus ist das Risiko für Arbeitslosigkeit um 40 Prozent erhöht[49] und Frühberentungen sind häufiger.[50] Nicht zu vergessen sind die Kosten für die vermehrte Unfallhäufigkeit und die Behandlung der Begleiterkrankungen.

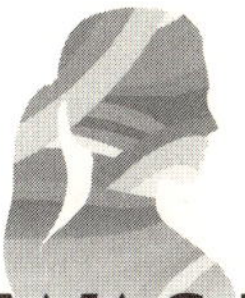

WAS IST ANDERS BEI AD(H)S-FRAUEN?

Es ist erstaunlich, dass die Problematik von AD(H)S bei Frauen so lange übersehen wurde. Noch vor zehn Jahren zeigten Studien, dass AD(H)S bei männlichen Kindern und Jugendlichen viermal häufiger sei als bei Mädchen. Aktuelle Studien im Erwachsenenalter zeigen aber, dass die Geschlechtsverteilung in dieser Lebensphase nahezu gleich ist. Die Studienlage hierzu ist jedoch weder eindeutig noch einheitlich. Doch wo sind die Mädchen, die als Kinder AD(H)S hatten?

Es gibt darauf mehrere Antworten:

Die Fragebögen zur AD(H)S-Diagnostik zielen auf die Symptomatik des hyperaktiven ADHS ab, das im Kindesalter vorwiegend die Jungen haben. Die Mädchen haben viel häufiger den unaufmerksamen Typ, der nach außen wenig auffällig ist.

Mädchen verhalten sich sozial angepasster, sie versuchen eher, ihre AD(H)S zu verbergen.

AD(H)S-Mädchen haben einen weniger ausgeprägten Kampf- und Trotzreflex. Das gilt allerdings nur für die unaufmerksamen ADSlerinnen.

Mädchen können ihre Unaufmerksamkeit und Verträumtheit überspielen, indem sie interessiert schauen und der Lehrkraft zunicken. Diese registriert das als Aufmerksamkeit und erfasst nicht, dass die Gedanken schon längst wieder woanders sind. Unaufmerksame ADS-Mädchen machen weniger Ärger und sind weniger aggressiv. Sie leiden im Stillen, deshalb wird ihr Leid übersehen. Lehrkräfte können betroffene Mädchen auch einfach für dumm, desinteressiert und mangelhaft ehrgeizig halten und sie dann einfach links liegen lassen.

AD(H)S-lerinnen fühlen sich öfter dumm und ungeliebt als Gleichaltrige; das zerstört ihr Selbstwertgefühl. Aber woher soll eine Betroffene wissen, zu welchen Leistungen sie ohne AD(H)S fähig wäre? Die meisten machen schon sehr früh die Erfahrung, dass sie Schulstoff nicht behalten, obwohl sie gelernt haben, dass sie tatsächlich gelerntes Wissen in der Prüfung nicht abrufen können. Und dass sie einfach zu langsam sind, weil sie sich in dem Schulaufsatz schon wieder in Nebensächlichkeiten verzettelt haben. Oft sieht man, dass AD(H)S-lerinnen eine Prüfung gut anfangen, dann aber die Konzentration verlieren und immer mehr Fehler machen. Immer zu kontrollieren, dass man keine Fehler gemacht hat, kostet Zeit und macht Stress. Ablenkbarkeit und Unaufmerksamkeit bedingen im Resultat eine schlechtere schulische und berufliche Performance, aber das wird von anderen nicht erfasst, auch nicht von Lehrkräften. Vor allem wird es nicht AD(H)S zugeordnet.

In der Pubertät verändern sich alle Kinder, das wissen Lehrkräfte so gut wie Eltern. Für das AD(H)S-Mädchen kommt zu allen Problemen die Pubertät dazu. Und zur Pubertät noch AD(H)S. Unsicherheit und Überreizung werden noch stärker, die Motivation wird geringer, die Anforderungen dafür größer. In diesem Lebensabschnitt beginnen häufig die Angststörungen und die Depressionen. So kommen Betroffene oft schon ziemlich angeschlagen im Erwachsenenalter an.

AD(H)S-Frauen haben AD(H)S, seit sie auf der Welt sind. Ihre Reizoffenheit und Ablenkbarkeit sind für sie der Normalzustand. Sie wissen daher nicht, dass sie nicht dümmer sind als andere, sondern ihre Intelligenz mit anderen, zusätzlichen Problemen zu kämpfen hat. Frauen neigen ohnehin dazu, sich selbst die Schuld für ihre Niederlagen und Misserfolge zu geben. Und so treten sie oft trotz ihrer Verunsicherung sozial kompetent und charmant auf und niemand merkt, was sich hinter der Fassade für Abgründe auftun. Sie können es sogar schaffen, ihre Erschöpfung zu verbergen. Eine Patientin sagt zu mir, dass sie sich als »Schuldkröte« fühle. Sie habe immer das Gefühl, an allem schuld zu sein. Besonders AD(H)S-Frauen neigen zu einem negativen Hyperfokus, mit dem sie auf ihre vermeintliche Schuld und ihr Versagen hyperfokussieren, weshalb sie sich ständig selbst abwerten.

AD(H)S-lerinnen fragen sich, warum es immer wieder Chaostage in ihrem Leben gibt und warum sie einfache Dinge nicht bewältigen können. Leider ist es so, dass sie oft an den Kleinigkeiten des Lebens scheitern. Das ist besonders tragisch, weil damit ihr Potenzial auf der Strecke bleibt. AD(H)S-Frauen entwickeln so früher die sogenannten internalisierten Störungen (Depression, Angststörung, chronische Erschöpfungszustände). Frauen implodieren eher – im Gegensatz zu Männern, die eher explodieren. Deshalb entwickeln sie andere Störungsbilder mit AD(H)S, wie verstärkte Impulsivität und aggressives Verhalten. AD(H)S führt bei Frauen öfter zu Armut, weil sie beruflich nicht so erfolgreich sein können.[51]

AD(H)S-lerinnen können im positiven Sinne einen ungeheuren Charme haben, langweilig wird es mit ihnen eher nicht. Wenn sie den richtigen Platz für sich gefunden haben, können sie sogar sehr erfolgreich sein.

Hochfunktionale AD(H)S-Frauen

AD(H)S-Frauen mit hoher Intelligenz fallen lange nicht auf. So wie meine Patientin Klara, die hochbegabt ist und sogar in Bayern, ohne je zu lernen oder auch nur Hausaufgaben zu machen, ein Abitur mit einer Eins vor dem Komma schaffte. Außer ihrem Chaos und ihrer Launenhaftigkeit sowie ihrer hartnäckigen Verweigerung, Hausaufgaben zu machen, ist Klara nicht aufgefallen. Die Lehrkräfte verziehen ihr ihre Verweigerungshaltung, weil sie überragende Leistungen erbrachte und sich damit einen Sonderstatus geschaffen hatte. Klaras Vater sorgte dafür, dass sie in der Kindheit doch einigermaßen auf Spur blieb und regelmäßig zur Schule ging.

Klara kam in ihrem Studium an, ohne sich jemals angestrengt oder richtig konzentriert zu haben. Und dann ging auf einmal nichts mehr. Klara scheiterte im Studium grandios. Jetzt, wo sie auf sich gestellt ist, zeigt sich die ganze Symptomatik ihrer AD(H)S. Sie schafft es nicht, sich selbst zu organisieren, ihre Wohnung aufzuräumen und einzukaufen, noch weniger, ihr Studium sinnvoll zu planen. Wie kann so ein intelligentes Mädchen auf einmal scheitern?

In den AD(H)S-Tests hatte sie zu wenige Punkte, um die Diagnose AD(H)S gestellt zu bekommen. Unerfahrene Psychiaterinnen und Psychiater oder Psychotherapeutinnen und -therapeuten könnten Klara jetzt die Diagnosen Depression oder Borderline-Persönlichkeitsstörung geben und als Ursache ihrer Schwierigkeiten ihre Suchtprobleme sehen. (Sie konsumiert regelmäßig Cannabis und trinkt abends manchmal auch zu viel Alkohol, um runterzukommen.)

Sie ist eine typische Sub-threshold-Patientin, das heißt sie erreicht den Schwellenwert in den Tests nicht. Trotzdem hat sie alle Symptome einer AD(H)S im Erwachsenenalter und droht, damit zu scheitern. Klara hat bei Gewichtung aller Fakten ohne Zweifel AD(H)S und braucht Behandlung. Für auf diese Weise betroffene Frauen hängt viel davon ab, dass sie ihre Diagnose erhalten. Mit der richtigen Behandlung habe ich bei Klara, wie bei vielen anderen AD(H)S-lerinnen, eine dramatische Verbesserung ihrer Lebensqualität und ihrer Funktionalität gesehen. Sie schafft es unter Medikation, sich selbst zu organisieren, ihre Wohnung aufzuräumen und einzukaufen. Sie ist jetzt erst in der Lage, ihr Studium gut zu bewältigen und ihre Möglichkeiten auszuschöpfen.

AD(H)S-Frauen und Hormone

Frauen sind hormonellen Schwankungen stärker unterworfen als Männer. Weibliche Hormone spielen eine große Rolle in der Entwicklung und bei der Verschaltung unseres Gehirns. Besonders in den Übergangsphasen Pubertät, Auszug aus dem Elternhaus, Schwangerschaft, Wochenbett und Menopause können sich AD(H)S-Symptome deshalb verschlimmern.

Östrogenmangel beeinträchtigt unsere Planungsfunktionen und unsere Stimmung. Der weibliche Körper bereitet sich bis zur Menopause jeden Monat auf eine Schwangerschaft vor. Viele Frauen spüren Stimmungsveränderungen während des Eisprungs, sind zum Beispiel in dieser Zeit anhänglicher, offener und aktiver. Man könnte auch sagen paarungsbereiter. Gegen Ende des Zyklus kann es zu depressiven Verstimmungen, Müdigkeit und Antriebsstörungen kommen, dem sogenannten prämenstruellen Syndrom. Dann können vermehrt Unterleibsschmerzen, Verdauungsbeschwerden, Schwindel, Rückenschmerzen, Probleme mit dem Kreislauf und eine unreine Haut auftreten. Interessant ist, dass bei fast 50 Prozent der AD(H)S-lerinnen ein prämenstruelles Syndrom feststellbar ist – gegenüber nur 29 Prozent bei den neurotypischen Frauen. Das bedeutet, dass jede zweite AD(H)S-lerin sich in der Zeit vor ihrer Menstruation deutlich erschöpfter, niedergeschlagener, kraftloser fühlt. Sie haben dann einfach zu gar nichts Lust, auch nicht auf Sex. Sie fühlen keine Freude und reagieren gereizt und ungehalten. Niemand kann ihnen etwas recht machen. Es ist wie eine kleine Depression, die sich hormonbedingt jeden Monat wiederholt.[52]

Eine AD(H)S-Patientin beschrieb mir das so, als sei sie in der ersten Zyklushälfte ein anderer Mensch als in der zweiten. »Es ist nicht zu glauben, was Hormone aus mir machen!« Warum AD(H)S-lerinnen anfälliger für Hormonschwankungen und deren Auswirkungen sind, ist nicht abschließend geklärt. Das Gleiche zeigt sich allerdings auch für Pubertät und Menopause: Die Rate an Beschwerden bei den AD(H)S-Frauen ist deutlich höher.

AD(H)S und Sexualität

Die Überschneidung der Themenbereiche AD(H)S und Sex ist vielfältig. Bei AD(H)S-Frauen beginnt die sexuelle Aktivität oft früher. Sie können sich leichtfertiger auf sexuelle Situationen einlassen und häufigere Sexualkontakte haben, bevor eine emotionale Beziehung entsteht. Oft beginnen sie früh mit sexuellen Aktivitäten, weil sie sich nicht abgrenzen können, weil sie sich überrumpeln lassen und weil sie neu-gieriger sind. Andererseits weisen AD(H)S-lerinnen öfter ein Reifungsdefizit von oft drei bis vier Jahren auf. Der frühe Beginn der Sexualität überfordert sie daher besonders häufig. Gerade weil sie so schwer »Nein« sagen können, sind AD(H)S-Frauen oft wehrlos gegenüber dem sexuellen Verlangen ihrer Mitmenschen. Wichtig dabei ist zu beachten, dass ein Reifungsdefizit nicht gleichzusetzen ist mit einem Intelligenzdefizit, denn das haben AD(H)S-Betroffene gerade nicht. Reife bedeutet das Erfassen von Situation und das Kontrollieren der eigenen Handlungen und Emotionen. 27 Prozent der AD(H)S-Frauen haben in ihrer Kindheit eine Form des Missbrauchs erlebt. Das ist wirklich eine hohe Zahl, die man genau anschauen sollte. Immerhin jede vierte AD(H)S-Frau muss das erleben und das hat verschiedene Gründe.

Bei AD(H)S-Frauen tritt riskantes Sexualverhalten häufiger auf – mit der Konsequenz, dass sie öfter ungewollt schwanger werden, weil sie nicht konsequent oder gar nicht verhüten. Sie stolpern kopflos in Situationen, auf die sie nicht vorbereitet sind. Aus den gleichen Gründen haben sie auch häufiger sexuell übertragbare Krankheiten.

Teenagerschwangerschaften verschärfen alle durch AD(H)S verursachten Probleme, weil AD(H)S-lerinnen als Mütter viel eher überfordert sind. Gerade eine Teenagerschwangerschaft ist für sie besonders problematisch, wenn sie aus schwierigen Familien kommen, die ihnen keinen Rückhalt bieten können. Häufig haben sie, wenn sie schwanger werden, keine Ausbildung und holen diese nicht nach. Das zeigt sich sehr deutlich in einer dänischen Studie mit fast 3 Millionen Menschen: AD(H)S-Betroffene werden jünger Eltern, haben einen geringeren Bildungsgrad, sind häufiger arbeitslos und haben einen schlechteren psychosozialen Status. Natürlich ist Kindererziehung problematisch, wenn man selbst noch fast ein Kind ist – besonders, wenn das Kind auch von AD(H)S betroffen ist. Aber auch eine Abtreibung kann ein traumatisches Erlebnis sein und dabei gilt: je früher, desto traumatischer.[53]

Leider machen AD(H)S-lerinnen auch im Erwachsenenalter mehr seelische und körperliche Gewalterfahrungen. Das ist beklagenswert und bedarf der näheren Betrachtung. AD(H)S-lerinnen haben Probleme damit, sich zur Wehr zu setzen. Sie schätzen Situationen häufiger falsch ein und bedenken ihr Handeln weniger. Vielleicht sind sie einfach zu spontan, zu gutgläubig und zu wenig umsichtig und wehrhaft. Manchmal spielen auch Drogen- und Alkoholkonsum eine Rolle, was eine klare Einschätzung der gefährlichen Situation für AD(H)S-lerinnen vernebelt. Es lässt sich in Studien nachweisen, dass Impulsivität und Alkoholkonsum Risikofaktoren für ungeplante Schwangerschaften, riskantes Sexualverhalten und Gewalterfahrungen sind. Gerade gegenüber dem sexuellen Verlangen oder auch der Ausbeutung durch narzisstische Partnerinnen und Partner sind AD(H)S-lerinnen oft wehrlos. Ehe sie für sich verstanden haben, dass sie doch noch mehr Zeit haben möchten oder die ganze Situation für sie unangenehm ist, ist es schon passiert.[54]

Ihre Sorglosigkeit und Unbedarftheit können sie in schwierige Situationen führen. Sie sind einerseits sehr leidenschaftlich und begeisterungsfähig und erinnern sich weniger an brenzlige Situationen. Die risikohafte Suche nach spannenden und aufregenden Kicks geht eben nicht immer gut aus. Es bedarf dringend einer umfassenden Aufklärung für von AD(H)S betroffenen Mädchen und deren Eltern. AD(H)S-Frauen erleben dreimal häufiger sexuellen und zweimal häufiger körperlichen Missbrauch. Über die Gefahren der Impulsivität und des Alkoholkonsums zu sprechen, könnte diese erschütternde Rate verringern.

Interessant ist ein weiterer Aspekt bei AD(H)S und Sexualität. Susan Young hat bei AD(H)S-Frauen eine doppelt so hohe Rate von Homo- bzw. Bisexualität nachgewiesen.[55] Warum das so ist, kann bisher noch nicht erklärt werden.

AD(H)S-lerinnen haben mehr Probleme damit, eine stabile Beziehung einzugehen. Sie haben mehr Sexualkontakte, geben aber weniger Intimität und Zufriedenheit in romantischen Beziehungen an. Deren Qualität ist also geringer und sie bekommen weniger liebevolle Unterstützung. Wenn man ein schlechtes Selbstwertgefühl und viele Selbstzweifel hat, dann kann man sich übergriffigen Menschen gegenüber weniger wehren. Hier bedarf es bei jungen Frauen einer umfassenden Aufklärung über diese Risiken. Ein guter Rat für junge Mädchen ist, Männer/Frauen erst richtig kennenzulernen und sich mit dem Thema Liebe und Sex Zeit zu lassen. Je jünger AD(H)S-Frauen beim ersten Sex sind, desto unerfahrener und wehrloser sind sie, nicht nur gegenüber sexuellen Übergriffen, sondern auch gegenüber Partnerinnen und Partnern, die es nicht gut mit ihnen meinen. Im Kapitel AD(H)S und Partnerschaft gebe ich Tipps und Anregungen dazu, wie AD(H)S-Beziehungen besser funktionieren können.

AD(H)S-Frauen haben oft Probleme damit, ihre eigene Sexualität zu entwickeln. Für sie ist es schwierig, ihre sexuellen Wünsche überhaupt herauszufinden und dann auch noch zu äußern. Sie sind oft schamhaft und neigen dazu, sich aus Rücksicht auf andere zurückzunehmen.

Durch ihre hohe Ablenkbarkeit haben sie Schwierigkeiten, bei sich zu bleiben und sich ausreichend auf ihre Sexualität zu konzentrieren. Wenn die Gedanken dauernd wegspringen und jeder Reiz sie ablenkt, dann können sie sich auch in der Sexualität nicht hingeben und sie wirklich genießen. Ihr Lustempfinden wird ständig unterbrochen: durch ihre eigenen Gedankensprünge und äußere Ablenkungen. Das bringt sie aus ihrer Erregung und ihrem Lustempfinden heraus und so kann die Erregungskurve schnell durch Störungen abflauen. Erregung und Spannung muss man halten können, damit Sexualität beiden Beteiligten wirklich Spaß macht. Dieses Abdriften vermindert die Intensität sexueller Begegnungen.

Auch in stabilen Beziehungen kann Sexualität ein Problem sein. Beim Kennenlernen und Verliebtsein kann es zu leidenschaftlichen und häufigen, sehr erfüllenden sexuellen Beziehungen kommen. Verliert die Beziehung den Kick, die brennende Leidenschaft und die hohe Emotionalität, können AD(H)S-Frauen schnell das sexuelle Interesse verlieren und eine Libidostörung entwickeln.

Ein kleiner Teil der AD(H)S-Frauen bleibt auf bindungslose sexuelle Erlebnisse fixiert. Der Kick liegt in kurzen sexuellen Abenteuern, die Spannung und Nervenkitzel versprechen. Das kann suchtartige Formen annehmen. Sie fühlen sich ständig sexuell erregt und suchen die Spannungsabfuhr in flüchtigen sexuellen Begegnungen. Sexsucht muss dann wie andere Süchte behandelt werden, da sie genauso schädliche Folgen hat und selbstzerstörerische Formen annehmen kann. Sie zerstört stabile Beziehungen und geht, da Begegnungen häufig ungeschützt stattfinden, mit einem Anstieg von sexuell übertragbaren Erkrankungen einher. Sexsucht kann auch dazu führen, dass andere soziale Beziehungen und der Beruf vernachlässigt werden. AD(H)S-betroffene Frauen schauen mehr Pornofilme an als neurotypische, aber insgesamt weniger als Männer. Bei Sexsucht empfiehlt sich das Aufsuchen von Sexsucht-Selbsthilfegruppen.

AD(H)S und Schwangerschaft

Die Schwangerschaft ist für viele Frauen eine Zeit mit großen Herausforderungen. Plötzlich trägt man nicht nur die Verantwortung für sich alleine, sondern auch für einen kleinen Menschen, der im eigenen Bauch heranwächst. Das erfordert eine besondere Rücksicht auf die eigene Gesundheit, und es gilt, Einschränkungen zu beachten, um dem kleinen Menschen, der sich entwickelt, nicht zu schaden. Gerade in dieser Zeit ist es besonders wichtig, sich gesund zu ernähren, ja sogar Ernährungseinschränkungen in Kauf zu nehmen, wie zum Beispiel bestimmte Käsesorten besser nicht zu essen oder auf nicht ganz durchgegartes Fleisch zu verzichten. Ganz besonders wichtig ist es, in dieser Zeit auf Alkohol, Rauchen und den Konsum von Drogen zu verzichten, weil gerade diese Substanzen dem Embryo sehr schaden können und eine frühe Schädigung insbesondere seines Nervensystems das ganze weitere Leben überschatten kann. Bei zu viel Alkoholkonsum kann es beim Kind zu einem fetalen Alkoholsyndrom (FAS) kommen. Es ist dann sein ganzes Leben geschädigt, weil die Gehirnentwicklung durch den Alkohol beeinträchtigt wurde und daraus oft eine geistige Behinderung resultiert.

Genauso ist Abstinenz von Schmerz-, Beruhigungs- oder Schlafmitteln in der Schwangerschaft zu fordern. Aber gerade die AD(H)S-Frau konsumiert all diese Substanzen häufiger. Solche Medikamente sollten grundsätzlich nur nach Rücksprache mit einem Arzt eingenommen werden. Es ist natürlich von allen Schwangeren gefordert, ihre eigenen Bedürfnisse und ihren Konsum von Suchtmitteln und Medikamenten zurückzustellen, um dem Ungeborenen keinen Schaden zuzufügen. Das ist natürlich umso schwerer, je jünger man ist, und vor allem, wenn man früh ungewollt schwanger wird. Es kann auch deshalb problematisch werden, weil beispielsweise AD(H)S-Medikamente, die bisher gut gewirkt haben, in der Schwangerschaft abgesetzt werden sollten. Nur das Medikament Methylphenidat kann in der Schwangerschaft verabreicht werden, aber wenn möglich sollte auch das während dieser Zeit ausgesetzt werden.

AD(H)S-Müttern verlangt die Schwangerschaft also insbesondere Selbstkontrolle, Frustrationstoleranz und Verantwortung ab. Wir hatten das ja schon mit dem Reifungsdefizit bei AD(H)S-lerinnen. Dieses Defizit kann ganz besonders in einer Schwangerschaft eine große Rolle spielen.

Hinzukommt, wie bereits erwähnt, dass Beziehungen von AD(H)S-lerinnen weniger stabil sein können und dass die Trennungsrate höher ist. Als Alleinerziehende sind AD(H)S-Frauen von Neugeborenen noch schneller überfordert, weil das eine Zeit ist, in der Mütter ganz besonders belastet sind. AD(H)S-Mütter haben darüber hinaus häufiger Schwangerschaftskomplikationen wie zum Beispiel Schwangerschaftsdiabetes, Infektionen, Depressionen, Eklampsie (Schwangerschaftsvergiftung) und stressvolle Lebensereignisse.

Wichtig ist, die Frauen in der Schwangerschaft gut und regelmäßig zu betreuen, um den sich anbahnenden Komplikationen frühzeitig begegnen zu können. Für Schwangere ist es entscheidend, sich gut zu ernähren, gesund zu essen und nicht zu viel und auch nicht zu wenig zuzunehmen, weil beides mit Komplikationen belastet ist. Aufgrund all dieser Faktoren haben AD(H)S-lerinnen häufiger Geburtskomplikationen wie Kaiserschnittentbindungen, Frühgeburten, zu geringes Geburtsgewicht des Babys oder Infektionen.[56]

Kinder von AD(H)S-Müttern haben öfter einen niedrigeren Apgar-Score. Dabei handelt es sich um ein Punkteschema, mit dem sich der klinische Zustand von Neugeborenen standardisiert beurteilen lässt.[57] AD(H)S-Mütter weisen eine höhere Rate von Depressionen im Wochenbett auf, und zwar fast 60 Prozent gegenüber 14,5 Prozent der Mütter, die nicht unter AD(H)S leiden.[58]

Auch hier zeigt sich wieder die starke Auslenkung durch Hormonschwankungen, die wir ja auch schon beim prämenstruellen Syndrom besprochen haben. AD(H)S-Mütter klagen nicht zuletzt häufig über

Stillprobleme. Dabei ist langes Stillen ein Schutzfaktor für die psychische Entwicklung von Kindern.[59]

Da Schwangerschaftskomplikationen bei ADHS-Frauen häufiger auftreten, sollten Schwangere auf AD(H)S gescreent werden, um ihnen schon früh Hilfe und Unterstützung zukommen zu lassen. Viele der aufgeführten Komplikationen ließen sich damit wohl deutlich reduzieren. Auch Hebammen sollten zu AD(H)S geschult werden, denn auch im Umgang mit Neugeborenen zeigen sich Probleme beim Stillen und im Handling der Neugeborenen.

Neugeborene sind sehr empfindlich und empfindsam. Sie brauchen eine ruhige, sichere und einfühlsame Mutter, die ihnen Wärme und Geborgenheit vermittelt und erfasst, was das Kind gerade braucht. AD(H)S-lerinnen können schneller gestresst und angespannt sein. Dann wird das Kind nervös, trinkt nicht gut und mit dem Stillen kann es schwierig werden. Hier können Hebammen, Schreiambulanzen, Mütterzentren oder auch Familienmitglieder, die viele Kinder großgezogen haben, wertvolle Hilfestellungen geben.[60]

AD(H)S und die Mutterrolle

Heute bleiben noch immer überwiegend Frauen zuhause, um die Kinder aufzuziehen. Sie müssen beruflich zurückstecken: erst Volldampf in den Beruf, dann Vollbremsung für die Familie. Die Elternzeit erzwingt immer Anpassung und das Zurückstellen der eigenen Bedürfnisse. Frauen neigen dazu, sich zurückzunehmen und dann zu leiden: Nicht ich selbst bin wichtig, sondern die Bedürfnisse der Kinder und der Familie. Eine Mutter, die sich selbst nicht wichtig nimmt, ist ein schlechtes Vorbild für ihre Kinder. Frauen sind kritischer in der Hinterfragung ihrer Elternrolle, sie haben häufiger ein schlechtes Gewissen, nicht genug für die Kinder zu tun oder zu wenig Zeit mit ihnen zu verbringen. Männer gehen da einfach unbefangener nach der Arbeit auf den Fußballplatz oder auf ein Bierchen mit ihren Kumpels. Dass mit der Elternschaft Stress einhergeht, ist ohnehin vorprogrammiert.

Es ist die Zeit der Elternschaft, in der man im Leben am meisten stemmen muss. Es geht da um beruflichen Erfolg, Aufstieg, Kindererziehung, Haushalt, Partnerschaft, finanzielle Versorgung, gegebenenfalls auch um einen Hausbau oder -kauf. Der Spruch »Hinter jedem erfolgreichen Mann steht eine starke Frau« ist meist leider nicht umkehrbar. Wer steht hinter den starken Frauen?

Jetzt sind mehr denn je Planungsfunktionen gefragt: Die Zeit ist knapp, das Geld oft auch, der Schlaf ist schlecht, da kommt die AD(H)S-Frau viel schneller aus dem Tritt als andere. Sie kann sich schnell überfordert oder minderwertig fühlen, weil ihr die neue Rolle solche Schwierigkeiten bereitet.

Wieso habe ich früher besser funktioniert?

Viele AD(H)S-Frauen kommen im Job gut zurecht, wenn sie Struktur und Regeln erfahren und sich an Deadlines orientieren können. Sie funktionieren in einem Team und die Anforderungen sind meist klar definiert. Zuhause, auf sich allein gestellt bei der Hausarbeit, machen sie plötzlich die Erfahrung, dass sie sich nicht organisieren können. Die Wäscheberge wachsen jeden Tag in den Himmel, sie bekommen ihr Chaos einfach nicht mehr sortiert. Damit steigen ihre Unzufriedenheit und ihre Selbstzweifel.

Als Mutter kann man nicht einfach verschwinden oder eine Auszeit nehmen und selbst im Urlaub hat eine Mutter einen 24-Stunden-Job (den sie hoffentlich mit ihrem Partner teilt). Mutter zu werden bedeutet, kaum noch Zeit für sich zu haben. Kinder schreien, sie wollen und brauchen dauernd etwas. Die Reizüberflutung ist immens. Kinder von AD(H)S-Frauen haben ein deutlich höheres Risiko, von AD(H)S betroffen zu sein, was Chaos, Impulsivität und Reizüberflutung noch verstärkt. Schätzungen zufolge haben etwa 20 bis 30 Prozent der Kinder mit einem Elternteil mit AD(H)S das Störungsbild auch selbst, was eine in der Fachzeitschrift JAMA Pediatrics veröffentlichte Studie aus dem Jahr 2018 belegt. Kinder und AD(H)S-Mütter triggern sich dann gegenseitig. Wenn das Kind auch noch Schlafstörungen hat, was bei AD(H)S-Kindern häufig auftaucht, kommt der Schlafmangel mit all seinen negativen Folgen dazu. Das steigert den Stress und die Impulsivität wird schlimmer. Ihren gewohnten Sport kann die Mutter oft nicht mehr regelmäßig machen, ebenso wenig die Hobbys, mit denen sie ihre Energiebatterie vorher auftanken konnte. Gerade AD(H)S-Frauen sind auf ausreichend Bewegung angewiesen und brauchen Zeit für sich – noch mehr als andere Mütter. Ihre Zündschnur ist kürzer, sie sind schneller gereizt und dünnhäutiger. In der Kindererziehung müssen sie damit leben, dass alles anders kommt, als sie es sich vorgestellt haben. Manchmal scheint es so, als habe man als Mutter gar nichts mehr im Griff: Die Kinder werden krank, sind unleidlich, aufmüpfig und trotzig. Sie fordern uns heraus, und jeden Tag geht es um die gleichen Regeln, deren Einforderung so mühsam und undankbar ist. Sie putzen die Zähne nicht, machen keine Hausaufgaben, räumen die Spülmaschine nicht aus … Sie treiben einen manchmal in den Wahnsinn. Manche Mütter entdecken das Monster in sich, weil sie es nicht schaffen, ihre Aggression und Impulsivität ausreichend zu kontrollieren. Davon erzähle ich im nächsten Kapitel.

AD(H)S-Mütter sind oft voller Schuldgefühle, wenn sie wieder einmal impulsiv und überfordert ihre Kinder angeschrien haben. Frauen haben meist einen hohen Anspruch an ihre Funktionalität. Sie haben den ausgeprägten Wunsch, eine gute, geduldige und verständnisvolle Mutter zu sein. AD(H)S-Frauen können diese hohen Anforderungen nicht immer erfüllen – neurotypische Frauen übrigens auch nicht!

Viele AD(H)S-Mütter machen den Fehler, dass sie sich zu lange von ihren Kindern auf der Nase herumtanzen lassen und dann plötzlich unvermittelt ausflippen. Kleine Kinder verstehen das nicht, größere lernen schnell, die Schuldgefühle ihrer Mutter zu nutzen. Aber in der Mutterrolle sind auch Geduld, Klarheit und Konsequenz gefordert. Viele AD(H)S-Frauen tun sich im Nahkampf der alltäglichen Querelen mit den Kindern schwer, ihre Gefühle und ihre Ungeduld unter Kontrolle zu bringen. AD(H)S-Mütter zeigen also mehr Stress in ihrer Elternrolle. Außerdem haben sie mehr Chaos in ihrem Haushalt. Je stärker die Mutter von AD(H)S betroffen ist, desto mehr AD(H)S-Symptome zeigen wiederum die Kinder und desto mehr Probleme haben auch sie.[61]

Wie soll eine AD(H)S-Mutter ihre Kinder strukturieren und takten, wenn sie das nicht einmal bei sich selbst schafft? Wir sehen immer wieder, dass von AD(H)S-betroffene Elternteile mitbehandelt werden müssen, wenn Kinder AD(H)S haben. Ein Elterntraining, in dem die AD(H)S-Mutter lernen kann, wie sie mit schwierigen Situationen in der Kindererziehung umgeht, kann sehr hilfreich sein, das Gleiche gilt für eine Selbsthilfegruppe für Mütter von AD(H)S-Kindern. Natürlich kann auch die Medikation der betroffenen Mutter entscheidend helfen.

AD(H)S-Frauen versuchen auch in dieser Lebensphase oft, sich angepasst zu verhalten, um nicht aufzufallen. Sie verbergen ihre Erschöpfung und ihre Frustration darüber, dass sie viel zu wenig Zeit für sich selbst haben. Eine Spirale aus Erschöpfung und Depression ist die Folge, wenn sie sich nicht ausreichend Zeit für sich selbst nehmen. Ihre Batterie wird völlig entleert. Um sie wieder aufzuladen, bräuchten sie eine Eigenzeit, Rückzugsmöglichkeiten und Hobbys, die Spaß machen. Wenn es meiner Familie gut geht, dann geht es mir auch gut, ist falsch. Gesünder ist: Nimm dich genauso wichtig wie alle anderen Familienmitglieder.[62]

Aber wer gibt Müttern freie Zeit? Selbst im Urlaub geht der Stress weiter, und wenn die Kinder anstrengend sind, kann es im Urlaub sogar noch schlimmer werden. Ich finde es gut, dass Väter auch zunehmend Elternzeit nehmen, denn dann wissen sie, dass man sich zuhause nicht erholt, sondern dass Arbeitengehen deutlich entspannender sein kann. Frauen haben früher die Kinderbeaufsichtigung und Erziehung gemeinsam mit anderen Frauen gemacht. Man verrichtete Arbeiten wie beispielsweise das Wäschewaschen gemeinsam und hat sich gegenseitig in der Kindererziehung unterstützt. Das ist heute in vielen Ländern noch so. Ich halte es für gar nicht erfüllend, Kinder alleine zu beaufsichtigen, sich täglich davon stressen zu lassen und viel zu wenig soziale Kontakte zu haben.

Ich rate meinen AD(H)S-Frauen immer, sich mit ihren Freundinnen zu verabreden und anstehende Arbeiten gemeinsam zu verrichten: gemeinsam zu kochen, Spaß dabei zu haben, einen Tag bei der einen und einen Tag bei der anderen gemeinsam aufzuräumen und dann eine schöne Zeit miteinander zu haben. Ich rate Frauen auch zu Selbsthilfegruppen beziehungsweise dazu, sich an Mütterzentren anzuschließen, wo man sich austauschen kann. Es kann auch hilfreich sein, eine Erziehungsberatungsstelle um Rat zu fragen. Frauen brauchen außerdem immer mal wieder eine wirkliche Auszeit ohne Kinder, zum Beispiel ein Wellness-Wochenende, an dem sie sich verwöhnen und bekochen lassen und einfach gar nichts tun müssen.

Wo bleibt die Anerkennung?

Kindererziehung ist meist überhaupt nicht spannend. Man ist eher Dompteurin, Polizistin, Zimmermädchen – und die Bollwand, gegen die sturmgelaufen wird. Man ist auch die Projektionsfläche der Aggressionen der Kinder, die gerade mal wieder ihre Grenzen austesten wollen. Mit Kleinkindern kommuniziert man in Kleinkindsprache. Wenn man das den ganzen Tag tut, kann man abends keinen geraden Satz mehr reden. So manche bis dahin erfolgreiche Frau fragt sich, was sie vorher alles auf die Kette bekommen hat, bevor sie Spielzeuge mehrfach täglich wieder in Kisten packen oder sich anhören musste, dass das Essen wieder nicht schmeckt, Hausaufgaben überflüssig sind usw. Es gibt keine Anerkennung für die tägliche Pflichterfüllung. Als Hausfrau fühlt man wenig Selbstwirksamkeit, weil man mit täglichen Routinen zu kämpfen hat und Erfolge nur schwer auszumachen sind. Man sieht auch nur, was man nicht tut und wenn etwas liegen geblieben ist. Auch das ist kein Beitrag zur erlebten Selbstwirksamkeit.

Nur damit keine Missverständnisse aufkommen: Ich habe selbst fünf Kinder und möchte keines davon missen. Ich habe mich oft in der Arbeit erholt, weil ich da unter strukturierten Bedingungen einen anspruchsvollen Job als Ärztin machen konnte, noch dazu einen guten sozialen Status hatte, mein Geld verdiente und auch immer mal wieder ein Lob von meinen Patientinnen und Patienten bekam. Ich wäre als Nur-Hausfrau wahrscheinlich eine wirklich schlechte Mutter gewesen. Natürlich gibt es Frauen, die in ihrer Rolle als Mutter voll aufgehen. Das ist wundervoll. Für AD(H)S-Frauen ist diese Situation aber oft sehr schwierig.

Mit der Mutterrolle verändert sich auch die Sexualität. Das kann besonders bei AD(H)S-Frauen ein Problem werden, weil sie so störanfällig und ablenkbar sind. Sexuelle Begegnungen passen sich dem Rhythmus der Kinder an, wenn sie nicht gleich ganz verloren gehen. Für die AD(H)S-Frau kann ihre Sexualität im Familienstress auf der Strecke bleiben. Die Versorgung der Kinder kann Lust, Liebe und Zweisamkeit unmerklich einschlafen lassen. Manche Frauen vermissen sie nicht einmal. Es ist wichtig, dass Frauen sich auch fragen, wo ihre Lust abgeblieben ist, welche Bedürfnisse sie an ihre Partnerin oder ihren Partner haben. Und es ist wichtig, dass Frauen grundsätzlich ihre Bedürfnisse genauso ernst nehmen wie die Bedürfnisse der anderen Familienmitglieder.

Was ich allen Müttern aus eigener Erfahrung raten kann:

- Informieren Sie sich über AD(H)S.
- Wenn es Zweifel gibt, ob Ihr Kind unter AD(H)S leidet, lassen Sie es abklären. Wenn es AD(H)S hat, lassen Sie es behandeln.
- Nehmen Sie Hilfe an!
- Machen Sie ein Elterntraining.

- Schaffen Sie sich Freiräume und reservieren Sie sich eine Eigenzeit.
- Tun Sie Dinge, die Ihnen Spaß machen und bei denen Sie relaxen und wieder auftanken können.
- Opfern Sie sich nicht für Ihre Kinder, sondern schauen Sie, dass auch Sie genügend Spaß und Freude haben.
- Sie sind Vorbild für Ihre Kinder – auch in Ihrer Selbstfürsorge.
- Seien Sie konsequent und ziehen Sie das durch, was Sie angekündigt haben, sonst nehmen Ihre Kinder Sie nicht ernst.
- Lassen Sie Ihre Kinder regelmäßig mithelfen, auch wenn sie keine Lust dazu haben. Familie funktioniert nur, wenn jeder seinen Teil dazu beiträgt. Mitarbeit ist eine wichtige Lebensschule.
- Machen Sie etwas, das Sie zufriedenstellt und ausfüllt.
- Kinder sind heute schnell gelangweilt und anspruchsvoll. Stellen Sie nicht immer nur Ihre Kinder zufrieden, sondern fordern Sie Rücksicht von ihnen ein, und lassen Sie sie wissen, dass Sie nicht immer bereit sind, Ihnen ständig Aufmerksamkeit zu geben.
- Sie sind nicht die Entertainerin Ihrer Kinder und an Langeweile ist noch niemand gestorben.
- Setzen Sie klare Grenzen und wiederholen Sie Regeln.
- Erwarten Sie keine Harmonie und geben Sie Ihren Perfektionismus auf. Mit Kindern können Sie ihn sowieso knicken.
- Halten Sie es aus, dass Ihre Kinder manchmal unzufrieden mit Ihnen oder ärgerlich auf Sie sind. Das geht vorbei.
- Versuchen Sie nicht immer, von Ihren Kindern geliebt zu werden. Manchmal nerven Sie wirklich, und Sie lieben Ihre Kinder ja auch nicht immer, wenn sie gerade ihre Trotzphasen ausleben.
- Versuchen Sie nicht, die beste Freundin Ihrer Kinder zu sein. Ihre Aufgabe als Mutter ist eine andere, aber auch eine einmalige. Sie sollten Ihre Kinder lehren, lebenstüchtig zu werden. Dazu gehört auch die Erfahrung, dass man nicht alles (gleich) bekommt, dass man Frustration und schlechte Laune ertragen und selbst einen Beitrag für die Gemeinschaft leisten muss.

- Setzen Sie sich durch mit »hart, aber herzlich«.
- Bewahren Sie Ruhe und Gelassenheit und nehmen Sie sich Auszeiten.
- Suchen Sie sich ausreichend Bewegung.
- Geben Sie sich Struktur und Taktung, absolvieren Sie zum Beispiel an einem bestimmten Tag immer das gleiche Pflichtprogramm.

Das Monster in mir

Ich habe eine weitere sehr mutige Patientin, die Tanja heißt. Sie hat bereits vor einigen Jahren mit mir einen Artikel für die Süddeutsche Zeitung gemacht, der *Das Monster in mir* hieß. Ich fand es ungeheuer mutig von Tanja, dass sie das Interview unter ihrem richtigen Namen gegeben und dieses heikle Thema trotz ihrer Schuld- und Schamgefühle publiziert hat. Sie hat Hunderte von Zuschriften bekommen, weil sich so viele Frauen mit ihrer Schilderung identifizieren konnten und so erleichtert waren, dass es auch andere gibt, die ausrasten und ihre Kinder anschreien, weil sie gestresst sind.

Tanja beschreibt, wie sie in der Kindererziehung immer wieder in Stress kommt. Sie ist alleinerziehend und hat zwei AD(H)S-Kinder, die sie in den Wahnsinn treiben. Sie möchte eine gute und verständnisvolle Mutter sein, doch das gelingt ihr leider nur zeitweise. Wenn sie gestresst und reizüberflutet ist und ihre Kinder mit ihrem Trotz ihre Knöpfe drücken, flippt sie aus, schreit herum, beschimpft ihre Kinder und hat sie auch schon einmal geschlagen. Das ist schrecklich für sie, weil sie genau weiß, dass sie ihren Kindern damit schadet. Sie verurteilt sich selbst endlos dafür. Die größte Strafe sind ihre Schuldgefühle, und sie ist selbst schockiert, dass es immer wieder passiert. Sie bezeichnet sich als Unmensch, als Rabenmutter und als Monster. Sie fällt nach so einem Anfall von Kontrollverlust oft in depressive Phasen. »Wie konnte ich mich nur so gehen lassen und meine Kinder so schlecht behandeln?« Sie entschuldigt sich dann bei ihren Kindern, tut alles für sie und setzt lange keine Grenzen, weil sie ja alles wiedergutmachen will. Tatsächlich macht dieses Verhalten alles nur schlimmer. Die Kinder tanzen ihr wieder auf dem Kopf herum, der nächste Ausraster ist vorprogrammiert und es folgen erneut endlose Entwertungen, Selbsthass und Selbstbestrafung.

Für Tanja war die Diagnose AD(H)S entscheidend und ein wichtiger Baustein in ihrer Genesung. Sie konnte sehen, dass ihre Kinder sie nicht ärgern wollten, sondern einfach auch wie sie ein Problem mit ihrer Gefühlskontrolle hatten. Sie waren genauso chaotisch wie sie und im Übrigen genauso trotzig und auflehnend, wie sie es selbst in ihrer Jugend gewesen ist. Es war für sie eine unglaubliche Befreiung und Entlastung zu sehen, dass sie kein Monster ist und ihre Kinder wirklich liebt. Sie konnte nach der Diagnose auch sehen, dass sie häufig überfordert war und dass ihre Impulsivität immer wieder getriggert wurde. Das Ganze hat nun einen Namen. Tanja hat seit ihrer medikamentösen Einstellung nur noch ganz selten Ausraster, und sie waren nie mehr so schlimm. Das stärkt ihr Selbstwertgefühl, ihre Selbstakzeptanz und den Glauben an sich selbst.

Die meisten AD(H)S-lerinnen verstehen Tanjas Probleme sehr gut. Aus der Sicht der betroffenen Kinder sieht das leider ganz anders aus. Klara beschreibt hier sehr eindrucksvoll, wie sie in solchen Situationen ihre Mutter erlebte.

> Ich fragte mich oft, ob Erwachsene überhaupt lernfähig sind. Meine Mutter wohl nicht! Auch das brachte mich oft zum Verzweifeln, immer wieder die gleichen Diskussionen, Entschuldigungen und Beteuerungen, dass es nicht mehr passieren würde, und doch brachen bei der nächsten Gelegenheit all die guten Vorsätze wie ein Kartenhaus zusammen. Ich mochte meine Mutter, aber sie war für mich auch eine unerträgliche Zumutung, die mir mein Leben abschnürte und sich aufdringlich immer wieder in den Vordergrund

spielte. Heute weiß ich, dass ich im Erleben meiner Mutter nur eine Randerscheinung war, weil sie im Sturm all ihrer überbordenden Gefühle um sich herum alles nur flüchtig und peripher wahrnahm. Manchmal finde ich es heute so ungeheuer schwer zu ertragen, wie sehr ich all ihren ungeheuren Kränkungen und Gemeinheiten ausgesetzt war, die sie in die Welt schleuderte. Sie führte einen Kampf gegen alle, auch gegen mich, weil sie immer einen Angriff witterte, den es nicht gab. Es war einfach verrückt. Aber was macht man damit, wenn man Kind ist und keine Ahnung hat, wie die Welt funktioniert? Meine verrückte Mutter war mein gut gehütetes Geheimnis, weil ich meine Mutter trotz allem schützen wollte. Ich wusste, dass sie das alles nicht wollte, und ich spürte schon früh, dass sie keine Kontrolle über ihre Gefühle hatte. Ihre Gefühle waren so überschießend, so extrem, so zerstörerisch, aber sie konnte auch so liebend sein. Sie war einerseits aggressiv und gewalttätig, dann aber auch wieder so hilflos und zerbrechlich. So oft hatte ich das Gefühl, dass ich für sie sorgen musste, dass ich Situationen entschärfen musste, bevor sie sich zuspitzten, um die Eskalation und die Gefühlsausbrüche zu vermeiden. Es war so anstrengend und zermürbend, auf meine Mama aufzupassen. Sie eckte ständig an und machte sich damit dann unglücklich, denn eigentlich wollte sie doch nur geliebt werden. Das sollte dann einer verstehen! Aber ich war ein Kind und meine Mutter ein erwachsener Mensch, zumindest tat sie so. Ich frage mich oft, ob andere Menschen Regeln und Konstanten haben, ob sie abschätzen können, was als Nächstes passiert und wie sie reagieren werden. Das Erstaunliche war für mich immer, dass ich sehr genau abschätzen konnte, wie mein Vater reagieren würde. Er war für mich kein Mysterium, er war einfach berechenbar. Er war auch mal sauer, ungerecht und ungehalten. Es kommt mir dabei in den Sinn, wie ähnlich meine Mutter mir war. Ich bin doch auch so ungeheuer empfindlich und kränkbar und ich kann genauso ausrasten wegen Kleinigkeiten. Das finde ich schrecklich.

AD(H)S in der Menopause und im Alter

Das Eintreten in die Wechseljahre geht sowohl mit neurobiologischen als auch erheblichen sozialen Veränderungen einher. Die Wechseljahre sind für alle Frauen auch deshalb eine Herausforderung, weil sie eine völlige Umorientierung erfordern.

Die Menopause ist für Mütter eine enorme Umstellung, weil zu dieser Zeit meist die Kinder das Haus verlassen und sie sich neu orientieren müssen. Jetzt gilt es, sich wieder in einer neuen Rolle zu finden, neue Hobbys und Interessen zu entwickeln, die in der Elternzeit meist auf der Strecke geblieben sind. Für viele Frauen ist es ein schmerzhafter Abschied von der Mutterrolle, weil das Haus jetzt leer ist und die Lebendigkeit und die sozialen Kontakte durch die Kinder sehr fehlen können. Sie sind jetzt nicht mehr als Versorgerinnen und ständige Ansprechpartnerin gefragt, sondern müssen akzeptieren, dass die nun groß gewordenen Kinder die Welt da draußen als viel spannender erleben, als im Elternhaus Gastspiele zu geben. Die Struktur, die durch Kinder vorgegeben ist, fällt dann weg. Alle Phasen, in denen Struktur und Ordnung wegfallen, können das AD(H)S-Chaos, die Prokrastination und die Entscheidungsschwäche verstärken und AD(H)S-Frauen in Abgründe stürzen. Auch das ist ein Grund, aus dem AD(H)S-Frauen sich in den Wechseljahren schwerer tun als neurotypische Frauen.

Neben der Veränderung der Rolle als Mütter trifft aber alle Frauen die hormonelle Veränderung, die sich durch die zunehmende Unregelmäßigkeit und das Ausbleiben der Regelblutung bemerkbar macht. Damit fällt auch die Fruchtbarkeit weg. Das ist evolutionsbiologisch ja durchaus passend, weil es mit steigendem Alter der Mutter zu vermehrten Schwangerschaftskomplikationen, aber auch zu vermehrten Missbildungen der Kinder kommt. Außerdem ist es nicht sinnvoll, wenn Mütter aufgrund ihres Alters das Aufwachsen ihrer Kinder nicht mehr begleiten können.

Biologisch vollzieht sich die Menopause über viele Jahre hinweg und wird dadurch ausgelöst, dass die Eierstöcke langsam ihre Hormonproduktion einstellen. Diese Übergangsphase heißt Klimakterium und vollzieht sich statistisch bei Frauen zwischen dem 45. und 60. Lebensjahr. Das Durchschnittsalter der Frauen, die keine Regelblutung mehr haben, ist 51 Jahre. Das kann bei manchen Frauen viel früher passieren, was auch u. a. genetische, aber auch ethnische ebenso wie ernährungsbedingte Gründe hat.

Nicht jede Frau hat Wechseljahresbeschwerden, aber AD(H)S-Frauen zeigen häufiger die klassischen klimakterischen Symptome wie Hitzewallungen, Schweißausbrüche, Haarausfall, Libidostörung, Depression, Schlafstörung, Blutdruckschwankungen, schneller Herzschlag, trockene Haut, trockene Augen, trockene Scheide, Muskel- und Gelenkschmerzen und Schilddrüsenfunktionsstörungen. Es fühlt sich an, als werde man plötzlich alt und gebrechlich und als würde man zu der Frau, zu der man nie werden wollte: launisch, wenig belastbar, alles tut weh, mürrisch, depressiv … Und schon bei kleinsten Anstrengungen fängt man an zu schwitzen.

Es ist bemerkenswert, dass fast 50 Prozent der AD(H)S-lerinnen Wechseljahresbeschwerden haben – gegenüber 15 Prozent der neurotypischen Frauen. Auch hier zeigt wieder eine hormonelle Veränderung deutlich höhere Ausschläge in Richtung Depression, Stimmungsschwankungen und körperlicher Symptome. Bei AD(H)S scheinen kleine Veränderungen einfach eine größere Auslenkung zu haben.

Wenn die Eierstöcke die Produktion von Östrogen und Gestagen einstellen, werden davon der Dopamin- und Serotoninspiegel beeinflusst. Diese Gehirnhormone sind für die Stimmung, die Motivation und die Stabilität zuständig. Wenn es zu einem deutlichen Leidensdruck in den Wechseljahren kommt, sollte unbedingt eine Hormonersatztherapie mit Östrogen und Gestagen erwogen werden. Viele AD(H)S-Frauen erleben sich dann wieder ausgeglichener, aktiver und deutlich jünger. Ist doch schön, dass Chemie so manche Frau vor der vorzeitigen Vergreisung bewahren kann. Wir müssen uns leider eingestehen, dass unser guter Wille zu einem gesunden Leben oft nicht ausreichend ist, um auch in der dritten Lebenshälfte vital und fit zu bleiben.[63]

Die gute Nachricht ist, dass zumindest die hyperaktiven ADHS-Frauen später altern. Eine meiner Patientinnen zaubert in meiner Praxis immer wieder ein Lächeln auf all unsere Lippen, wenn sie auftaucht. Mittlerweile ist sie 86 Jahre alt. Vor 20 Jahren habe ich AD(H)S bei ihr diagnostiziert. Sie hatte sehr viel geraucht und musste dann plötzlich damit aufhören, weil sie einen Herzinfarkt erlitten hatte. Sie hat sich über Jahrzehnte mit Nikotin selbst behandelt, sich aber auch leider damit krank gemacht. Jetzt zeigte sich wieder ihr unbehandeltes AD(H)S – sie war sehr unglücklich damit. Sie wurde zunehmend launisch, unausstehlich, alles regte sie auf und sie konnte sich selbst nicht mehr ertragen. Sie hatte bereits zwei Klinikaufenthalte in der Psychiatrie hinter sich und ihr war die Diagnose Depression ausgestellt worden. Sie war aber gar nicht depressiv. Sie litt unter einer unerträglichen Unruhe, ausgeprägten Stimmungsschwankungen und Impulsivität. Ich habe sie mit Minidosen Stimulanzien behandelt, und sie wurde wieder die, die sie ihr Leben lang war: eine aktive, engagierte, lebendige Frau mit vielen Ideen. Sie mochte sich und die Welt wieder. Sie sagt immer, dass wir ihr ein neues Leben geschenkt hätten, denn so hätte sie nicht weiterleben wollen. Mit diesen Minidosen geht es ihr seit Jahren super und alle, die ihr Alter nicht kennen, würden sie für 20 Jahre jünger durchgehen lassen. Sie sprüht vor Eifer und ihre erstaunliche Vitalität und Schlagfertigkeit verblüffen uns jedes Mal. Das einzige Problem, das sie aktuell hat, ist, dass alle um sie herum so alt werden, wo sie doch noch so viel vorhat …

Die unaufmerksamen AD(H)S-lerinnen haben es da oft schwerer im Alter. Bei den meisten Menschen lassen Gedächtnis und Flexibilität nach. Wenn die zerstreute AD(H)S-Frau jetzt aber immer vergesslicher wird, dann kann das Leben schnell aus den Fugen geraten. Viele sind davon überzeugt, bereits an einer beginnenden Demenz zu leiden. Das Erfreuliche ist, dass man diese AD(H)S-bedingte Pseudodemenz sehr gut behandeln kann. Ich habe bereits eine ganze Menge AD(H)S-Frauen schlagartig von ihrer Demenz geheilt, indem ich ihnen Stimulanzien verordnet habe. Sie starten dann oft mit ganz anderem Schwung in jeden neuen Tag. Ich kann natürlich keine Demenz heilen, aber wenn man eine genaue Krankengeschichte erhebt und sich mit AD(H)S auskennt, erkennt man immer wieder die ausgebrannten hochfunktionalen AD(H)S-lerinnen, die bisher in ihrem Leben gut funktioniert haben und denen jetzt die Puste ausgeht. Auch im fortgeschrittenen Alter kann eine AD(H)S-Behandlung mit Stimulanzien noch sinnvoll sein!

Im späteren Lebensalter kann AD(H)S nach wie vor eine große Rolle spielen. Der Ruhestand ist nicht unbedingt ein Vorteil, weil mit ihm die Struktur und eine klare Taktung wegfallen – und damit oft die Aufgaben und die Sinnhaftigkeit. Auch im Alter hassen AD(H)S-lerinnen Monotonie und Langeweile. Mit den Einschränkungen, die das Altern mit sich bringt, fallen immer mehr Kompensationsmöglichkeiten weg. Wenn auf einmal zum Beispiel aufgrund von Gelenkbeschwerden kein regelmäßiger Ausdauersport mehr möglich ist, können sich AD(H)S-Symptome deutlich verstärken. Wenn man nicht mehr selbstbestimmt Hobbys nachgehen kann, weil beispielsweise das Autofahren nicht mehr möglich ist, können sich die Unruhe und die innere Spannung verstärken.[64]

WEITERE PROBLEMBEREICHE BEI AD(H)S

AD(H)S ist komplex und zeigt sich auf vielen Ebenen. In den folgenden Kapiteln geht es um spezielle Bereiche und Themen, die bei AD(H)S auch besondere Probleme mit sich bringen.

AD(H)S und Risikoverhalten

Ein gewisses Risikoverhalten weisen vorwiegend die hyperaktiven Frauen auf. Kennen Sie die Suche nach dem Kick? ADHS-lerinnen suchen nach Aufregung und Abwechslung. Langeweile ist ein Gefühl, das sie nur schwer aushalten können. Hinzukommen die Ungeduld, das Nicht-abwarten-Können. Diese Mischung kann sich zu einem gefährlichen Risikoverhalten zusammenbrauen. Die Gefahr selbst wird zur Verlockung, sei es mit gefährlichen Sportarten oder den bereits erwähnten riskanten Überholmanövern beim Autofahren. ADHS-lerinnen sind eigentlich »untererregt«. Sie versuchen, sich durch einen Kick und die daraus folgende Adrenalinerhöhung zu aktiveren. Die Suche nach einem rauschhaften Nervenkitzel ist wahrscheinlich eine Art der unbewussten Selbstbehandlung, um in die Gänge zu kommen. Leider bekommt man eine wirklich merkliche Adrenalinausschüttung nur bei großem Stress und besonders angesichts einer Todesgefahr. Wenn neurotypische Mitmenschen grün im Gesicht werden und ihnen der Angstschweiß auf der Stirn steht, können

AD(H)S-lerinnen geradezu euphorisch werden und der Gefahr ruhig und klar ins Auge sehen. Das hat wahrscheinlich beim Säbelzahntiger gut funktioniert, geht aber leider öfter daneben. Wir erinnern uns an die erhöhte Sterblichkeitsrate von AD(H)S-Betroffenen, die auch diesem Risikoverhalten geschuldet ist.

Wenn Sie auch ein solches Verhalten an den Tag legen, denken Sie darüber nach, ob diese Art der Aktivierung wirklich gut für Sie ist. Mag ja sein, dass die Todesangst Sie stimuliert. Was aber, wenn Sie im Rollstuhl landen? Abhängig zu sein und sich nicht bewegen zu können, wäre für AD(H)S-Betroffene die Hölle. Die Sucht nach dem Kick flaut durch Medikation meist ab. Es ist nachweisbar, dass durch sie das Unfallrisiko deutlich gesenkt werden kann.[65]

Gestehen Sie sich ein, wenn Sie zu dieser Art Risikoverhalten neigen und verlassen Sie sich nicht darauf, dass es diesmal auch wieder gut gehen wird. Auch Schutzengel haben manchmal Urlaub und die Statisten zeigen klar ein viermal höheres Unfallrisiko. Es ist besser, Medikation zu nehmen, als das eigene Leben und die Gesundheit zu gefährden. AD(H)S-lerinnen bedenken zu selten, dass sie nicht nur sich selbst, sondern auch andere mit ihrem Risikoverhalten in Gefahr bringen.

AD(H)S und Finanzen

AD(H)S-lerinnen können oft nur schwer mit Geld umgehen, es zerrinnt ihnen einfach zwischen den Fingern. Für den Umgang mit Geld benötigt man Planungsfunktionen. Auch bei diesem Thema spielen Handlungskontrolle, den Überblick zu haben und Bedürfnisse aufschieben zu können eine große Rolle. AD(H)S-lerinnen lassen sich schnell verführen; sie neigen zu materiellem Konsum. Vielleicht kennen Sie das gut, dass Sie sich zu Spontaneinkäufen verleiten lassen, nach dem Motto: Kaufen Sie jetzt, bezahlen Sie später. Kennen Sie das drängende Bedürfnis, dass Sie etwas unbedingt jetzt brauchen, dass Sie einen brennenden Wunsch nicht bis Weihnachten aufschieben können? Hier geht es wieder um den Belohnungsaufschub. Viele AD(H)S-lerinnen können einen Hyperfokus auf ein begehrtes Objekt entwickeln und dann gibt es kein Halten mehr, auch wenn das Konto leer ist. Das alles geht natürlich auch heute in Zeiten des Internets viel schneller. Ein Klick, ein Kick und schon kommt ein Päckchen. Viele AD(H)S-Frauen wissen dann nicht einmal mehr, dass sie überhaupt etwas bestellt hatten.

Oft verlieren sie den Überblick über ihre Finanzen. Sie zahlen gerne mit Kreditkarte. Da geht die Übersicht viel schneller verloren, weil man das Geld nicht hinblättern, sondern nur noch eine Taste drücken muss. Der wahre Zustand ihres Bankkontos verliert sich häufig im Nebel der vermeintlichen Bedürfnisse, die zwar nur kurze Befriedigung schaffen, aber trotzdem bezahlt werden müssen. Und dann muss man sie auch noch irgendwo hinräumen.

Lassen Sie Mahnungen häufig endlos liegen, sodass durch Mahngebühren und Inkassobüros viele unnötige Kosten entstehen? Möchten auch Sie nicht wahrhaben, dass Ihre finanzielle Situation prekär geworden ist? Viele AD(H)S-lerinnen leihen sich lieber Geld zusammen und stopfen finanzielle Löcher, statt langfristige und stabile Lösungen anzustreben. AD(H)S-Betroffene beschäftigen sich eben mehr mit dem Hier und Jetzt als mit ihrer Zukunft und den Konsequenzen ihrer Entscheidungen. Der Moment wird genossen und später kommt der Katzenjammer. Davon leben Versandhäuser und Banken mit ihren teuren Kleinkrediten. Oft werden sinnlose Sachen gekauft und schon zuhause stellt man fest, dass sie gar nicht so dringlich waren. Auch die Kaufabsicht kann schnell wechseln. Eine Patientin wollte einen Goldfisch kaufen und kam dann mit einem Meerschweinchen nach Hause, ohne sich darüber Gedanken zu machen, wer das Tier im Urlaub versorgt. Das Aquarium hatte sie aber auch schon gekauft.

Was ich meinen Patientinnen immer rate, ist: Schlafen Sie eine Nacht darüber, bevor Sie etwas kaufen. AD(H)S verführt so schnell – denken Sie an den Hyperfokus. Sie sehen in Ihrem Fernrohr nur die Beute, das Ziel, diese Beute per Klick zu erlegen, ohne sich zu fragen, ob Sie es wirklich brauchen und ob es Sie glücklicher macht. Erst gekauft und dann darüber nachgedacht, ist teuer und müllt Ihre Wohnung zu. Ein Kauf macht nur kurzfristig glücklich.

Wir hatten das schon: AD(H)S-lerinnen sind schneller verführbar und schneller zu kicken. Das ist ein Milliardengeschäft. So manche AD(H)S-Betroffene weiß gar nicht, wo sie die 10 000 Euro gelassen hat, die sich jetzt als Schulden auf dem Konto zeigen.

Diese Art schlechter Finanzplanung kann dazu führen, dass irgendwann alles zusammenbricht, beispielsweise wenn die Bank das Konto sperrt, weil der Überziehungskredit ausgereizt ist. Dann stehen unerwartet Gerichtsvollzugsbeamte vor der Tür, denn auf einmal wollen alle ihr Geld zurück. Dann bricht das Kartenhaus zusammen. Wenn es einmal einen Eintrag bei der Schufa gibt, wird es ungemütlich. Dann bekommt man keine neue Wohnung und nicht einmal einen neuen Handyvertrag. Man könnte dann meinen, die Welt sei gemein und ungerecht. Es ist aber nur selbst verschuldetes Elend. Leider haben viele meiner Patientinnen mit diesem Thema zu kämpfen. Es hilft nichts, dieses Thema immer wieder auszublenden und es zu vertagen, denn die Schulden werden nur größer. Machen Sie sich klar, dass Sie die Verantwortung für Ihr Leben tragen und dass nur Sie selbst Ihre Probleme lösen können. Das geht besser, wenn Sie die folgenden Regeln beachten:

FINANZMANAGEMENT FÜR AD(H)S-LERINNEN

Verschaffen Sie sich einen Überblick und teilen Sie Ihr Geld ein:

- Machen Sie eine vollständige Aufstellung über Ihre laufenden Kosten. Schreiben Sie schonungslos alle Verpflichtungen auf und vergessen Sie nicht jährliche Abbuchungen wie Versicherungen, Rechtsschutz, Fernsehgebühren, Haftpflichtversicherungen, Vereinsmitgliedschaften etc.
- Machen Sie für die dringenden laufenden Kosten Daueraufträge, die direkt von Ihrem Konto abgehen.
- Überweisen Sie sich ein angemessenes Taschengeld, das Sie bitte mit Ihrem Partner absprechen, und geben Sie nur das für Ihren täglichen Gebrauch aus.
- Legen Sie sich eine App zu, mit der Sie alle Ausgaben registrieren.
- Legen Sie ausreichend Geld für Unvorhergesehenes zurück, denn es passiert immer etwas, mit dem Sie nicht gerechnet haben.
- Treffen Sie Entscheidungen, welche Posten nicht so wichtig sind. Vielleicht lesen Sie doch nicht regelmäßig jede abonnierte Zeitschrift.

Lassen Sie Inkassobüros nicht an Ihnen verdienen, und überlegen Sie, ob Sie Ihre Anschaffungen wirklich brauchen.

- Zahlen Sie Ihre Rechnungen pünktlich, denn das schafft Vertrauen und erspart so manchen Ärger und Missstimmung.
- Machen Sie alle Briefe auf und stellen Sie sich der Realität.
- Schlafen Sie eine Nacht darüber, bevor Sie etwas kaufen. Fragen Sie sich immer, ob Sie der begehrte Artikel wirklich glücklich machen würde und wo Sie ihn lagern möchten.

Und falls Sie schon in die Schuldenfalle getappt sind:

- Laufen Sie nicht vor unangenehmen Situationen davon, sondern schauen Sie hin. Suchen Sie nach der besten Lösung. Ein Feind, den man nicht anschaut, ist viel gefährlicher.
- Verschaffen Sie sich einen Überblick über Ihre finanzielle Situation, nehmen Sie eventuell auch Rat und Unterstützung von Freunden dazu an.
- Machen Sie keine weiteren Schulden.
- Stellen Sie einen Finanzplan auf, wie Sie Schulden abbezahlen können, denken Sie auch über eine Umschuldung bei Banken nach.
- Holen Sie sich fachlichen Rat bei einer Steuerberatung oder jemand anderem, der gutes Fachwissen und den Überblick im Thema hat.
- Nehmen Sie eventuell eine Schuldnerberatung in Anspruch. Wenn Sie heillos verschuldet sind, kann ein sofortiges Insolvenzverfahren ein guter Ausweg sein. Der Prozess, den Sie damit durchlaufen, kostet Sie drei Jahre, bis Sie wieder schuldenfrei sind. Wenn Sie es länger hinausschieben, haben Sie die ganze Zeit den Stress und die Dauerspannung und danach wieder drei Jahre zu überstehen.

AD(H)S und Beruf

AD(H)S-Betroffene erreichen bei gleicher Intelligenz häufiger niedrigere Bildungsabschlüsse.[66] Die berufliche Entwicklung eines Menschen wird wesentlich durch den erreichten Bildungsgrad bestimmt. Niedrigere Bildungsabschlüsse bedingen ein niedrigeres Einkommen, einen niedrigeren sozialen Status und vermehrte Unzufriedenheit im Beruf.

Wir finden bei AD(H)S-Betroffenen eine geringere Arbeitszufriedenheit und häufigere Zeiten von Arbeitslosigkeit vor. Sie weisen auch mehr Fehltage auf.[67] Teilzeitbeschäftigungen und Kündigungen kommen häufiger vor. Außerdem bekommen Betroffene häufiger schlechtere Leistungsbeurteilungen.[68]

AD(H)S-Betroffene bleiben in ihrer beruflichen Performance oft unter ihrem intellektuellen Potenzial. Die häufigen Jobwechsel werden wesentlich durch Krisen am Arbeitsplatz aufgrund geringerer sozialer Kompetenz, innerer Unruhe und Getriebenheit sowie die reduzierte Leistungsfähigkeit verursacht. Aber warum ist das so? Im Beruf werden meist hohe Anforderungen an die Performance gestellt. Teamarbeit ist gefragt und der richtige Umgang mit dem Team, Vorgesetzten und der Kundschaft setzt sozialverträgliches Verhalten voraus. Verlässlichkeit, Pünktlichkeit, den Überblick zu haben, Arbeiten vollständig und zeitnah abzugeben – das alles sind Voraussetzungen für beruflichen Aufstieg. Probleme mit den Planungsfunktionen zeigen sich im Beruf oft überdeutlich.

AD(H)S-lerinnen können sich schnell verzetteln, weil sie den Wald vor lauter Bäumen nicht sehen und falsch priorisieren. Sie verlieren das Ziel völlig aus den Augen oder strapazieren ihre Kolleginnen und Kollegen mit Endlosdiskussionen über vermeintliche Ungerechtigkeiten. Sie kämpfen wie Löwinnen gegen scheinbar sinnfreie Regeln, die sie nicht akzeptieren möchten. Ihr Rechthaberinnenreflex nagt an der Geduld der anderen. Kennen Sie das?

AD(H)S-lerinnen kommen mit Hierarchien oft schlecht zurecht. Sich von anderen etwas sagen lassen zu müssen, mögen sie gar nicht. Sie verlieren viel Zeit damit, verlegte Dokumente zu suchen. Es fällt ihnen schwer, Sachen an den richtigen Platz zu bringen, konsequent Schriftstücke zuzuordnen, Akten und Ordner zu beschriften und sinnvolle Arbeitsabläufe zu automatisieren. Während sie ihren täglichen Kampf gegen ihr eigenes Chaos führen, fragt sich das Team, warum sie nie mit ihrer Arbeit fertig werden.

Unmut entsteht auch, wenn AD(H)S-Betroffene unzuverlässig sind und Arbeiten nicht vollständig und gründlich erledigen. Die Kolleginnen und Kollegen, denen das Mehrarbeit verschafft, finden das eben nicht selbstverständlich. Wenn Aufgaben auf den letzten Drücker bewältigt werden, kann das ein Team stressen, das von der Erledigung dieser Aufgaben abhängig ist, weil es dann selbst unter Zeitdruck gerät. AD(H)S-lerinnen sind oft Meisterinnen im Sich-Rausreden, besonders wenn es um ihre Vergesslichkeit geht. Kolleginnen und Kollegen sind dann enttäuscht. Sie fühlen sich ausgenutzt, sind genervt und vielleicht auch gekränkt, wenn Zusagen nicht eingehalten werden. Zuverlässigkeit und Berechenbarkeit sind wesentliche Erfolgsfaktoren im Beruf und werden daher konsequent eingefordert. Haben sie die Sympathien des Teams verspielt, dann sind AD(H)S-lerinnen leicht angreifbar, weil sie mehr Fehler machen als andere und sie eventuell langsam sind.

AD(H)S-lerinnen können viel reden und wenig zuhören. Im Gespräch fallen sie anderen eher ins Wort und lassen ihnen nicht genug Raum. Oft haben sie noch keine klare Position, bevor sie anfangen zu reden. Nach dem Motto: »Woher soll ich wissen, was ich meine, bevor ich es gesagt habe?« Sie reden einfach drauflos, ohne ein Ziel vor Augen zu haben. Die anderen sind irritiert, dass sie ihre Meinung so schnell wechseln können. Man hält sie schnell für Opportunistinnen, auf deren Meinung kein Verlass ist. Tatsächlich ist aber ihr größtes Problem, überhaupt eine Entscheidung zu treffen und eine feste Meinung zu finden. Sie können zwischen naiver Gutgläubigkeit und unbedachten impulsiven Äußerungen schwanken, mit denen sie andere sehr verletzen können. Sie können sich aber auch lange etwas gefallen lassen, nur um irgendwann völlig unerwartet auszurasten. Das versteht dann meist niemand.

Die hypoaktiven ADS-lerinnen leiden selbst sehr darunter, dass sie zu langsam und zu umständlich arbeiten und dass sie nie in der dafür vorgesehenen Zeit fertig werden. Sie fühlen sich gefangen in ihrem Gehirnnebel und es fehlt ihnen oft an Überblick. Manche arbeiten heimlich, damit sie nicht auffallen. Sie entwickeln ein ausgeprägtes Schamgefühl für ihre Langsamkeit. Dann entstehen bei ihnen zwanghafte und perfektionistische Züge, weil sie um ihre Fahrigkeit und Flüchtigkeitsfehler wissen und sich kompensatorisch immer stärker kontrollieren. Vor lauter Konfliktvermeidung verlieren sie ihre Meinung und Bedürfnisse aus den Augen. Sie trauen sich selbst nichts zu. Mit ihren Kontrollzwängen werden sie noch langsamer. Unter diesem Stress entstehen leicht ein Burn-out oder andere Stresserkrankungen.

Manchmal versuchen sie, Konflikte zu vermeiden und sich überangepasst zu verhalten. In ihrem Bemühen, es anderen rechtzumachen und nicht aufzufallen, können sie sich selbst verleugnen, sie verlieren ihre Meinung und ihre Bedürfnisse aus den Augen.

Viele AD(H)S-lerinnen haben eine ausgeprägte Hypersensibilität. Sind Sie schnell gekränkt und fühlen sich schnell verletzt, kritisiert und abgelehnt? AD(H)S-lerinnen bewerten harmlose Sätze schnell als feindselig und aggressiv und beharren dann auf ihrer Sichtweise. Sie nehmen vieles persönlich und beziehen alles auf sich selbst. In ihrer Negativität bzw. ihrem negativen Hyperfokus erleben sie sich selbst als Mittelpunkt einer Welt, die sich gegen sie verschworen hat. Mit dieser verzerrten Wahrnehmung interpretieren sie das Verhalten ihrer Mitmenschen immer in Bezug auf sich selbst. Wenn jemand grantig schaut, vielleicht weil er eine durchwachte Nacht mit einem kranken Kind hatte, ist für die AD(H)S-lerin klar, dass der Arbeitskollege etwas gegen sie im Schilde führt und sie auch überhaupt nie gemocht hat. Außerdem ist es schwer für sie, Kritik als Chance und Entwicklungsmöglichkeit zu sehen. Reflexartig können sie diese zurückweisen und sich dann als Mobbingopfer fühlen.

Es kommt öfter vor, dass AD(H)S-lerinnen ihre Defizite nicht als solche wahrnehmen und kritische Bemerkungen als Ablehnung ihrer Person erleben. Dann sehen sie sich als Opfer von Ungerechtigkeit. Wenn sie diese Erfahrung öfter machen, speichern sie sie mit Groll ihrer Wahrnehmung entsprechend ab. Zusammenfassend kann man sagen, dass AD(H)S-lerinnen schlechter mit Misserfolgen und Kritik umgehen können. Ihre Frustrationstoleranz ist geringer als die von anderen.

Oft besteht eine Diskrepanz zwischen der Selbsteinschätzung ihrer Leistungsfähigkeit und der Beurteilung durch andere. Sie können sich einmal völlig überschätzen, um im nächsten Moment in tiefe Selbstzweifel zu fallen. AD(H)S-lerinnen können sich auch schnell überfordert fühlen, wenn mehrere Aufgaben gleichzeitig an sie gestellt werden. Sie bekommen dann eventuell Panik und schalten ab.

Die positiven Seiten von AD(H)S im Beruf

ADHS-Betroffene sind oft sehr engagiert und bereichern eine Firma mit vielen kreativen und originellen Ideen. In ihrer unkonventionellen und offenen Art können sie andere mitreißen. Mit ihrem Kreuz- und Querdenken können sie auf Ideen kommen, auf die andere nicht kämen. Ihre Intuition kann eindrucksvoll sein, ihre Begeisterung ansteckend. Wenn sie begeistert sind, können sie Berge versetzen. Mit ihrer Hypersensitivität können sie feine Schwingungen und Stimmungen wahrnehmen und nutzen. Es gelingt ihnen oft, selbst in schwierigen Situationen ungewöhnliche Wege aus Problemen zu finden. Hypersensitivität kann viele Vorteile haben.

Niemand kann besser wie Phoenix aus der Asche auferstehen als AD(H)S-Betroffene. Und niemand hat genialere Ideen oder bessere Intuition. Wenn AD(H)S-lerinnen etwas interessiert, dann sind sie zu erstaunlichen Leistungen fähig und können unschlagbar sein. Wenn sie etwas nicht wollen, sind ihr Widerstand und ihr Kampfgeist gefürchtet, genau wie ihr Gerechtigkeitssinn.

Welche Berufe sind besonders geeignet?

AD(H)S ist ein Vorteil bei Berufen, die spannend, schnell und aufregend sind, die Flexibilität erfordern, in denen es darum geht, einen Auftrag zu erbeuten, ein Interview zu bekommen oder ein Bild zu schießen. Außendienst, Vertrieb oder Journalismus sind hier gute Beispiele.

Wenn die Spannung steigt und sich Notfallsituationen abzeichnen, bekommen AD(H)S-Betroffene oft einen klaren Kopf und entwickeln einen guten Überblick. Deswegen sind viele gute Rettungssanitäterinnen und Notärztinnen AD(H)S-Betroffene. Bei Tatütata springt das Adrenalin an und Sie wissen schon, was dann mit einem AD(H)S-Gehirn passiert! Wenn sie darüber hinaus ihren Gerechtigkeitssinn ausleben können, sind sie als Staatsanwältinnen besonders engagiert.

Als AD(H)S-Betroffene sollten Sie sich immer fragen, wo Ihre Kernkompetenzen liegen. Richtig gut werden Sie in Ihrem Beruf nur, wenn Sie für ihn brennen und er Ihnen auch wirklich Spaß macht.

Welche Berufe sind eher problematisch?

Eher problematisch sind Berufe, die große Genauigkeit erfordern oder in denen monotone Tätigkeiten wichtig sind. Langeweile und Unterforderung führen bei AD(H)S-lerinnen zu einer schlechten Arbeitsmoral. Sie können sich unter diesen Bedingungen nur wenig für eine Arbeit begeistern und daher auch nicht viel leisten. Arbeiten im Controlling oder das Eingeben von Daten können sie lethargisch und unzufrieden machen. Ausnahmen gibt es natürlich immer. Bei AD(H)S gilt: Alles, was interessant ist, flutscht.

Was sind gute Arbeitsbedingungen für AD(H)S-Betroffene?

AD(H)S-Betroffene brauchen Aufgaben, für die sie sich begeistern können und die sie spannend finden. Außerdem brauchen sie Bewegung und Abwechslung. Hilfreich sind kreative Räume, in denen sie ihre Ideen entwickeln können. Sie brauchen einerseits Freiräume und Eigenständigkeit, andererseits aber klare Grenzen und Strukturen. Sie benötigen Deadlines, Kontrollen und – wenn es langweilig wird – genau definierte Arbeitsschritte.

Welche Arbeitsbedingungen sind problematisch?

Autoritärer Führungsstil und Willkür sind Gift für AD(H)S-lerinnen. Entweder kämpfen sie dann verbissen gegen als Einschränkung erlebte Vorgaben oder sie gehen in die Resignation und innere Kündigung und tauchen einfach ab. Aufgrund der Reizoffenheit von AD(H)S-Betroffenen sind Großraumbüros für sie meistens ein Graus. Sie werden von jedem Reiz abgelenkt. Kennen Sie das, dass Sie jedes Telefonat im Team mitbekommen und darüber nachdenken und dass Sie jeden Gang zur Kaffeemaschine registrieren oder Sie jeder Plausch der Kolleginnen und Kollegen aus Ihrer Arbeit herausreißt? Arbeitgeberinnen und Arbeitgeber ahnen meist nicht, wie sehr sie AD(H)S-Betroffene mit Großraumbüros stressen. ADHS-lerinnen sind dieser ständigen Reizüberflutung völlig ausgeliefert! Am Ende eines Arbeitstages sind sie viel erschöpfter, als wenn sie sich in ein Zimmer zurückziehen und ungestört ihre Aufgaben erledigen können. Homeoffice für mehrere Tage in der Woche kann für AD(H)S-lerinnen sehr hilfreich sein.

Was müssen AD(H)S-Betroffene lernen, um beruflich erfolgreich zu sein?

AD(H)S-lerinnen profitieren sehr davon, wenn sie ihre Selbstorganisation und Zuverlässigkeit verbessern. Sie müssen lernen, in ihrer Kommunikation sozial verträglich zu bleiben und ihre Kolleginnen und Kollegen nicht unter ihren Stimmungsschwankungen leiden zu lassen. Sie müssen lernen, Kompromisse einzugehen und Toleranz zu entwickeln. Das Üben von Geduld und Gelassenheit macht das Leben leichter. Dann muss man sich nicht immer so aufregen. Kritikfähigkeit zu üben, ist auch keine schlechte Idee. Es hilft, wenn AD(H)S-lerinnen lernen, Feedback nicht nur als Angriff, sondern auch als konstruktive Rückmeldung zu sehen, an der man wachsen kann. Dazu gehört natürlich, sich die eigenen Schwächen einzugestehen, ohne sich schwach und ausgeliefert zu fühlen. Schwächen haben wir ja schließlich alle und man kann an ihnen arbeiten. Zu guter Letzt hilft es, Akzeptanz dafür zu entwickeln, dass es Hierarchien gibt und Vorgesetzte auch Entscheidungen treffen dürfen, die man selbst als falsch oder sinnfrei erachtet. Es bleibt für viele AD(H)S-lerinnen immer eine Herausforderung, sich auf sozialverträgliche Verhaltensweisen zu besinnen und ihre Meinung angemessen zu vertreten, statt im Eifer des Gefechtes emotional die Kontrolle zu verlieren.

Es ist ganz besonders wichtig, dass Sie den richtigen Platz für sich finden. Beruf kommt von Berufung – und das gilt ganz besonders für AD(H)S-lerinnen. Es gilt, eine Passung zwischen Ihren eigenen Stärken, Visionen, Zielen und Fähigkeiten herzustellen.

Soll man sagen, dass man von AD(H)S betroffen ist?

Ich empfehle es meinen Patientinnen nur bedingt. AD(H)S ist ein Thema, zu dem die meisten Menschen eine Meinung, aber von dem sie meist keine Ahnung haben. Da man nicht weiß, welches Wissen und welche Erfahrungen Vorgesetzte mit AD(H)S haben, wäre ich vorsichtig. Sie haben gute Karten, wenn Ihr Chef oder Ihre Chefin zum Beispiel ein AD(H)S-Kind hat und sich deshalb intensiv damit beschäftigen muss(te). Wenn es aber gerade mit dem eigenen Kind nicht gut läuft, dann wird genau diese Person Sie auch nicht einstellen, weil sie keine Lust hat, sich in der Firma auch noch mit AD(H)S auseinandersetzen zu müssen. Ich rate dazu, die AD(H)S-bedingten Schwierigkeiten zu umschreiben. Die müssen Sie gar nicht mit AD(H)S labeln. Sagen Sie einfach, dass Sie schnell abgelenkt sind und es Ihnen deshalb schwerfällt, in einem Großraumbüro zu arbeiten. Oder dass Sie sich alles aufschreiben möchten, weil Sie sich dann leichter tun, die Aufgaben anhand der Liste abzuarbeiten.

Grundsätzlich finde ich es aber gut, selbstbewusst und offen mit AD(H)S umzugehen. Ihre nahen Angehörigen sollten davon wissen – und die brauchen ja auch so manche Gebrauchsanweisung dafür.

AD(H)S-Betroffene in der Selbstständigkeit

AD(H)S-Betroffene suchen oft die Selbstständigkeit. Die Vorstellung, Entscheidungen selbst treffen zu können und keinen Chef über sich zu haben, ist für sie besonders verlockend. Mit ihren kreativen Ideen ist das zunächst auch keine schlechte Wahl. Leider scheitern selbstständige AD(H)S-lerinnen häufig – und zwar aus Gründen, die andere Menschen überhaupt nicht verstehen können: Sie machen keine Steuererklärung, verpassen die Anmeldung der Umsatzsteuer, bezahlen ihre Rechnungen nicht. Sie verlieren den Überblick über ihre Finanzen, denn die sind für Selbstständige kompliziert und langweilig. Sie finden wichtige Dokumente nicht, wenn sie gebraucht werden. Sie stellen Rechnungen für ihre Leistungen nicht rechtzeitig und verpassen, ihre säumige Kundschaft zu mahnen, denn auch das ist langweilig. Ohne Druck und Zwang von außen erliegen sie oft der Versuchung, sich nur mit Dingen zu beschäftigen, die sie interessieren und ihnen Spaß machen. Manchmal vergessen sie auch, dass sie zwei Jahre später Steuern bezahlen müssen und die nächsten dann auch noch im Voraus. Manche von ihnen haben das Geld in der Zwischenzeit schon ausgegeben.

AD(H)S-Eigenschaften sind meist keine gute Voraussetzung, um Personal zu führen und zu motivieren. Hilfreich können ein gutes Sekretariat oder eine komplementäre Partnerschaft mit Menschen sein, die kein AD(H)S haben. Menschen mit Buchhaltereigenschaften – genau, unnachgiebig, perfektionistisch – können viele AD(H)S-Defizite ausgleichen. Deren Leben wird an der Seite von AD(H)S-Betroffenen oft bunter und interessanter – wenn beide bereit sind, voneinander zu lernen.

Tipps für AD(H)S im Beruf

- *Machen Sie sich die Mühe, sich selbst so einfache Strukturregeln zu geben, dass Sie sie auch einhalten können. Damit behalten Sie die Übersicht. Wenn Sie den Überblick verlieren, machen Sie eine Pause, um aufzuschreiben, welche Aufgabe die nächste und welche die übernächste ist.*
- *Versuchen Sie gegebenenfalls, mit Ohrstöpseln oder Kopfhörern zu arbeiten, wenn Sie in einer hektischen Umgebung sind.*
- *Schreiben Sie sich To-do-Listen und befolgen Sie sie.*
- *Fragen Sie sich, was aktuell wirklich wichtig ist. Wenn Sie unsicher sind, fragen Sie andere.*
- *Sie brauchen Regeln und Struktur sowie Kontrolle. Lehnen Sie sich nicht dagegen auf. Regeln helfen Ihnen, Ihr Leben zu regeln.*
- *Denken Sie daran, dass Sie ein schlechteres Gedächtnis für alles Langweilige haben als andere Menschen. Das ist nicht schlimm, Sie müssen es nur akzeptieren und Strategien dagegen entwickeln. Schreiben Sie das Wichtige immer auf!*
- *Stellen Sie keine perfektionistischen Ansprüche an sich selbst. Sie wissen ja: AD(H)S-lerinnen können nur ganz oder gar nicht. Wenn Sie Ihre Ansprüche zu hoch ansetzen, ist die Wahrscheinlichkeit höher, dass Sie gar nichts machen. Das Perfekte ist für Sie der größte Feind des Guten!*
- *Statt einfach irgendwann irgendwo anzufangen, machen Sie sich einen Plan.*
- *Wenn Sie sich überfordert fühlen, versuchen Sie, einen Schritt nach dem anderen zu machen, und fragen Sie gegebenenfalls nach, welche Aufgabe Sie zuerst erledigen sollten.*
- *Wenn etwas nicht klappt, sagen Sie sich, dass Sie das immer öfter schaffen werden, statt sich selbst dafür zu zermartern.*
- *Achten Sie darauf, pünktlich zu sein, und vermeiden Sie den letzten Drücker, denn der schafft viel Ärger.*[69]

AD(H)S und Beziehungen

Neben den Problemen von AD(H)S-lerinnen im beruflichen Umfeld zeigen sich ähnliche Probleme natürlich auch in Beziehungen aller Art, besonders aber in der Paarbeziehung. Die Trennungs- und Scheidungsrate bei AD(H)S-lerinnen ist höher als in der Normalbevölkerung. Woran liegt das? AD(H)S-lerinnen sind natürlich nicht immer schuld an einer Trennung, und es ist auch keine Zumutung, eine Beziehung mit AD(H)S-Betroffenen zu führen. Es gibt aber neben den vielen liebenswerten Eigenschaften bestimmte Verhaltensweisen von AD(H)S-lerinnen, die es Angehörigen oder anderen geliebten Menschen schwer machen, und die müssen wir uns ansehen.

Die emotionale Überreaktion und die Empfindlichkeiten sind umso größer, je näher und wichtiger uns unser Gegenüber ist. Während sie sich oft bei Fremden noch beherrschen können, lassen AD(H)S-Betroffene häufig ihrem Unmut und ihrer Aggression in nahen Beziehungen freien Lauf. Niemand regt eine AD(H)S-lerin schneller auf als ein naher Angehöriger, der ihr viel bedeutet, am allermeisten die eigene Partnerin oder der eigene Partner. Da ist die Alarmanlage besonders scharfgestellt.

AD(H)S-lerinnen können sehr empfindlich sein, hypersensitiv und verletzlich. Gleichzeitig können sie, wenn sie sich angegriffen fühlen, heftig überreagieren und dann selbst sehr verletzend sein. Danach haben sie ihre heftigen Reaktionen auch ganz schnell wieder vergessen. (»Das war doch damals, vor drei Stunden«) und verstehen überhaupt nicht, warum andere Menschen so nachtragend sind.

Es kann für eine Partnerin oder einen Partner sehr kränkend sein, wenn ihr oder ihm die AD(H)S-lerin nicht richtig zuhört oder ständig ins Wort fällt, weil sie glaubt, schon zu wissen, was die oder der andere sagen möchte. Partnerinnen und Partner können das als kränkendes Desinteresse erleben, denn sie wissen nicht, dass es die neurobiologische Besonderheit des Gegenübers ist.

Außerdem warten AD(H)S-lerinnen nicht gerne, sie können durch ihre Ungeduld dann in Spannungszustände kommen. Anderseits muten sie aber der Partnerin oder dem Partner häufig zu, auf sie zu warten und strapazieren deren Geduld, indem sie mal wieder auf den letzten Drücker endlos vor dem Spiegel stehen, nicht das richtige Kleid finden, das Geburtstagsgeschenk noch einpacken müssen und das Geschenkpapier vergessen haben … Und so kommen sie wieder mal zu spät zu einer Einladung.

Auch das Schwarz-Weiß-Denken und -Handeln kann in Beziehungen schwierig werden. Es bedeutet ein Fallen von einem Extrem in das andere. Begeisterung und Frustration können sich in schneller Reihenfolge die Hand geben. Aus einem flammenden Interesse kann schnell ein abbrennendes Strohfeuer werden. Wenn etwas nicht so leicht geht, können AD(H)S-lerinnen schnell gestresst und kopflos reagieren oder schlechte Laune bis hin zu Mini-Depressionen bekommen. Es ist für Partnerinnen und Partner oft unverständlich, warum alles so extrem und übersteuert ist. AD(H)S-lerinnen können empathisch und einfühlsam sein und ihr letztes Hemd für andere hergeben, dann aber bei Kleinigkeiten ausflippen und Stress machen. Dass man nie weiß, was als Nächstes passiert, kann für Partnerinnen und Partner der pure Stress sein.

Besonders ADS-lerinnen verlieren sich in Beziehungen oft selbst. Weil sie wollen, dass alles gut und harmonisch ist, spüren sie sich selbst nicht mehr. Eine meiner Patientinnen beschreibt das so:

> Ich kann in einer Beziehung kein eigenständiges Selbst aufbauen, ich kann mich da nicht entwickeln. Ich verliere mich und weiß dann nicht mehr, wer ich bin und was ich möchte, weil ich immer bei meinem Partner bin und ihn zufriedenstellen will. Ich fühle mich in einer Beziehung nicht mehr selbst repräsentiert, obwohl das niemand von mir fordert.

AD(H)S-lerinnen schaffen es oft nicht, Nein zu sagen. Sie wollen ja, dass es allen gut geht und überlegen nicht, ob sie die zusätzliche Aufgabe leisten können und ob sie das überhaupt wollen. Sie sagen reflexartig, impulsgesteuert Ja und schaffen es dann nicht. Wenn sie das nicht rechtzeitig kommunizieren, handeln sie sich viel Ärger ein. Andere erleben sie als unzuverlässig und unfair, sie fühlen sich im Stich gelassen. Zusagen nicht einzuhalten, nehmen die meisten Menschen übel und zwar durchaus zu Recht. Dabei haben sie es doch nur gut gemeint. Sie bedenken die Konsequenzen ihres Ja-Sagens einfach nicht. Familienangehörige, Partnerinnen und Partner, Freundinnen und Freunde oder sogar Fremde bekommen die AD(H)S-typischen Probleme immer wieder zu spüren. Unter der mangelnden Selbstdisziplin, dem geringen Durchhaltevermögen, der Aufschieberitis und der Verpeiltheit müssen sie manchmal ganz schön leiden.

Mia, Mitte 40, Mutter von drei Kindern, erzählte mir, dass sie häufiger chaotisch und vergesslich sei. Ihr Mann mache ihr deshalb viele Vorwürfe. Sie findet ihn deshalb kleinlich und pingelig und noch dazu besonders nachtragend. Er sei ein Spießer und brauche immer Ordnung. Eigentlich sei ihre Beziehung gut und sie wolle sie auch in jedem Fall aufrechterhalten. Ihr Mann sei aber zunehmend ungehalten, weil sie nichts an ihrem Verhalten ändere. Er thematisiere immer häufiger seine Trennungsabsichten. Sie sei eben ein kreativer Mensch und wolle sich nicht so einengen lassen. Ja, manchmal vergesse sie wichtige Sachen, und ja, ohne Vorankündigung könnten Gäste nicht zu ihnen nach Hause kommen, weil es schon etwas wüst aussehe, aber es sei ja trotzdem gemütlich. In der letzten Zeit habe es nur noch Streit gegeben. Sie habe das Gefühl, dass ihr Mann sie verändern wolle. Ihr Mann mache sofort die Küche sauber, wenn er nach der Arbeit nach Hause komme. Sie erlebe das als passiv-aggressiv, weil er nichts sage, aber das sei doch so vorwurfsvoll.

Ich habe Mia erklärt, dass sie es sich zu einfach mache. Ihr Mann wolle gerne eine aufgeräumte Wohnung, und er habe auch ein Recht darauf, nach seinen Bedürfnissen zu leben. Wenn er die Küche aufräume, dann sei das zuallererst einmal eine Unterstützung für sie und er beschwere sich ja gar nicht. Ihr Mann erzählte mir später, dass er in 15 Ehejahren mindestens zwei Jahre auf seine Frau gewartet habe. Er wünsche sich so sehr, dass sie Vereinbarungen einhalte und dass er nicht endlos auf sie warten müsse, wenn sie verabredet seien. Hier geht es um Verlässlichkeit und um Vertrauen. Er spricht damit die Grundpfeiler einer Partnerschaft an. Ohne Verlässlichkeit gibt es kein Vertrauen. Ihr Mann möchte Mia auf Augenhöhe als Partnerin begegnen und sie nicht ständig erinnern und ermahnen müssen. An dieser Stelle bekommt Mia leuchtende Augen. Ja, sie wolle auf keinen Fall diese ständige Kontrolle und sie fühle sich manchmal behandelt wie ein Kleinkind.

Ich erklärte Mia das unauflösbare Dilemma ihres Mannes: »Sag mir, was ich tun soll, ich mache es sowieso nicht.« Wenn er nichts sagt, dann macht sie es nicht, oder nur wenn sie Lust hat oder mal daran denkt. Sagt er etwas, dann macht sie es erst recht nicht, weil sie sich gegängelt fühlt. Was soll ihr Mann also tun? Er möchte sich zuhause wohlfühlen und nicht in ihrem ewigen Chaos leben. Er hat andere Vorstellungen von Gemütlichkeit, und seine Wohlfühlzone ist empfindlich gestört, wenn er gezwungen wird, in ihrer Unordnung zu leben. Er berichtet, dass er aus einem anstrengenden Job nach Hause komme und dann deshalb anfange, den Haushalt zu machen, weil es zuhause aussehe, als habe eine Bombe eingeschlagen. Die Frage, was sie denn den ganzen Tag gemacht habe, dürfe er sowieso niemals stellen.

Natürlich müssen sich beide bewegen, denn Beziehung geht nie ohne Kompromisse. Vielleicht muss Mias Mann sie aus der Kleinkind-Rolle entlassen. Wenn er aufhört, Mia zu erziehen, muss er aber seine Bedürfnisse trotzdem einfordern dürfen. Und Mia muss aufhören, sich gegen ihn »als Vorgesetzten« aufzulehnen. Sie sollte den Respekt aufbringen, dass auch er ein Recht auf seine Bedürfnisse hat.

Öfter übernehmen Partnerinnen und Partner die Rolle des Kindermädchens oder eines Elternteils. Sie kümmern sich, versuchen, die schlechte Organisationsfähigkeit ihrer Partnerin auszugleichen. Das Problem ist, dass Beziehungen dann zunehmend asymmetrisch werden. Je mehr die Partnerin oder der Partner übernimmt, desto mehr kann sich die AD(H)S-lerin zurücklehnen und abgeben und sich obendrein bevormundet fühlen. Eine Beziehung, in der eine oder einer der Beteiligten zum Elternteil und der oder die andere zunehmend zum Kind mutiert, ist nicht gesund. Da bleiben mal in jedem Fall die Erotik auf der Strecke und oft auch die Achtung und Wertschätzung füreinander. Für Partnerinnen und Partner, die das Steuer in die Hand nehmen, ist das auch keine dankbare Aufgabe. Ich habe häufiger Angehörige gesehen, die völlig erschöpft und deprimiert waren, weil sie sich für alles zuständig fühlten und noch dazu ständiger Kritik der Übergriffigkeit ausgesetzt waren. Manche bekommen davon ein Burn-out oder sogar Depressionen.

Auch die Impulsivität und die häufigen Stimmungswechsel können in einer Partnerschaft sehr anstrengend und kränkend sein. Oft wissen AD(H)S-lerinnen gar nicht mehr, was sie ihrer Partnerin oder ihrem Partner im Eifer des Gefechtes alles an den Kopf geworfen haben. In der heftigen Streitsituation haben sie es nicht abgespeichert. Sie verstricken sich in Endlosdiskussionen, bestehen darauf, dass sie das nie gesagt haben und sind fassungslos darüber, was ihnen der oder die andere vorwirft.

AD(H)S-lerinnen speichern häufig nicht ab, was sie mit ihrer Partnerin oder ihrem Partner abgesprochen haben. Sie waren gerade zerstreut oder verloren im Gedankennebel, als das Gegenüber eine Vereinbarung mit ihnen getroffen hat. Oft haben sie früh gelernt, zu nicken, wenn jemand sie anspricht. Das ist für andere das Signal, dass der Inhalt des Dialogs verstanden wurde und eine Einigung über eine Aufgabenverteilung erfolgt ist. Die AD(H)S-lerin behauptet dann nicht nur, sie ist sogar fest davon überzeugt, dass sie diese Zusage nie gemacht und überhaupt von einer Vereinbarung gar nichts gewusst hat.

Diese Art der Unberechenbarkeit ist für viele Partnerinnen und Partner irritierend, manchmal wird sie zu einem Dauerstress-Faktor, der krank macht. Gerade war alles in Ordnung, da kippt ein Satz die Stimmung und die Harmonie ist dahin. Erst hinterher ahnt man, dass es an diesem einen Satz lag. Alles, was passiert, auch ein Miniereignis, kann in eine emotionale Katastrophe ausarten.

Tipps für den Alltag in der Partnerschaft

- *Für den Alltag brauchen Sie gemeinsam erstellte, gerechte Regeln: Wer macht was und (ganz wichtig) wann muss es erledigt sein? Das ist nicht kindisch, das ist notwendig.*
- *Ein gemeinsamer Kalender, der sich bei jeder Änderung auch im Handy der oder des anderen updated, ist heute ganz einfach einzurichten. Dann muss aber die Regel sein: Was nicht drinsteht, ist nicht vereinbart.*
- *Sprechen Sie mit Ihrer Partnerin oder Ihrem Partner immer wieder über Ihr AD(H)S.*
- *Bitten Sie sie oder ihn, Sie darauf aufmerksam zu machen, wenn sich wieder typische AD(H)S-Probleme zeigen. Seien Sie nicht beleidigt, wenn sie oder er das dann auch macht. Es ist wichtig für Ihre Partnerin oder Ihren Partner, dass sie oder er nicht nur eine Erklärung bekommt, sondern auch sehen kann, dass Sie an Ihrer Problematik arbeiten. Sehen Sie diese Hinweise nicht als Vorwurf (Alarmanlage!), sondern als Hilfestellung – wenn es eine ist.*
- *Lassen Sie Ihre Partnerin oder Ihren Partner ausreden, denn Menschen fühlen sich unverstanden und bevormundet, wenn Sie ihnen ständig ins Wort fallen.*

Es geht nicht darum, dass Sie sich verändern sollen, weil Ihre Partnerin oder Ihr Partner es will. Sie sollen sich überhaupt nicht verändern, aber Sie müssen Ihre ADHS-Probleme in den Griff bekommen. Dadurch wird nicht nur Ihre Beziehung entlastet, Sie selbst werden dadurch zufriedener und Ihr Selbstwertgefühl wird sich verbessern.

Tipps für wichtige Themen in der Partnerschaft

- *Zuallererst: Denken Sie einmal über den Unterschied zwischen Streit und Diskussion nach. Streit beinhaltet immer Aggression, deswegen ist er ja so unfruchtbar. In einer Diskussion hört man sich gegenseitig zu, lässt den anderen ausreden, respektiert das, was der andere sagt, auch wenn man anderer Meinung ist. Es geht um die Sache. Der kleinste gemeinsame Erfolg ist immerhin: »Ich sehe das so, du siehst das anders, das ist okay.« Verzichten Sie aufs Rechthaben, denn das endet schnell in einem Kampf.*
- *Ihre Partnerin oder Ihr Partner ist nicht Ihr Gegner! Ihr oder ihm müssen Sie mindestens den gleichen Respekt entgegenbringen wie anderen Menschen. Sie müssen, wenn Sie wissen, dass Sie oft reagieren, bevor Sie nachdenken, mit ganz besonderer Sorgfalt Grenzen beachten, um sie oder ihn nicht zu verletzen. Sie können sich noch so sehr entschuldigen, niemand kann aber etwas Gesagtes ungesagt machen – auch nicht, wenn Sie selbst es schon vergessen haben.*
- *Wenn Sie etwas diskutieren möchten, schaffen Sie die geeigneten Bedingungen und warten Sie auch, bis Sie diese Bedingungen geschaffen haben. Je wichtiger das Thema, desto weniger darf die Situation gestört werden. Ganz schlecht ist es, eine Diskussion anzufangen, kurz bevor etwas anderes wichtiger ist: kurz vor dem Weg zur Arbeit, kurz bevor ein Kind abgeholt werden muss usw. Zeitdruck ist nicht gut für die Impulskontrolle. Man sagt noch schnell etwas, das steht dann im Raum, Sie vergessen es wieder und in der Partnerin oder im Partner arbeitet es weiter.*

- *Der Ton macht die Musik. Achten Sie auf Ihre Stimme, und wenn Sie lauter werden und das nicht kontrollieren können: Break! Fünf Minuten Auszeit mit Ansage: »Ich muss kurz meine Gedanken ordnen.«*
- *Eine ganz wichtige Frage ist: »Wie meinst du das?« Sie ist so wichtig, dass man sie immer ruhig und ganz ohne Aggression stellen muss. Üben Sie das außerhalb der Diskussion. Geben Sie Ihrer Partnerin beziehungsweise Ihrem Partner eine Chance, ihr oder sein Verhalten zu erklären, anstatt davon auszugehen, dass man Sie angreifen will. Sie werden feststellen, dass vieles gar nicht so gemeint ist, wie Sie glauben, es gehört zu haben. Denken Sie an Ihre scharfgestellte Alarmanlage, die zu oft Alarm schlägt.*
- *Diskutieren Sie nicht darüber, wer wann was gesagt hat! Das bringt nichts. Und es ist ja nie ganz unwahrscheinlich, dass Sie etwas nicht oder sogar falsch abgespeichert haben. Wichtig ist, wer jetzt hinter welcher Aussage steht. Sprechen Sie in der Ich-Form zur Situation JETZT. Wenn etwas wichtig ist, halten Sie es gemeinsam schriftlich fest. Das ist nicht kleinlich, das ist notwendig. Und es schafft Sicherheit.*
- *Eine Diskussion muss auch ein Ende haben – auch wenn nicht alle Probleme gelöst sind und ganz besonders, wenn gar keine Probleme gelöst sind. Endlosdiskussionen sind eine Sonderform des Streits und darin sind AD(H)S-Betroffene besonders gut. Streit beinhaltet immer schlechte Energie. Vereinbaren Sie lieber einen Zeitpunkt, zu dem weiterdiskutiert wird. Denken Sie bis dahin darüber nach. Bis dahin herrscht Friedenspflicht! Lieber Auszeit statt Ausrasten. Vieles sieht man abgekühlt anders.*
- *AD(H)S-lerinnen haben es schwer mit ihrer AD(H)S, ihre Angehörigen aber auch! Auch Partnerinnen und Partner brauchen immer wieder mal eine Gebrauchsanleitung, denn auch sie vergessen immer mal wieder ihre Besonderheiten.*

- *Respektieren Sie, dass Ihre Partnerin oder Ihr Partner anders tickt und sie oder er auch so akzeptiert werden möchte. Benutzen Sie AD(H)S nicht als Ausrede, warum Sie manches nicht ändern. AD(H)S ist eine Erklärung, aber daran arbeiten müssen Sie schon. Man kann von anderen nicht immer Verständnis dafür verlangen, dass Sie besonders empfindlich, impulsiv und desorganisiert sind und so vieles aufschieben.*

AD(H)S und Hypersensitivität

In der letzten Zeit sind viele Bücher zu diesem Thema erschienen. Elaine Aron schreibt, dass Menschen mit Hypersensitivität Sinneseindrücke stärker und präziser wahrnehmen. Diese können so stark sein, dass sie Betroffene überwältigen und überfordern. Die Welt um sie herum wird als zu laut, zu schrill, zu harsch oder zu unangenehm wahrgenommen. Die sinnliche Wahrnehmung, ob akustisch (Geräusche), visuell (zu grelles Licht) oder haptisch (zu starke Berührung), wird als belastend und bedrohlich verarbeitet. Hypersensitive Menschen können sehr schreckhaft sein. Zu eng sitzende Kleidung wird als ebenso unerträglich erlebt wie das Jucken durch einen falschen Kleidungsstoff. Alltägliches Licht, Lärm, Gerüche und kleinste Berührungen machen Hypersensitive fertig. Sie nehmen viel mehr von ihrer Umwelt auf als andere Menschen. Da sie so viele Informationen verarbeiten müssen, sind sie schnell erschöpft und reizüberflutet. Sie werden von vielen Eindrücken geflashed, die sie als erschlagend und überwältigend erleben. Sie sind dünnhäutig und sensibel, verfügen über eine geringe Abgrenzungsfähigkeit. Manche beschreiben die Situation als die eines Insekts ohne Chitinpanzer. Das klingt doch sehr nach dem, was wir über AD(H)S wissen.

Hypersensitivität ist in den allermeisten Fällen keine eigene Kategorie der Neurodiversität, sondern man findet sie bei AD(H)S und auch bei der Autismusspektrumstörung. Von Hypersensitivität Betroffene haben diese scharfgestellt Alarmanlage, die schnelle Auslenkbarkeit, die Konzentrations- und Motivationsstörung. Bei Hypersensitivität werden auch schnelle Stimmungsschwankungen beschrieben, die ja für AD(H)S typisch sind. Finden wir all diese Symptome in Verbindung mit Aufmerksamkeits- und Konzentrationsproblemen, sollte die Diagnose AD(H)S gestellt und entsprechend behandelt werden. In der Medizin ist Hypersensitivität als Diagnose nicht anerkannt.

Meine Kollegin Caroline Maxton schreibt im Zusammenhang mit AD(H)S, dass die Augenbewegungen weniger koordiniert und die Feinmotorik beeinträchtigt sein können, was zu einem schlechteren Schriftbild und ungeschicktem Verhalten führen kann. Auch die Schmerzverarbeitung kann verändert sein, ebenso wie das schon beschriebene Sättigungsgefühl bei der Essstörung. Sie macht auch darauf aufmerksam, dass der Geschmackssinn verändert sein kann, sodass bestimmte Lebensmittel nicht gegessen werden und so auch eine Essstörung entstehen kann. Außerdem kann die Kontrollfunktion über Blase und Darm gestört sein. Nicht selten beobachten wir bei von AD(H)S betroffenen Kindern, dass sie länger einnässen oder einkoten.

Eine meiner Patientinnen fühlte sich immer wieder davon gestört, dass ihre Familienmitglieder zu laut atmeten. Sie fand es störend, dass ihre Eltern beim Essen zu laut kauten, und bestand darauf, dass sich jedes Familienmitglied zweimal am Tag duschte, weil sie deren Körpergeruch sonst nicht ertragen könne. Die Freiheit des Einzelnen endet da, wo andere in ihrer Freiheit eingeschränkt werden und anfangen zu leiden. Kein Mensch hat das Recht, anderen vorzuschreiben, wie sie atmen, kauen und wie oft sie täglich duschen müssen.

Ich frage mich, ob das Konzept der Hypersensitivität ohne andere Störungen überhaupt notwendig ist. Natürlich gibt es auch hier wieder die große Bandbreite menschlichen Seins. Manche Menschen kommen als Dickhäuter auf die Welt. Die berührt so schnell nichts, aber es wirft sie auch nichts so leicht aus der Bahn. Manche Menschen werden als Mimosen geboren: feinfühlig, empfindsam, hochsensibel. Alles hat Vor- und Nachteile, und es ist unsere Aufgabe, uns selbst, so wie wir geboren werden, zu verstehen, anzunehmen und einen guten Weg mit unseren Besonderheiten zu finden.[70]

Tipps zum Thema Hypersensitivität

- *Wenn Sie sich hypersensitiv fühlen, dann hilft es Ihnen, über diese besondere Art zu sein zu lesen und sich mit anderen auszutauschen. Sie können aber nicht verlangen, dass alle anderen Menschen Rücksicht darauf nehmen. Hier sollten Sie sich auch mit der scharfgestellten Alarmanlage auseinandersetzen und dafür sorgen, dass Sie in einer reizärmeren Umgebung wohnen. Außerdem kann es helfen, immer Kopfhörer und Ohrstöpsel dabeizuhaben, um sich gegen akustische Reizüberflutung abzuschirmen.*

AD(H)S und Erschöpfung

Ein Erschöpfungssyndrom kann viele Ursachen haben und gehört medizinisch gut abgeklärt. Erschöpfung sieht man bei Tumorerkrankungen, Diabetes, Post-Covid, Multipler Sklerose und vielen anderen ernsten Erkrankungen. Auch viele seelische Erkrankungen, etwa Depressionen, Psychosen in der Remissionsphase und chronische Belastungsreaktionen, können Erschöpfungssymptome verursachen. Chronische Erschöpfung wird auch Chronic-Fatigue-Syndrom (CFS) genannt. Sehr schnelle körperliche und/oder geistige Erschöpfung sowie eine lange Erholungsphase sind die Symptome. Diese Störung ist als eigenständiges Krankheitsbild anerkannt.

Leider wird AD(H)S noch zu selten als Ursache von Erschöpfungssymptomen beachtet, weil die meisten Menschen AD(H)S vor allem mit Hyperaktivität in Verbindung bringen. Bei ADS, also dem unaufmerksamen Typ der Störung, die still und leise ist, finden wir das häufig. Die ADS-lerin bemüht sich, wie beschrieben, ihre Symptome zu verbergen. Sie arbeitet heimlich und versucht, mit Perfektionismusstreben ihre häufigen Flüchtigkeitsfehler zu vermeiden. Sie bemüht sich, ihre Langsamkeit zu verstecken, und oft gesteht sie sich selbst nicht ein, wie unsagbar ausgebrannt sie sich fühlt. Doch auch hyperaktive ADHS-lerinnen können im späten mittleren Lebensalter ausgebrannt sein, weil sie zu viel Energie für die Bewältigung ihres aufregenden und anstrengenden Lebens gebraucht und sich nicht genügend Zeit genommen haben, ihre Energiebatterie immer wieder aufzuladen. Oft wissen sie nicht einmal, wie das geht. Weil sie nicht entspannen können und immer Action brauchen, finden sie nicht die Ruhe, die sie bräuchten, um eine gute Work-Live-Balance zu schaffen.

Denken Sie daran, dass Sie Zeit brauchen, um Ihre Batterien immer wieder aufzuladen. Es ist gut, wenn Sie wissen, wo Ihre Kraftquellen sind. Das kann beispielsweise eine bestimmte Musik sein, ein Instrument zu spielen, eine künstlerische Betätigung, Tanzen, Freunde treffen, ein schöner Ort, ein guter Tee. Sie sollten für sich selbst herausfinden, aus was Sie Kraft beziehen können und wie Sie in Ruhe und Entspannung kommen. In meiner Praxis muss ich Patientinnen immer wieder erklären, wie wichtig ausreichend Schlaf, eine gute Ernährung, ausreichende Flüssigkeitseinnahme und eine angenehme Umgebung sind, in der sie sich wohlfühlen und neue Kraft tanken können.

Es ist ein Phänomen unserer heutigen Zeit, dass Menschen kaum noch zur Ruhe kommen. Denken Sie an den schon beschriebenen Vagus-Modus, unseren Entspannungsmodus, der in Erholungs- und Entspannungszeiten aktiviert wird. Dank WhatsApp, Social Media und so weiter braucht niemand mehr einfach mal nichts zu tun und über sich nachzudenken. Jede Minute kann mit Social Media, Serien oder Podcasts ausgefüllt werden. Das Ergebnis ist allerdings, dass Menschen sich keine Zeit mehr geben, um einmal wirkliche Ruhe zu finden.

Tipps zum Thema Erholung

- *Fragen Sie sich einmal, ob Sie sich Zeit geben, einfach mal gar nichts zu tun, um in sich hineinzuhören, sich selbst wahrzunehmen oder auch über sich selbst nachzudenken.*
- *Schauen Sie nach, was Ihnen im Leben Kraft gibt und ob Sie Ihre Kraftquellen genug nutzen.*
- *Fragen Sie sich, ob es Orte für Sie gibt, wo Sie besonders gut abschalten und zur Ruhe kommen können.*

AD(H)S und Schlaf

Die meisten AD(H)S-lerinnen leiden im Laufe ihres Lebens immer wieder unter Ein- oder Durchschlafstörungen. Es kann auch sein, dass Schlaf für sie nicht erholsam ist und sie morgens gerädert aufwachen. Nächtliches Aufwachen durch Schreckhaftigkeit, Schlafwandeln oder Ähnliches kommen bei AD(H)S häufig vor. Auch das Schlafapnoesyndrom (Atemaussetzer) tritt bei AD(H)S-Frauen auf. Viele Betroffene beschreiben, dass ihre chronobiologische Uhr nach hinten verstellt ist. AD(H)S-Frauen werden oft erst gegen Mittag richtig wach und finden in den frühen Morgenstunden in den Schlaf. Auch das ist erblich. Vielleicht waren ja in unserer Frühzeit Menschen mit unterschiedlichen Schlaf-Wachrhythmen notwendig, denn es musste ja diejenigen geben, die nachts gut Wache halten konnten. Jede unserer Zellen hat eine eigene innere Uhr. Sie sind alle gleich getaktet und die Genetik entscheidet mithilfe unserer sogenannten Clock-Gene, ob wir als Lerche auf die Welt kommen und morgens topfit sind oder aber als Eule, die nachts erst zu Hochform aufläuft. Viele AD(H)S-Frauen arbeiten besonders gerne nachts, weil es da ruhiger ist und sie sich weniger abgelenkt fühlen.

Schlaf ist für unsere Gesundheit ungeheuer wichtig. Im Schlaf wird unser Gehirn reorganisiert und aufgeräumt. Wenn wir nicht gut schlafen, steigt das Risiko für Depression, Angststörungen und für Erschöpfung, aber ebenso für Bluthochdruck und viele andere Stresserkrankungen. Bei Schlafstörungen ist es gefährlich, Auto zu fahren, weil unsere Konzentrationsfähigkeit durch sie ähnlich sinkt, als hätten wir Alkohol getrunken. Sie sollten bei Schlafstörungen die folgenden Ratschläge beherzigen:

- Treiben Sie regelmäßig Ausdauersport, denn genau das brauchen Sie als AD(H)S-lerin.
- Vermeiden Sie vor dem Schlafengehen Serien, Video- und Computerspiele, die dann in Ihrem Kopf weiterlaufen. Lesen Sie lieber oder hören Sie ein Hörbuch.
- Vermeiden Sie das blaue Licht des Computerbildschirms.
- Gehen Sie viel ins Freie, am besten in die Natur.
- Rauchen Sie abends nicht, Rauchen hat eine anregende Wirkung.
- Alkohol macht müde, bringt aber keinen erholsamen Schlaf.
- Essen Sie abends leichte Mahlzeiten.
- Wenn Sie einen Mittagsschlaf machen, sollte er nie länger als 30 Minuten dauern.
- Lernen Sie Entspannungstechniken.
- Schlafen Sie in einem ruhigen und kühlen Zimmer auf einer guten Matratze.
- Versuchen Sie es mit entspannenden Geräuschen wie Meeresrauschen oder Wald, dafür gibt es Apps.
- Wenn Sie nicht schlafen können, stehen Sie lieber auf. Je mehr Sie versuchen, den Schlaf zu erzwingen, je mehr Druck Sie sich selbst damit machen, desto schlechter werden Sie einschlafen.

- Manchmal helfen Gewichtsdecken, in die kleine beschwerende Kügelchen eingenäht wurden. Sie können sehr beruhigend wirken.

Vielleicht müssen Sie allerdings manchmal auch auf Medikamente zurückgreifen, wenn Sie über längere Zeit nicht gut schlafen können. Man muss dann mithilfe von Schlafmitteln erst einmal wieder einen guten Schlafrhythmus finden. Generell sollten Sie diese aber nicht zu lange einnehmen und sich stattdessen wieder regelmäßige Mahlzeiten und Zubettgehzeiten angewöhnen. Unser Organismus arbeitet nach Rhythmen, und er verliert seine Taktung, wenn diese immer durcheinandergeraten. Sowohl Essen und Verdauung als auch Schlafen und Entspannung werden vom Parasympathikus über den Vagusnerv gesteuert – auch er möchte beachtet werden. Nur eine ausreichende Parasympathikus-Aktivität schafft auf Dauer eine gute Work-Life-Balance.

AD(H)S und Stress

AD(H)S-Betroffene haben mehr Stress als andere Menschen. Einen nicht unerheblichen Teil davon produzieren sie selbst. Aber viel Stress macht auf Dauer krank. Dabei ist Stress erst einmal nichts Schlimmes, denn wir brauchen einen gewissen Stresslevel zur Aktivierung unserer Energiereserven. Wenn ich beispielsweise entspannt und locker auf eine Prüfung blicke, kann ich nicht die gleichen Reserven mobilisieren, als wenn ich einen gehörigen Respekt vor der Prüfung habe und ich mich deshalb sorgfältig vorbereite. Stress wird dann schädlich, wenn wir überlastet sind und diese Überlastung nicht mehr selbst regulieren können. Wenn Vorgesetzte Druck machen und immer mehr Überstunden oder mehr Leistung in einer vorgegebenen Zeit verlangen, aber auch wenn die Kinder keine Nacht durchschlafen und es keine Erholungszeiten mehr gibt.

AD(H)S-lerinnen haben besondere Probleme mit Stress. Sie laufen oft lange Zeit untertourig (Bore-out) und kommen erst auf den letzten Drücker in die Gänge, wenn die Hütte schon brennt. Dann sind sie schnell gereizt, planlos und überfordert. Ihre Leistungsfähigkeit wird später aktiviert und fällt dann schneller ab. Ihr Fenster für optimale Leistung ist kürzer. Eben »ganz oder gar nicht«: Bore-out oder Burn-out, in jedem Falle keine normale Aktivierung. In diesem Spannungsfeld entstehen mehr Denkblockaden, Ärger, Ohnmacht und Überforderung. Stressfolgen zeigen sich oft körperlich, beispielsweise als Blutdruckanstieg, Muskelverspannung, Schlaflosigkeit oder Zähneknirschen. Manche AD(H)S-lerinnen versuchen dann, sich mit Essen oder Zigaretten zu beruhigen.

AD(H)S-lerinnen schaffen es meisterhaft, sich selbst Stress zu machen und dann ungenießbar zu werden. Der meiste AD(H)S-Stress ist hausgemacht, weil Arbeiten auf den letzten Drücker erledigt oder wichtige Sachen nicht gefunden werden. Die Zeitnot, wenn sie zu spät losgefahren sind oder den Termin gleich ganz vergessen haben, ist ein häufiger Grund für völlig unnötigen Stress. Fast alle AD(H)S-Symptome werden in solchen Situationen verstärkt, ganz besonders das desorganisierte Verhalten und die Impulsivität. Unter Stress wird die Zündschnur noch kürzer, die Gefühlsbombe explodiert noch schneller, die Kontrolle über die Situation geht noch schneller verloren. AD(H)S-Betroffene neigen dazu, unter Stress noch kopfloser zu werden und damit ihr Chaos zu verstärken. Es ist, als würden sie in einem Hamsterrad laufen und versuchen, durch Beschleunigung ans Ziel zu kommen. Denken Sie an den weisen Satz: Wenn du es eilig hast, gehe langsam! Ordnen und sortieren Sie sich, indem Sie sich runterfahren und nachdenken, anstatt kopflos zu beschleunigen.

Man kann nicht jeden Stress völlig umgehen, wohl aber Stressfaktoren deutlich reduzieren. Für jeden bedeutet Stress etwas anderes. Deshalb ist es für AD(H)S-Frauen ganz besonders notwendig, Stressfaktoren zu erkennen und möglichst zu vermeiden. Fragen Sie sich, was Ihnen in Ihrem Leben am meisten Stress macht, aber auch, wie Sie persönlich auf Stress reagieren. Schreiben Sie Ihre Gedanken dazu auf, weil Sie es sonst sehr schnell wieder vergessen haben. Welche körperlichen Symptome bekommen Sie, und was denken und fühlen Sie, wenn Sie unter Druck und Anspannung stehen?

Viele ADHS-lerinnen finden nicht die Zeit, um entsprechende Situationen zu analysieren, um etwas Unvorhergesehenes genau zu betrachten. In ihrem Stressmodus versuchen sie, alte Pläne beizubehalten, obwohl die längst durch die neu eingetretene Situation überholt sind. Dabei müssten sie einen klaren Kopf behalten und sich eingestehen: So geht das jetzt nicht. AD(H)S-Betroffene akzeptieren ungern, dass etwas anders läuft, als sie es gerne hätten. Aber so ist das Leben und anderen passiert das genauso. Lernen Sie zu akzeptieren, dass nie alles läuft wie geplant. Mit dem Kopf durch die Wand holt man sich viele Beulen, und die Wand ist trotzdem härter als der Kopf.

Vermeiden Sie hektische Entscheidungen. Nehmen Sie sich eine kurze Auszeit. Gehen Sie um den Block oder trinken Sie einen Tee und nehmen Sie dann einen neuen Anlauf. Sehen Sie es als Herausforderung, einen neuen Plan zu entwerfen, der die eingetretenen Veränderungen berücksichtigt. Bleiben Sie flexibel und seien Sie bereit, Pläne umzustellen.

Ein ganz typischer Stressfaktor bei AD(H)S-Frauen ist, dass sie oft Ja sagen, wenn Nein vernünftiger wäre. Zusagen, die man nicht erfüllen kann, machen ihnen selbst und den anderen Megastress. Dabei wäre ein Nein so einfach gewesen. Üben Sie ganz bewusst, auf jede Bitte innerlich mit Nein zu antworten und dann erst zu überlegen, ob es vernünftig ist, Ja zu sagen. Sagen Sie nicht reflexhaft und impulsiv etwas zu, sondern erbitten Sie Bedenkzeit, und überlegen Sie, ob Sie die angebotene Aufgabe erfüllen wollen und können. Auch hier gilt: lieber eine Nacht darüber schlafen …

AD(H)S-lerinnen werden schneller gestresst, wenn sie Hunger, Durst oder Schlafmangel haben. Diese Stressfaktoren können Sie selbst leicht abstellen. Achten Sie auf diese Bedürfnisse. Lautstärke und Reizüberflutung werden oft gar nicht bewusst als Stressfaktoren wahrgenommen. AD(H)S-Frauen fehlen wichtige Reizfilter. Je mehr Reize, Geräusche und Eindrücke in ihrer Umgebung auftreten, desto mehr Informationen landen auf ihrer Gehirnfestplatte und all diese Infos müssen von ihrem Gehirn verarbeitet werden. Diese Verarbeitung ist schon für sich allein Stress, denn alle unwesentlichen Informationen muss das Gehirn sortieren und bewerten. Sie sollten an einem ruhigen Platz arbeiten, um Überreizung zu vermeiden.

Zu viel nachzudenken und einen negativen Hyperfokus zu haben, ist Stress! Sich nicht zu entscheiden, weil es keine optimale Lösung gibt, macht Stress. Eine impulsive Entscheidung, weil man nicht mehr über etwas nachdenken will, kann erheblichen Stress nach sich ziehen. Unwohlsein, Krankheit und Schmerz können den Stress zusätzlich enorm vergrößern. Die bevorstehende Menstruation kann es auch.

Strategie und Zeitmanagement verhindern Stress sehr wirksam. Wenn Sie eine Sache rechtzeitig anfangen, kommen Sie weniger in Zeitdruck. Auch die Beseitigung von Chaos ist hilfreich: Wenn Dinge immer am richtigen Platz liegen, müssen Sie sie nicht suchen, wenn Sie eh schon unter Zeitdruck stehen. Suchen bedeutet ebenfalls Stress!

Machen Sie sich bewusst, dass Ihr Leben oft Langeweile, negative Gefühle und Erfahrungen bereithält und lernen Sie, sie zu ertragen. Die gehören einfach zu Ihrem Leben. Nach Langeweile oder Frust kommt oft wieder Kreativität. Der Mensch lebt in Gegensätzen, in Spannung und Entspannung. Jeder braucht immer wieder ungerichtete Zeit, um aufzutanken und sich selbst zu finden.

Ist der Stress einmal da, helfen Entspannungsübungen sehr, ihn wieder herunterzufahren. Gegen Reizüberflutung helfen oft einfache Mittel wie Ohrstöpsel und Kopfhörer. Die sollte man als AD(H)S-Betroffene immer dabeihaben. Es kann für eine Stressprophylaxe hilfreich sein, Tagebuch zu schreiben, statt irgendwann irgendwie irgendwo irgendwas zu machen. Wenn ich meinem Tagebuch erklären muss, warum ich eine bestimmte Entscheidung getroffen habe, formuliere ich meine Gründe – und kann sie gegebenenfalls noch einmal überdenken. Überhaupt kann man Gedanken schriftlich besser sortieren. Sie werden sich übrigens im Nachhinein oft wundern, wie Sie die Welt damals, also gestern, gesehen haben.

Sie sollten auch versuchen, immer wieder bewusst zu entscheiden, welche Faktoren Sie in Ihrem Leben ändern können und diese dann anpacken. Faktoren, die Sie nicht ändern können, sollten Sie loslassen und versuchen, sie einfach anzunehmen. Das Paradies ist niemandem versprochen worden. Es ist für Sie immer wieder wichtig zu schauen, wo und wann Sie gerade wieder in Ihren Schwarz-Weiß-Modus verfallen. Steuern Sie die Mitte an, anstatt in das andere Extrem überzugehen. Je besser Sie Ihre Stressfaktoren in den Griff bekommen, desto friedlicher und entspannter wird Ihr Leben. Das ist nicht langweilig, sondern erholsam.

Bewegung hilft, den alltäglichen Stress herunterzufahren. Bewegung wirkt auch antidepressiv. Sie können damit mehrere Fliegen mit einer Klappe schlagen: Aggressionsabfuhr, Stimmungsstabilisierung, körperliche Fitness und Stressprophylaxe. Am besten ist Ausdauersport. Dieser wird in seiner Effektivität immer unterschätzt. Jede AD(H)S-lerin sollte regelmäßig Ausdauersport machen. Denken Sie an Ihre genetische Ausstattung: Sie ist nicht dazu gemacht, um vor dem Bildschirm zu sitzen und Auto zu fahren. Jede AD(H)S-Betroffene muss regelmäßig Sport treiben.

Tipps zur Stressvermeidung

- *Fangen Sie Ihre Aufgaben rechtzeitig an.*
- *Führen Sie To-do-Listen.*
- *Schreiben Sie Tagebuch, und halten Sie fest, was für Sie wichtig ist.*

- *Legen Sie Ihre Sachen an den dafür vorgesehenen Platz. Suchen macht Stress!*
- *Vermeiden Sie Reizüberflutung und haben Sie immer Ohrstöpsel oder Kopfhörer dabei.*
- *Sagen Sie nicht impulsiv Ja, sondern erbitten Sie sich Bedenkzeit, um herauszufinden, ob Sie den Job auch wirklich erledigen wollen.*
- *Wenn Sie gestresst sind, machen Sie langsam, und denken Sie erst nach, anstatt hektisch schneller und angespannter zu werden.*

ADHS und Entspannung

Ich habe schon erklärt, wie schwer es für AD(H)S-Betroffene ist, abzuschalten und abends zur Ruhe zu kommen. Die Gedankenwaschmaschine läuft und lässt sich nicht einfach abstellen. Es ist tatsächlich so, dass besonders die hyperaktiven ADHS-lerinnen nicht schnell genug und ausreichend in den Ruhemodus kommen. Ihr Aktivismus, ihre Reizüberflutung und ihre Getriebenheit sprechen das aktive autonome Nervensystem (Sympathikus) immer wieder an, und sein Gegenspieler, der Parasympathikus, kommt nicht ausreichend zum Zuge. Viele fernöstliche Techniken helfen dabei, sich zu zentrieren und herunterzukommen. Dazu gehören zum Beispiel Meditation, Yoga, Tai-Chi, Qigong und viele mehr. Das sind über Jahrtausende erprobte Entspannungs- und Achtsamkeitstechniken. Es ist nicht ganz einfach für AD(H)S-lerinnen, sie zu erlernen, denn hierzu braucht es Geduld und Anleitung. Besonders die Hyperaktiven unter ihnen bekommen oft schon einen Vogel bei dem Gedanken daran, auf einer Matte liegen und einer seichten Stimme zuhören zu müssen. Dennoch lohnt es sich, diese Techniken zu beherrschen. Meditation braucht Konzentration, Übung und einen guten Rahmen, in dem sie erlernt werden kann. Am besten gelingt das in Workshops oder Meditationszentren. YouTube kann einem vieles beibringen, aber eine achtsamkeits- und konzentrationsfördernde Entspannungstechnik gehört nicht dazu. Alle diese Techniken müssen häufig geübt werden, wenn sie funktionieren sollen. Sie sind Mini-Gewohnheiten mit einem großen Effekt. Jeden Tag 20 Minuten Meditation werden Ihr Leben verändern. Wenn Sie ausreichend geübt haben, können Sie sich bewusst in einen Entspannungsmodus versetzen und wirklich herunterkommen. Regelmäßige Meditation hilft, innerlich ruhiger und friedlicher zu werden. Man kann damit die Gehirnwellenaktivität nachweislich messbar beeinflussen.[71]

AD(H)S und Recht

Grundsätzlich sind Krankheiten, ihre Diagnosen und ihre Therapie Privatsache. Nicht einmal bei einer Verkehrskontrolle müssen Sie über eine Medikation Auskunft geben. Falls Sie Medikamente für AD(H)S einnehmen, antworten Sie auf die Frage, ob Sie Drogen einnehmen mit einem entschlossenen Nein, denn Sie nehmen keine Drogen ein, sondern Medikamente, die die Verkehrstüchtigkeit nicht beeinträchtigen. Sollte aber zum Beispiel bei einer Verkehrskontrolle ein Urin- oder Bluttest auf Drogen angeordnet werden, ist es empfehlenswert, diese Angaben zu machen, da der Test positiv auf Amphetamine sein kann.

Es ist gesetzlich nicht vorgeschrieben, als Fahrzeugführende eine Bescheinigung über die eigene Erkrankung oder Medikamenteneinnahme mit sich zu führen. Ich empfehle jedoch immer, eine Kopie des letzten Rezeptes im Handy mitzuführen. Sie müssen AD(H)S auch nicht angeben, wenn Sie einen Führerschein machen.

Eine AD(H)S-Erkrankung stellt, auch in Bezug auf Arbeitsrecht, keinen Grund dar, einen bestimmten Beruf grundsätzlich nicht erlernen zu können. Es ist allerdings bekannt, dass in einigen Berufsgruppen (zum Beispiel bei der Polizei, Bundeswehr etc.) AD(H)S-Betroffene nicht eingestellt werden, auch wenn die Ablehnung der Bewerbung offiziell aus anderen Gründen erfolgt. Bei einer Bewerbung besteht keine Verpflichtung, dem potenziellen Arbeitgeber Erkrankungen oder eine regelmäßige Medikamenteneinnahme mitzuteilen. Allerdings muss mitgeteilt werden, wenn eine Medikamenteneinnahme die Leistungsfähigkeit oder Eignung für die geplante Tätigkeit einschränken könnte.

Bei einer anstehenden Verbeamtung muss wahrheitsgemäß geantwortet werden. Die amtsärztliche Untersuchung soll überprüfen, ob Bewerberinnen und Bewerber körperlich und geistig fit sind und aktuell keine Anhaltspunkte dafür vorliegen, dass sie oder er vorzeitig berentet werden muss oder längere Zeit ausfällt.

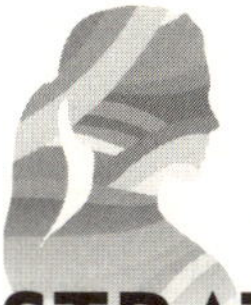

STRATEGIEN FÜR AD(H)S-LERINNEN

In diesem Teil des Buches soll es um Strategien gehen, mit denen Sie AD(H)S besser in den Griff bekommen können. Sie wissen ja, dass man es nicht einfach loswerden kann, sondern es immer ein Teil von Ihnen sein wird. Ich muss solche Strategien selbst regelmäßig anwenden. »Es gibt nichts Gutes, außer man tut es.« Dieser Satz von Erich Kästner gilt für AD(H)S-lerinnen im ganz Besonderen. Sie haben von den meisten Strategien wahrscheinlich schon gehört. Das Problem bei AD(H)S ist die regelmäßige Anwendung. Viele wertvolle Strategien und Erkenntnisse gehen Ihnen immer wieder unmerklich verloren. Stellen Sie sich das so vor, als spielten Sie ein Programm auf Ihre Festplatte und Ihr PC würde es einfach irgendwann wieder löschen. Aber Sie brauchen das Programm! Sie müssen es immer wieder neu aufspielen, weil Ihnen gute Gewohnheiten, Regeln und Rituale immer wieder verloren gehen. Das AD(H)S-Gehirn legt schnell einen Mantel des Vergessens über wichtige Erkenntnisse. Wenn Sie gute Gewohnheiten ein paar Tage lang nicht anwenden, zum Beispiel im Urlaub, dann verschwinden sie unmerklich im Brainfog, als wären sie nie dagewesen.

Schreiben Sie sich die für Sie wichtigen Strategien auf und hängen Sie sie gut sichtbar auf. Veränderungen im Leben erzielt man nur mit vielen Wiederholungen und mit dem Prinzip »immer öfter«. Sie müssen sich klarmachen, dass Sie mit Mini-Gewohnheiten anfangen müssen, wenn Sie Ihr Leben verändern wollen. Diese Mini-Gewohnheiten sollten Sie jeden Tag beibehalten. Das klappt nicht immer, aber wenn Sie dranbleiben »immer öfter«. AD(H)S-lerinnen haben ja meist auch kein Erkenntnis-, sondern ein Umsetzungsproblem. Sie wissen genau, was sie ändern müssten, aber sie schaffen es nicht – zumindest nicht für längere Zeit. Aber das liegt in Ihrer Hand! Akzeptieren Sie, dass Sie sich an wichtige Regeln und Rituale immer wieder erinnern müssen.

Von Vergesslichkeit zu Konzentration

Reizoffenheit und Ablenkbarkeit sind Kernsymptome von AD(H)S und deshalb kann Sie jedes neue Geräusch triggern und ablenken. So arbeitet Ihr Gehirn einfach, das können Sie nicht ändern. Außerdem entstehen dort immer viele Gedanken, die hin- und herspringen. Das ist der Gedankenlärm, der Brainfog. Wenn zu viel auf Sie einströmt, hindert er Sie daran, klar zu denken und bei der Sache zu bleiben. Deshalb sollten Sie an einem ruhigen Ort arbeiten. Das kann eine Bibliothek oder ein ruhiges Zimmer sein. Sorgen Sie dafür, dass Ihr Handy Sie nicht ablenkt – es ist Ihr größter Dekonzentrierer. Versuchen Sie, mindestens eine halbe Stunde ohne Unterbrechung zu arbeiten. Vorher erledigen Sie bitte all das, womit Sie sich sonst ablenken: Espresso trinken, letzte Mails versenden, auf die Toilette gehen etc. Stellen Sie sich für 30 Minuten einen Timer, und sagen Sie sich laut, an welcher Aufgabe Sie arbeiten wollen. Gut ist auch, wenn Sie mit einem Timer alle zehn Minuten kontrollieren, ob Sie noch an Ihrem Thema sind. Erlauben Sie sich nicht, Ihre Arbeit zu unterbrechen. Benutzen Sie gegebenenfalls Ohrstöpsel, um nicht dauernd akustisch abgelenkt zu werden.

Versuchen Sie, Aufgaben in kleine Abschnitte aufzuteilen, und machen Sie dann immer wieder eine Pause. Eine kurze! Arbeiten Sie an einem aufgeräumten Schreibtisch. Je mehr auf Ihrem Schreibtisch liegt, desto größer ist die Gefahr, dass Ihr sprunghaftes Gehirn Sie mit unwichtigen Assoziationen ablenkt.

Nehmen Sie sich nicht zu viel auf einmal vor. Wenn Sie Ihre selbstgesteckten Ziele nicht erreichen, besteht die Gefahr, dass Sie gar nichts machen und den Kopf in den Sand stecken. Statt die Latte zu hochzuhängen, setzen Sie sich erreichbare Ziele! Stellen Sie sich eine zu hohe Treppenstufe vor, die Sie nicht nehmen können, weil der Abstand zur nächsten Stufe zu groß ist. Versuchen Sie, diese zu großen Treppenstufen in kleinere Stufen über einen längeren Weg zu verwandeln. Sie haben mit dem längeren Weg und den kleineren Stufen eine viel realistischere Chance, auch wirklich anzukommen und erfolgreich zu sein. Es müssen keine weltbewegenden Schritte passieren, sondern Sie müssen lernen, Mini-Gewohnheiten zu ändern: Handy weg, rechtzeitig anfangen, ruhiger Arbeitsplatz und am Thema bleiben. Das machen Sie dann immer öfter! So entsteht Veränderung!

Planen Sie Zeiten, in denen Sie niemand stören darf, auch nicht Ihr eigenes Handy.

Nutzen Sie Ihr AD(H)S Gehirn, wenn es kreativ ist. In all dem Gedankenlärm verstecken sich immer wieder gute Gedanken. Diese gilt es zu nutzen. In den ungewöhnlichsten Momenten kommen Ihnen diese genialen Gedankenblitze, die Sie festhalten und nutzbar machen können.

Hierzu Klara:

> Mein merkwürdiges Hirn kann aber auch ganz verrückte Sachen. Manchmal finde ich es total genial, denn die schrillsten und buntesten Einfälle habe ich. Niemand kann schneller erkennen, wo etwas los ist, wo die beste Kneipe ist und was man Verrücktes machen könnte. Dafür schätzen mich auch andere Menschen, weil es mit mir nie langweilig wird.

Mir fallen die originellsten Sachen ein, und viele Menschen fragen, wie ich denn dadrauf gekommen bin. Ich kann es nicht sagen, weil es mir einfach zugeflogen ist, wie ein spontaner Gedankenblitz, eine Art Eingebung und dann war es da.
Leider scheint mein Gehirn irgendwie anarchistisch zu sein, weil es keinen Zwang verträgt. Alle Kreativität und Originalität verschwinden augenblicklich im Nichts, wenn ich von außen zu irgendetwas gezwungen werde. Ich erinnere mich so gut, wie ich bei Schulaufgaben vor einem leeren Blatt sitze und mein Gehirn sich ins Blackout zurückgezogen hat und auch nicht mehr anspringen will. Ich weiß, dass ich das alles wusste, aber ich kann auf Kommando nicht auf mein Gedächtnis zugreifen. Es ist wie ein Brain-Streik, wenn mir jemand etwas abverlangt. So als würden alle meine Hirnzellen den Stecker rausziehen und auf Standby schalten. Ich habe keine Kontrolle darüber. Dann wieder kann ich mich an Dinge erinnern, wo andere mich ehrfurchtsvoll fragen, wie ich denn zu so einem Wissen komme. Ich schnappe es einfach auf. Und wenn mein Hirn es will, gibt es dieses Wissen frei. Täglich bewege ich mich zwischen verblödeter transusiger Schwerfälligkeit und genialen Einfällen, die ich leider nicht umsetzen kann. Ich habe tausend Einfälle, aber sie werden aus meinem Hirn ausgespuckt wie Seifenblasen, schweben im Raum, verteilen sich und entschwinden in der Fülle aller Möglichkeiten, bis sie platzen und die Ideen sich wieder ins Nichts auflösen. Das Quälende für mich ist, dass ich weiß, dass ich ein gutes Hirn habe und damit auch Höchstleistungen erbringen kann. Aber es ist ein launisches Hirn, das mir nicht gehorchen will und sich meinem Willen und meinem Bewusstsein nicht unterwirft. Es ist absolut unbestechlich, und es macht nur das, wozu es Lust hat. Das ist nicht geeignet für ein Leben in unserer Gesellschaft, wo man pünktlich, zuverlässig und sorgfältig Ergebnisse abliefern muss. Es gibt kein Verständnis dafür, dass mein Gehirn lieber Seifenblasen pustet und Gedanken

entschwinden lässt. Für Kreativität und verrückte Einfälle gibt es leider auch nichts. Manchmal habe ich so ein Alien-Gefühl, einfach auf dem falschen Stern geboren zu sein.

Ich finde das Bild mit den Gedankenseifenblasen toll. Wenn also plötzlich in Ihren Gedankenseifenblasen eine gute Idee auftaucht, dann halten Sie sie fest, bevor sie zerplatzt. Stellen Sie sich vor, dass Ihr Gehirn ein wenig wie eine Seifenblasenmaschine arbeitet. Es produziert ständig Bubbles, aber wie bei Klara zerplatzen sie, und der Gedanke wird unauffindbar. Versuchen Sie, jede gute Bubble-Idee sofort zu ernten. So entsteht vieles nebenbei, und zwar mühelos – aber eben nur, wenn Sie bereit sind, diese Gedankenblitze aufzuschreiben oder in Ihr Handy zu diktieren.

Sie wollen ohne Listen durchs Leben kommen? Vergessen Sie's! Sie sind einfach vergesslicher als andere Menschen, und es ist naiv zu glauben, dass Sie dieses Mal daran denken, dass Ihre beste Freundin übermorgen Geburtstag hat und Sie ihr noch ein Geschenk kaufen wollen. Gewöhnen Sie sich an, immer ein leeres Blatt neben sich zu legen. Wenn Sie eine gute Idee haben, schreiben Sie sie einfach sofort auf und kümmern Sie sich nicht weiter um den Gedanken. Halten Sie ihn einfach schriftlich fest. Sie können auch Ihr Handy als ausgelagerte Gehirnfestplatte nutzen. Dann ist es nicht mehr nur ein Zeitvernichter.

Das geht so: Gedanke: Eine Freundin hat übermorgen Geburtstag. Sie schreiben »Geburtstag Tina« auf Ihre To-do-Liste und legen eine Erinnerung in Ihrem Handy an. Versuchen Sie, Ihre aktuell angefangene Arbeit zu Ende zu führen, und nehmen Sie sich abends Zeit, die guten Gedanken, die Sie den ganzen Tag über gesammelt haben, zu sortieren, Projekten zuzuordnen oder gleich zu erledigen. Schreiben Sie sich am Abend konkret auf, was Sie Ihrer Freundin zum Geburtstag schenken wollen und wann Sie das kaufen. Lassen Sie sich an ihrem Geburtstag noch einmal daran erinnern, dass Sie sie anrufen.

Sie werden erleben, dass sich viele Projekte wie Puzzleteile zusammenfügen, je mehr gute Einfälle sie sammeln. Wenn Sie vor einem leeren Blatt sitzen, arbeitet Ihr Gehirn nicht auf Befehl. Nebenbei fördert es viele kreative Puzzleteile zutage, sodass es für Sie leichter wird, die noch fehlenden Teile zu einem Ganzen zusammenzufügen.

Geben Sie sich nicht der Illusion hin, dass Sie sich an Termine zuverlässig erinnern. Sicher ist sicher, machen Sie am besten zwei Erinnerungen, eine Woche vorher zum Überlegen und einen Tag vorher einen Last Call.

Gehen Sie auch nicht ohne Liste einkaufen. Es gibt Apps, die helfen. Wenn Sie feststellen, dass Ihnen etwas fehlt, schreiben Sie es gleich in Ihre App-Liste. Das kann man auch diktieren. Es ist einfach ärgerlich, wenn man zweimal in den Supermarkt muss, weil Ihnen – vorhersehbar – doch ein paar wichtige Sachen entfallen sind, die Sie zum Kochen gebraucht hätten. Ohne Liste kaufen Sie dann auch eher Dinge, die Sie gar nicht brauchen. Der Vergesslichkeit können Sie viel entgegensetzen – aber Sie müssen es auch tun.

Aufschreiben – das gilt übrigens auch für Ihre Lernstrategien. Sie haben einen kleineren Arbeitsspeicher als neurotypische Menschen und damit können Sie weniger Stoff auf einmal aufnehmen und abspeichern. Sie müssen den Lernstoff öfter wiederholen als neurotypische Menschen. Akzeptieren Sie das. Wiederholen Sie den Lernstoff am besten noch einmal vor dem Einschlafen, denn im Schlaf werden Sie klüger, weil die letzten Gedanken vor dem Schlafengehen besser und nachhaltiger abgespeichert werden. Das können Sie ganz besonders in Lernphasen nutzen. Wenn Sie also lernen müssen, versuchen Sie, noch einmal den gelernten Stoff zu wiederholen, anstatt sinnfreie Internetspiele oder Serien zu konsumieren.

Disziplin muss man trainieren. Man kann sie nicht beschließen, man muss sie sich angewöhnen. Ihrem Gehirn wird sehr schnell langweilig. Deswegen versucht es, Sie abzulenken, Sie durch irgendetwas Spannenderes von Ihrem Vorhaben abzubringen. Es verführt Sie dazu, mal kurz eine Serie anzuschauen, aus der dann drei werden, oder ein kurzes Videospiel zu spielen und schon ist der halbe Tag weg. Sie möchten nur kurz schauen, was die anderen so posten … Schon haben Sie das wirklich wichtige Ziel aus den Augen verloren. Denken Sie daran, dass Ihr Gehirn nicht priorisieren kann. Sie müssen das Thema und den Takt selbst vorgeben, und zwar mit einer gewissen Strenge zu sich selbst. Ein wichtiger Satz ist: »Mach eine Sache richtig und vollständig zu Ende.« Das klingt sehr leicht, ist aber für AD(H)S-lerinnen meist sehr schwer umzusetzen. Es setzt nicht nur Konzentration voraus, sondern auch Disziplin. Wenn Sie sich abends ausziehen, sortieren Sie Ihre Kleider. Entscheiden Sie, welche in den Wäschekorb kommen, welche an die frische Luft und welche wieder in den Schrank. Sie sparen sich damit viel Arbeit, auch wenn es leichter ist, abends die Klamotten einfach über den Stuhl zu werfen. Wenn der vor lauter Klamotten gar nicht mehr sichtbar ist, dann müssen Sie alle Klamotten waschen. Das ist unnötige Arbeit. Entscheiden Sie sich dafür, die sinnlose Werbung in Ihrem Briefkasten gleich zu entsorgen und ein Schild an Ihren Briefkasten zu machen, dass Sie keine mehr wollen. Wenn Sie die Werbung erst mit in Ihre Wohnung nehmen, dann liegt das Angebot vom Discounter noch Monate später auf Ihrem Küchentisch. Wenn Sie eine Arbeit angehen wollen, fangen Sie morgens damit an und erledigen Sie die schwierigen Aufgaben zuerst. Wenn die Aufgabe zu groß ist, unterteilen Sie sie. Aber machen Sie die Teilschritte immer fertig. Dazu wieder Klara:

Die Zeit trödelt absichtslos dahin, und ich weiß mal wieder nicht, ob eine Minute oder eine halbe Stunde vergangen ist. Meine Gedanken bewegen sich wie Schmetterlinge im Wind, sie lassen sich treiben, landen auf Blüten, deren Geruch zu betörend ist, um wieder aufzusteigen und sich erneut im Treiben zu verlieren. Manchmal verweilen meine Gedanken im Nichts, im Nirgendwo, dann

wieder durchweben Melodien mein Hirn, die sich wie aus einer fernen Welt Zugang zu meinem Gehirn verschafft haben. Ich weiß nicht, woher die Gedanken und all die Melodien kommen und wohin sie gehen. Ich kann sie nicht festhalten, nicht zentrieren. Diese Gedanken durchweben mich und ziehen mich so in den Bann, dass ich die Welt um mich herum vergesse. Überhaupt Gedanken überall, wurbeln herum, drehen sich im Kreis, mal rechts, mal links herum und schon verlieren sie sich in der Fülle der vielen neuen Eindrücke.
Meine Gedanken sind wie Kabel ineinander verflochten. Ich finde nicht den Anfang, um sie aufzurollen, und ich kann sie nicht verfolgen. Manchmal ist es wie ein Lärm, ein Gedankenlärm, der sich in meinem Kopf wie ein Hintergrundrauschen ausbreitet und der keine Richtung hat. Alles kann auf einmal wichtig werden ...

Von der Impulsivität zur Selbststeuerung

Ich habe ausführlich beschrieben, dass AD(H)S-Betroffene Probleme mit ihrer scharfgestellten Alarmanlage und ihrer Selbststeuerung haben. Erstere schlägt zu schnell Alarm und darauf erfolgt eine überschießende Reaktion. AD(H)S-Frauen werden einfach leicht getriggert, dann reagieren sie zu schnell und überschießend auf die vermeintliche Bedrohung – entweder mit dem Flucht- oder dem Angriffsmodus. Denken Sie daran, dass Ihre Alarmanlage nicht zuverlässig ist, hinterfragen Sie Ihren Alarm. Glauben Sie nicht alles, was Sie denken und fühlen, sondern überprüfen Sie erst einmal, ob es nicht vielleicht ein Fehlalarm war. Dazu wieder Klara:

Ich bin immer anders und ich spüre es so oft. Es ist so schwer für mich, das zu beschreiben und zu erfassen. Ich bin einfach so ungeheuer kränkbar und verletzbar. Es ist so, als hätte ich keine Schutzschicht um mich herum. Etwa so, als hätte ich eine rohe Haut, die manchmal schon wehtut, wenn man sie überhaupt nur anpustet.

Ich kann mich einfach nicht schützen gegen die normale Härte des Lebens, die ganz normalen Lebenserfahrungen. Nach außen komme ich total robust und locker rüber und ich kann die coolsten Sprüche klopfen. In meinem Inneren aber sieht es immer ganz anders aus. Kleinigkeiten, unbedachte Bemerkungen oder dumme Sprüche können mich völlig aus der Spur bringen. Ich grübele über Kleinigkeiten nach, die kein anderer Mensch wahrnimmt. Warum hat mich Sophie heute nicht beachtet? Warum hat Jonas heute so wenig Interesse an mir? Niemals würde es mir in den Sinn kommen, dass es ganz andere Gründe haben könnte. Vielleicht habe ich mit der Zeit auch einen negativen Größenwahn entwickelt, weil ich glaube, alles Negative hätte etwas mit mir zu tun. Mir ist schon klar, dass ich mich in meinem Griesgram und der dunklen Sicht auf das Leben völlig selbst überschätze. Aber ich kann das nicht abstellen.

Ich fange sofort an, an mir zu zweifeln und verliere mich in unendlichem Grübeln, was ich wieder falsch gemacht haben könnte. Ich erfinde tausend Gründe dafür, warum ich nicht liebenswert bin und sehe in allen anderen so viele positive Eigenschaften, die ich bei mir nicht ausmachen kann. Ganz schlimm ist es, wenn jemand mich kritisiert. Ich habe dann das Gefühl, dass sich vor mir ein schwarzes Loch auftut und ich dort hineingezogen werde – ohne Ausgang. Kritik erlebe ich als Zerstörung meiner Person und ich muss immer wieder daran denken. Ich bin einfach zu schnell bereit, die Schuld für alles, was passiert, bei mir zu suchen, mich dafür zu schämen und mich selbst abzulehnen. Es könnten mir 100 Menschen sagen, dass sie mich mögen, aber wenn einer, der für mein Leben auch noch so unbedeutend ist, an mir Kritik übt, dann werde ich Opfer meines inneren Selbstzerstörungsprogramms.

Vielleicht noch viel schlimmer ist meine Angst vor Ablehnung. Ich kann mir so gar nicht vorstellen, Wünsche zu äußern, weil ich die

Kränkung so überbordend erleben würde, wenn mir jemand eine Bitte abschlagen würde. Es ist für mich der Inbegriff von Peinlichkeit, einen Wunsch abgeschlagen zu bekommen, also äußere ich ihn am besten gar nicht. Meine Verletzlichkeit macht mich so klein und schwach, so schüchtern und zaghaft.
Ich habe keine Ahnung, wie andere Menschen es schaffen, mit Kritik umzugehen und ihre Bedürfnisse zu äußern.

Klara berichtet sehr eindrucksvoll von ihrer Dünnhäutigkeit und Verletzlichkeit. Sie entwickelt einen negativen Hyperfokus und erlebt die kleinste Kritik oder eine dumme Bemerkung als bedrohlichen Angriff. Sie ist dadurch extrem auslenkbar und instabil. Noch dazu ist ihr Leben damit sehr anstrengend. Es ist wichtig, dass Sie das Bild der zu scharfgestellten Alarmanlage immer im Kopf behalten. Sie sollten bereit sein, jeden Alarm zu hinterfragen. Sie geben sich und Ihren Mitmenschen eine echte Chance mit der Frage: »Wie meinst du das?« Sie werden sehr häufig feststellen, dass der andere gar nicht beabsichtigt hat, Sie zu kränken. Und Sie geben dem anderen die Chance, über seine eigenen Aussagen nachzudenken und sich zu erklären. Noch dazu ist eine Frage nichts Aggressives, sie zeigt vielmehr Ihr Interesse daran, das Verhalten des anderen zu verstehen.

Hat Ihr Partner sich aus einer für Sie wichtigen Diskussion herausgezogen, weil er kein Interesse an Ihnen hat, oder wollte er nur eine Zigarette rauchen, um kurz nachzudenken? Fragen Sie ihn, statt sich den Kopf darüber zu zermartern! Viele Missverständnisse und emotionale Überreaktionen können Sie verhindern, wenn Sie die Alarmanlage überprüfen, ehe der Flucht- oder Angriffsmodus aktiviert wird.

Die Gefühlspalette von AD(H)S-lerinnen hat eine größere Bandbreite: abgrundtiefe Trauer, unbändige Freude, glühende Begeisterung, depressiver Absturz, Hoffnungslosigkeit und die Welt erobern. Damit entsteht eine größere Gefühlstiefe, die aber auch oft sehr herausfordernd ist. AD(H)S-Frauen nehmen ihre heftigen Gefühle oft erst wahr, wenn die sich bereits selbstständig gemacht haben. Dabei kann viel Porzellan zerschlagen werden.

Ich finde den Aspekt interessant, dass AD(H)S-lerinnen ihren Blick vorwiegend nach außen richten. Von außen drohte ja in der Steinzeit die Gefahr. Der Blick nach innen, auf die eigene Gefühlswelt, war in der Frühzeit unnötiger Luxus. Heute geht er in der Hektik des Alltags oft unter. Selbstwahrnehmung braucht Zeit und Ruhe. Genau das vermeiden viele AD(H)S-Frauen aus Angst vor Langeweile. Sie produzieren lieber ständig Action.

Wie können Sie Ihre Selbstwahrnehmung verbessern?

Stellen Sie sich vor, dass Sie Ihre Scheinwerfer, die sonst ganz auf Ihre äußere Umgebung gerichtet sind, zu sich selbst nach innen wenden. Nehmen Sie sich jeden Tag mindestens fünf Minuten Zeit, um in sich hineinzuhören. Versuchen Sie, sich beim Denken zuzuschauen und wahrzunehmen, was Sie gerade fühlen. Sie können sich das so vorstellen, als wollten Sie einen Film über sich selbst drehen und als Kamerafrau von außen beobachten, wie Sie sich fühlen, was Sie wollen und tun.

Statt erst zu merken, dass Sie wütend sind, wenn Sie Ihren Unmut schon in die Welt geschleudert haben und sich hinterher dafür entschuldigen müssen, ist es besser, früher wahrzunehmen, wenn in Ihnen die Wut aufsteigt. Sie können die Zündschnur bis zur Wutexplosion länger werden lassen, wenn Sie früher wahrnehmen, dass das Gefühl in Ihnen aufsteigt. Dann haben Sie auch mehr Möglichkeiten, es unter Kontrolle zu bringen.

Je bewusster und achtsamer Sie sind, desto eher können Sie Ihre Gefühle auf Sozialverträglichkeit überprüfen. Es ist hilfreich, eine Art Kontrollinstanz zu entwickeln. Stellen Sie sich diese wie eine Pressestelle der Bundesregierung vor: Die schleudern ja auch nicht alles heraus, was ihnen in den Sinn kommt, sondern da ist eine ganze Abteilung damit beschäftigt, wie man etwas sagt und schlechte Nachrichten gut verpackt. Das sollen Sie jetzt natürlich nicht nachmachen, aber Sie könnten Ihre Pressestelle dafür nutzen, angemessene Gefühlsäußerungen zu entwickeln und Ihre Gefühle sozialverträglich zu kommunizieren. Wir alle müssen mitteleuropäische Umgangsformen lernen und uns mit wenigstens einem Mindestmaß an Respekt begegnen. Davon profitieren Sie und auch Ihre Mitmenschen. Es führt bei Ihnen zu mehr Selbstachtung und einer Verbesserung Ihres Selbstwertgefühls, denn Sie müssen sich dann nicht mehr so oft für Ihr Verhalten schämen oder sich Vorwürfe machen.

Wie lernt man Selbstkontrolltechniken?

Sie müssen sich erst einmal dafür entscheiden, Selbstkontrolle lernen zu wollen, statt einfach Ihren Gefühlen freien Lauf zu lassen. Dazu gehört, dass Sie bereit sind, Gelassenheit, Loslassen und Toleranz für andere zu entwickeln.

Natürlich brauchen wir unsere Gefühle, weil sie uns helfen, instinktiv schneller zu reagieren und subtile Reize wahrzunehmen. Gefühle geben uns auch Orientierung. Wir wollen uns wohlfühlen und Missstimmungen und Gefahr vermeiden. Gefühle setzen bei uns Verhaltensprogramme in Gang, speichern Erfahrungen und werten diese aus. Außerdem helfen sie uns dabei, unsere Mitmenschen besser zu verstehen und unser Zusammenleben zu regulieren. Sie helfen uns, intuitiv zu reagieren. Der Umgang mit Gefühlen muss aber reguliert werden. Niemand sollte anderen schaden, indem er ihnen ungehemmt freien Lauf lässt.

Viele Menschen haben Angst vor heftigen Gefühlen, weil sie fürchten, davon überwältigt zu werden. Viele Menschen versuchen auch, Gefühle zu verdrängen, indem sie vor sich selbst davonlaufen: Sie schauen Serien, um nicht über sich nachdenken zu müssen, oder trinken abends viel Alkohol, damit sie sich selbst nicht mehr spüren. Jede und jeder von uns muss lernen, mit schwierigen Gefühlen wie

Trauer, Wut, Schmerz oder Verletzung umzugehen. Das geht am besten, wenn wir uns klarmachen, dass diese Gefühle auch unausweichlich zu unserem Leben gehören und dass es uns mit ihnen besser geht, wenn wir sie akzeptieren, anstatt sie zu verdrängen. Sie kennen das vielleicht auch, dass Sie in Situationen von tiefer Trauer einfach weinen müssen, vielleicht auch noch traurige Musik dazu gehört haben und es einfach so aus Ihnen herausgeflossen ist. In diesem Moment haben Sie Ihrem Schmerz Raum gegeben und ihn einfach da sein lassen. Wenn Sie sich nicht gegen Ihre Gefühle wehren, können sie auch wieder gehen. Es hilft, wenn Sie Ihre Gefühle versuchen zu beschreiben: »Ich bin traurig und alles fühlt sich schwer an.« »Ich habe einen Kloß im Hals und einen Stich im Herz.« »Ich fühle mich bedürftig und verletzlich.« »Ich vermisse jemanden, der jetzt mit mir redet.« Wenn Sie Ihre Gefühle annehmen und beschreiben, werden Sie feststellen, dass Sie eine Distanz zu ihnen bekommen und sich ein Frieden einstellt. Das können Sie auch mit der Wut machen. Beschreiben Sie, wie sie sich in Ihnen anfühlt: »Ich beiße die Zähne zusammen, ich bin total angespannt, mir ist warm und ich könnte jetzt einfach auf den Tisch hauen.« Wenn Sie Ihren Gefühlen genügend Raum gegeben haben, können Sie sich entscheiden, sie für diesen Moment loszulassen und sich anderen Aktivitäten zuwenden. Die Trauer und die Wut werden wiederkommen, und dann können Sie ihnen wieder Raum geben, sie beschreiben und wieder die Entscheidung treffen, sie loszulassen. Es erscheint uns paradox, dass Gefühle besser zu bewältigen sind, wenn wir sie achtsam zulassen und annehmen, anstatt sie aus unserem Leben zu verdrängen. Trotzdem ist es oft der einzige Weg, mit ihnen umzugehen.

Sie können sich auch vorstellen, dass Sie in einem Raum mit gegenüberliegenden Türen sitzen. Gefühle kommen durch die eine Tür herein, nehmen in der Gegenwart den Raum ein und ziehen dann durch die andere Tür wieder hinaus. Wenn Sie aber das Gefühl nicht haben wollen und versuchen, die Tür zuzuhalten, dann bleiben Sie mit der Vermeidung dieses Gefühls lange Zeit beschäftigt. Das heißt, Gefühle zu verdrängen. Wenn Sie stattdessen einfach feststellen, dass gerade das Gefühl Ärger im Raum ist, dann können Sie den Ärger als Gefühl wahrnehmen, ihm Raum lassen, ihn beschreiben und dann zur anderen Tür wieder hinausbitten. Versuchen Sie dann, Distanz zu Ihren Gefühlen zu bekommen. Statt: »Ich bin traurig, wütend etc.«, sagen Sie sich: »Ich stelle fest oder ich habe das Gefühl, dass ich traurig bin.« Versuchen Sie immer wieder, diese Distanz zu schaffen. Sie sind mehr als Ihre Gefühle; geben Sie deshalb Ihren Gefühlen nicht immer den Raum, den sie fordern.

Gefühle zu haben, heißt auch nicht, dass meine Umwelt darunter leiden muss. Wenn ich wütend bin und das annehme, dann muss ich sie nicht unkontrolliert in die Welt schleudern. Ein wichtiger Satz ist hier: »Wer mich ärgert und wie lange, bestimme ich selbst.« Es klingt so banal, aber das ist ein großer Schlüssel zum Erlernen von Selbstkontrolle. Machen Sie sich immer wieder klar, dass Sie andere Menschen nicht verändern können und die Launenhaftigkeit Ihrer Mitmenschen und unverschämte Zeitgenossen immer wieder ertragen müssen. Ihre einzige Möglichkeit, mit all diesen Situationen umzugehen, liegt nicht in einer Veränderung im Außen, sondern in einer Veränderung Ihrer inneren Haltung. Sie bestimmen, was ein ungerechter Mensch, der Ihnen etwas ungerechtfertigt an den Kopf knallt, mit Ihnen macht. Sie können sich tagelang darüber ärgern, erbost sein, sich tierisch aufregen, ihm eine Retourkutsche verpassen und schlechte Laune bekommen. Dann haben Sie ihm maximal viel Macht gegeben, indem Sie seine Negativität übernommen haben und sich den Tag oder sogar Wochen haben verderben lassen. Sie können nicht entscheiden, was andere Menschen tun, aber Sie entscheiden, ob Sie sich davon auslenken und Ihr Selbstwertgefühl beschädigen lassen oder ob Sie eine Art Schutzschild entwickeln, an dem negative Äußerungen schlecht gelaunter Menschen abprallen können. Stellen Sie sich einfach vor, dass es viele schlecht gelaunte Menschen gibt, die mit sich selbst sehr unzufrieden sind und die nur wenig Spaß und Freude in ihrem Leben haben. Da diese nur schlecht aushalten können, dass andere Spaß haben, laufen sie mit einem Köcher voller Giftpfeile durch die Gegend und leben das Motto: »Andere sollen auch keinen Spaß haben.« Sie sind Meister der Spaßbefreiung und trachten danach, anderen die Laune zu verderben. Das ist eine kleine Genugtuung in ihrem freudlosen Leben. Diese Giftpfeile sind toxisch und wenn Sie ungeschützt sind, dann können sie Sie mitten ins Herz treffen. Dann fragen Sie sich tagelang, wie andere Menschen so gemein und unverschämt sein können.

Die wirkungsvollsten Giftpfeile sind Anklagen, Angriff, Entwertung, Schuldgefühle, Beleidigungen, Lügen und Provokation. Es hilft schon sehr, wenn Sie die Achtsamkeit entwickeln, diese Giftpfeile zu identifizieren und ihnen einen Namen zu geben: »Aha, da versucht wieder jemand, mich anzugreifen oder mich zu entwerten.« Am besten sagen Sie dann zu sich selbst: »Netter Versuch, leider gescheitert, ich werde dir keine Macht über mich geben und mich von dir nicht herunterziehen lassen.« Fragen Sie sich immer, wenn Sie schlechte Laune bekommen oder sich ärgern, wem Sie gerade Macht über sich geben und wie lange Sie das tun wollen. Sie können es sofort ändern. Hilfreiche Sätze sind: »Bevor ich mich ärgere, ist es mir lieber egal« oder »Ich bleibe cool und lasse mir von diesem Menschen nicht die Laune verderben«.

Cool bleiben muss gelernt sein

Es ist hilfreich, dass Sie Gelassenheit lernen, denn sie ist ein wichtiges Tool für Ihr Leben. Wenn Sie es schaffen, cool zu bleiben, dann wird Ihre Welt friedlicher und entspannter! Gelassenheit hat etwas mit »lassen« zu tun und bedeutet, Ruhe und Frieden zu finden, ohne kämpfen zu müssen. Besonders hyperaktive ADHS-lerinnen fühlen sich schnell angegriffen und ihr Grundreflex ist: »Kämpfen bis zum Umfallen«. Es fällt ihnen oft schwer, den Scheinwerfer der Aufmerksamkeit von Dingen abzulenken, die ihnen nicht guttun. Sie können wahre Meisterinnen darin sein, sich an etwas festzubeißen, sich tierisch zu ärgern oder aufzuregen, sich in Endlosdiskussionen zu verlieren, bei denen sie immer das letzte Wort haben müssen. Dabei helfen ihnen dann ihr Rechthaberreflex und ihr Gerechtigkeitssinn. AD(H)S-lerinnen können kämpfen wie Löwinnen, wenn sie sich im Recht fühlen oder Ungerechtigkeit verspüren. Es ist oft schwer für sie, von diesem Trip wieder herunterzukommen.

Ein guter erster Schritt ist, Toleranz gegenüber Andersdenkenden zu üben. Man muss nicht immer Recht behalten, denn das führt in den Kampf und das ist schlechte Energie. Nur zu oft sind AD(H)S-lerinnen davon überzeugt, dass sie über die alleinige Wahrheit verfügen und andere doch einfach nur begreifen müssen, dass sie immer recht haben. Das hat einen hohen Preis, denn Kämpfen ist anstrengend und macht auch anderen schlechte Stimmung. Durch häufige Kämpfe kann man Beziehungen stressen und sogar vergiften, denn nicht jeder findet Freude an Anspannung und Endlosdiskussionen. Auch die eigene Lebensqualität wird dadurch erheblich beeinträchtigt.

Es reicht völlig, wenn Sie einfach Ihre Meinung sagen. Hören Sie anderen zu, was sie zum Thema zu sagen haben, und wenn Sie keinen gemeinsamen Nenner finden, sagen Sie einfach: »Ich sehe das so und du siehst das anders und das lassen wir einfach so stehen.« Unterschiedliche Meinungen sind nichts Schlimmes. Das Bedürfnis, recht zu haben, schafft den Stress.

Gelassensein ist das Gegenteil der scharfgestellten Alarmanlage, die Fehlzündungen hat. Sie ist eine innere Haltung, ein Geschenk, das man vor allem sich selbst macht. Den eigenen Frieden zu finden, ist viel mehr wert, als in einem verbissenen Kampf Punktesieger zu werden, denn im Kampf- und Kriegszustand verlieren letztlich beide, weil er so viel Lebensqualität kostet. Versuchen Sie deshalb, immer zuerst zu schauen, ob Ihre Alarmanlage überhaupt richtig gesendet hat.

Auszeit statt Ausrasten

Wenn Sie wieder dabei sind, gerade die Kontrolle über Ihre Gefühle und Ihre Handlungen zu verlieren, hilft es, wenn Sie das Tempo herausnehmen und zu sich selbst erst einmal »Stopp« sagen, auf die Bremse treten, nachdenken und die Pressestelle einschalten. Es gilt, Zeit zu gewinnen, um zu sortieren und nachzudenken, statt im Angriffs- oder Fluchtmodus unbedacht zu agieren. Reagieren Sie nicht immer auf alles sofort, sondern verschaffen Sie sich zunächst einen Überblick: Was ist überhaupt passiert? Was habe ich wahrgenommen? Was ist mein Impuls und was fühle ich? Für AD(H)S-Betroffene ist Reden Silber und Schweigen Gold, denn im Zweifelsfall ist es erst einmal sinnvoll, den Mund zu halten und Gefühle und Gedanken zu sortieren, anstatt impulsiv zu handeln. Ihre Schnellschuss-Selbstverteidigungsanlage kann unnötigen Schaden anrichten. Es hilft, über manches eine Nacht zu schlafen. Am nächsten Morgen sieht vieles anders aus, wenn man selbst klarer und abgekühlter ist. Manche fragen sich dann, was gestern überhaupt so schrecklich war, dass sie sich so aufgeregt haben. Viel Ärger verraucht, wenn etwas Zeit verstreicht. Deshalb: Runter vom Tempo, Stopp!

Gewohnte Verhaltensweisen wie das Verlieren der Kontrolle aus Wut, sind wie Autobahnen, die man nimmt, weil man es schon so oft gemacht hat. Wenn Sie bemerken, dass Sie auf der Wut-Autobahn sind, nehmen Sie die nächste Ausfahrt und sagen Sie sich, dass Sie Ihren Ärger loslassen wollen, weil er Ihnen schadet und Sie damit anderen Macht über sich geben. Je länger Sie diese falsche Autobahn befahren, desto schlechter wird Ihre Laune … Versuchen Sie, sich notfalls abzulenken und etwas anderes zu tun. Sie können Ihre erhöhte Ablenkbarkeit hier im positiven Sinne für sich nutzen.

Wenn Ihre Wut so stark ist, dass Sie sie nicht mehr unter Kontrolle bekommen, greifen Sie zu frischen Chilischoten oder Chili-Gummibärchen: Die sind sehr scharf und unser Gehirn verarbeitet Schärfe wie einen ausgeprägten Schmerzreiz. Der ist unangenehm, schadet aber nicht und lenkt das Gehirn so ab, dass es von der Wut ablässt und sich mit diesem Reiz beschäftigt. Schon gewinnen Sie wieder Zeit und Kontrolle. Sie können die folgende Übung machen:

> Wenn Sie wütend sind, können Sie in Ihrer Vorstellung all Ihre Wut aus Ihrem Körper in Ihre rechte Faust ziehen. Die Wut sammelt sich dort und verdichtet sich. Drücken Sie sie dazu ganz fest zusammen. Wenn Sie das Gefühl haben, dass Ihre ganze Wut sich nun in Ihrer rechten Faust befindet, nehmen Sie sie bewusst wahr. Fühlen Sie genau, was diese Wut mit Ihnen macht, welche körperlichen Empfindungen Sie haben. Machen Sie sich bewusst, dass Sie nicht die Wut sind. Sagen Sie sich: »Ich empfinde Wut« (statt »Ich bin wütend«). Darum können Sie diese Wut jederzeit loslassen. Wenn Sie bereit sind, sie loszulassen, dann öffnen Sie die rechte Faust und lassen Sie sie einfach gehen.

Denken Sie bitte daran, dass die Beziehungen zu Ihren Mitmenschen am meisten durch unkontrollierbare Wutanfälle gefährdet werden. Ihre Mitmenschen erleben sie wie unberechenbare Tretminen, die sie in ständige Alarmbereitschaft versetzen. Ihre Angehörigen wollen in der Beziehung mit Ihnen nicht über Minenfelder laufen. Es gibt bestimmte Therapieformen in der Verhaltenstherapie, mit deren Hilfe man Achtsamkeit und das Loslassen von Emotionen kontrollieren kann, zum Beispiel die Dialektisch-Behaviorale Therapie (DBT).

Sie sollten Ihren Angehörigen Ihre emotionalen Besonderheiten erklären, insbesondere wenn Sie auf eine Auszeit zurückgreifen wollen. Viele Menschen fühlen sich stehen gelassen und ignoriert, wenn Sie einfach den Raum verlassen. Sie brauchen die Erklärung, dass Sie gehen, um andere nicht zu verletzen, und dass Sie Zeit brauchen, um sich zu sortieren. Dann sollten Sie aber nach einer gewissen Zeit wieder in den Ring steigen und die Situation mit abgekühltem Kopf klären.

Es kann helfen, dass Sie einen kleinen inneren Raum definieren, in den Sie sich zurückziehen und in dem Sie sich sortieren können. Sie sollten ihn einrichten, wenn es Ihnen gut geht. Stellen Sie sich einen Raum vor, an dem Sie sich geschützt und geborgen fühlen, wo Sie Ruhe und Entspannung finden. Definieren Sie diesen Raum als »Schutzraum«, in dem Sie auftanken und sich sammeln können. Sie können sich dann in Ihrer Auszeit in diesen inneren Raum begeben und Ihre Gedanken ordnen. Wenn wieder eine Situation verrutscht, reißen Sie sich dafür nicht den Kopf ab, sondern sagen Sie sich: »Das ist dumm gelaufen, aber wenigstens habe ich etwas daraus gelernt.« Schließlich lernen wir am allermeisten aus unseren Fehlern.

Zu guter Letzt sind Feinde und Konflikte unsere besten Lehrer, denn sie geben uns die Möglichkeit, Geduld, Toleranz und Mitgefühl zu üben und uns nicht aus der Fassung bringen zu lassen. Wenn jemand Sie wirklich kränkt oder sehr ärgert, überlegen Sie, was Sie aus dieser Situation lernen können.

Vom Chaos zur Selbstorganisation

AD(H)S-lerinnen können der Inbegriff von Chaos sein, allerdings auch der Inbegriff des kreativen Chaos und der Intuition. Sie wissen oft selbst nicht, wie sie es schaffen, Struktur und Ordnung auszulöschen. Sie können Chaosprinzessinnen und zerstreute Professorinnen sein. Ihre Autos können zu fahrenden Wertstoffcontainern werden, ihre Handtaschen zu tragbarem Allerlei gerieren, in denen rein gar nichts mehr zu finden ist. Sie haben die größten Taschen, schließlich müssen sie alles mitschleppen, weil sie nicht priorisieren können. Die Wohnung verwildert, weil sie es nicht schaffen, Dinge an einem dafür vorgesehen Ort zu platzieren, und sie können sich zwischen den sich auftürmenden Stapeln von Arbeit verlaufen, die jeden Tag weiter in den Himmel wachsen. Es kann ihnen passieren, dass sie eine gute, komplett fertige Masterarbeit drei Tage zu spät abgeben, weil sie sich den falschen Termin notiert haben. Die wird dann nicht mehr angenommen und damit sind Monate harter Arbeit und Energie vernichtet – manchmal auch ganze Lebensläufe. AD(H)S-lerinnen können an den Kleinigkeiten des Lebens grandios scheitern.

Sie schaffen es, Perfektion und Chaos miteinander zu kombinieren, was sonst niemand beherrscht. Da können die T-Shirts nach Farben sortiert sein und im nächsten Schrank kann man von dessen Inhalt erschlagen werden. Hier eine treffende Beschreibung dessen von Klara:

Mein ganz normales alltägliches Chaos

Es ist ja leider auch nicht so, dass ich mein Leben wirklich gut auf der Reihe habe. Ich bin einfach ganz schrecklich chaotisch, und ich habe nicht die geringste Ahnung, wie andere Menschen es schaffen, einen Überblick in ihrem Leben zu haben. Bei mir entsteht das Chaos von Geisterhand. Ich führe einen ständigen Krieg gegen Unordnung und Vergesslichkeit. Mein Vater meinte, dass man mich auf jeden Platz dieser Erde setzen könnte, und ich würde ihn innerhalb von fünf Minuten zu einem solch unvorstellbaren Tohuwabohu verwandeln, sodass jeder sofort wüsste: »Klara was here.«

Ich habe nicht die geringste Ahnung, wie ich das mache. Ich kämpfe täglich gegen meine Häufchen und verliere in den allermeisten Fällen diesen Kampf: Kleiderhäufchen, Müllhäufchen, Papierhäufchen, die sich nicht selten in ein Bermudadreieck verwandeln, in dem wichtige Papiere einfach auf Nimmerwiedersehen verschwinden, obwohl ich genau weiß, dass ich sie gestern noch gesehen habe.

Ich habe mich schon so oft gefragt, warum ich ganz einfache Sachen wie Aufräumen einfach nicht kann. Wie so oft in meinem Leben hatte ich dann wieder das Gefühl, dass ich genau weiß, was ich tun muss, aber ich kann es einfach nicht umsetzen. Ich kann einfach nicht das tun, was ich tun müsste und sollte. Ich verachte mich dafür, dass ich so vergesslich bin und war, dass ich meine Sachen bis heute nicht finde, dass ich meine Termine verpeile, dass ich immer zu spät bin. Manchmal fühle ich mich zerfressen von meinen Selbstzweifeln, und es macht mich sehr traurig, lässt mich resignieren. Mir scheint etwas im Leben zu fehlen, dass ich meinen Verstand nutzen kann. Manchmal habe ich das Gefühl, dass mein Kopf gut funktioniert, dann wieder habe ich den Eindruck, dass mein Hirn nicht die einfachsten Sachen auf der Welt einfach machen, einfach umsetzen kann.

Wenn andere Menschen zu mir sagen, dass ich es doch einfach tun soll, einfach anfangen, dann könnte ich denen die Augen auskratzen. Das ist dann für mich die Steigerung von Ignoranz und Provokation und führt mich jedes Mal in meine Gefühlseruption, die ich hinterher auch noch regelmäßig bereue. Dann habe ich wieder dieses mir so bekannte Gefühl: Keiner versteht mich auf dieser Welt und ich bin einfach abgrundtief anders und total alleine. Ja, und selbst wenn es mir gelungen ist, mein Zimmer aufzuräumen, dann hielt das nur kurz an, und schon entstand wie von Zauberhand erneut das Chaos. Wie entsteht mein Chaos eigentlich? Ich habe das in letzter Zeit genau beobachtet.

Wenn ich zum Beispiel koche, dann fange ich an, wahllos Gewürze aus dem Schrank zu holen und ganz schnell ist die ganze Küche damit zugestellt. Dann finde ich selbst nichts mehr und die Küche sieht aus wie nach einem Bombenabwurf. Ich brauche ganz viele Töpfe, selbst für kleine Gerichte, und die sind dann auch total dreckig, weil mir so vieles angebrannt ist. Ich habe keinen Überblick, was wann fertig wird, es brutzelt und schmort vor sich hin und schon verdichtet sich wieder das Küchenchaos. Ich werde reizbar und nervös und könnte die Pfanne gegen den Kühlschrank schmettern, aber das würde das Chaos ja nur vergrößern. Ich bin eine

Meisterin in Spontaneität und Selbstverwirrung. Es sind meine Sprunghaftigkeit, meine Assoziationen und meine ständigen Einfälle, die mich immer wieder von meinem Ziel abhalten, einfach ein Rezept zu kochen, so wie es im Buch steht. Ich kann nicht abwiegen, nichts in der richtigen Reihenfolge machen und mich an keine Gebrauchsanweisung halten, ja, sie nicht einmal lesen. Dabei wäre das die Prävention, um einen Küchenbombeneinschlag zu verhindern.

Das Gleiche erlebe ich auch immer beim Kofferpacken. Wenn ich anfange, einen Koffer zu packen, dann fällt mir ein, was da noch alles rein muss. Und wenn der rote Rock mit muss, dann auch noch die blaue Jacke und die schwarzen Schuhe mit den Absätzen, und wenn ich dann gepackt habe, dann habe ich zwei große Koffer für drei Tage, die ich selbst gar nicht tragen kann. Ich beschwere und chaotisiere immer mein Leben. Mit all der Fülle, die ich schaffe, vernebele und verwirre ich mich. Ich schleppe einfach zu viel Ballast durch mein Leben, weil ich mich nicht entscheiden und von nichts trennen kann. Weniger ist mehr – ein verlockender Satz, den ich nicht umsetzen kann. Was ist wirklich wichtig, was brauche ich wirklich? Ich bin fasziniert von diesem Trend mit dem Purismus und dem leichten Gepäck. Je weniger ich mitschleppe, je weniger ich aufhebe, desto mehr Leichtigkeit und Platz schaffe ich mir in meinem Leben. Ich schaffe das aber einfach nicht …

Das geht in meinem Leben weiter. Meine Wäsche liegt seit drei Tagen gewaschen und nass in der Waschmaschine und beginnt zu müffeln und zu schimmeln, weil ich einfach vergessen habe, sie aufzuhängen. In meinem Kühlschrank gibt es eine Konkurrenz zwischen abgelaufenen Verfallsdaten, und ich wundere mich bis heute, dass ich noch nicht an einer Lebensmittelvergiftung gestorben bin. Anlässe dazu hätte es genug gegeben. Das Gesundheitsamt dürfte meinen Kühlschrank nicht aufmachen, weil er sonst wegen Gesundheitsgefährdung sofort geschlossen würde.

Ich kann das Bad putzen, und dann fällt mir ein, dass die Fliesenfugen dreckig sind. Dann nehme ich eine Zahnbürste und gehe auf die Fliesenfugen los und verliere mich dann ganz in der Beschäftigung mit diesen Fugen. Ich kann einen ganzen Tag dabei verschwenden, mit der Zahnbürste Fugen zu putzen, und dann bin ich megafrustriert, weil ich meine Tagesziele wieder so grandios aus den Augen verloren habe. Mein Bad hat nämlich ganz andere Probleme, denn es ist vollgestellt mit Schminksachen, die zum Teil verklebt, zum Teil eingetrocknet sind, und die Spiegelablage inmitten diese Heerschar von Schminkutensilien lässt nicht mal einen Platz für eine Zahnbürste. Dabei verwende ich höchst selten Schminke, aber ich bekomme sie einfach nicht verräumt.

AD(H)S-lerinnen brauchen Regeln, um ihre Welt in Ordnung zu halten und für sich selbst den Überblick zu bewahren. Sie brauchen ein Chaosmanagement. Fangen Sie auch hier mit Mini-Gewohnheiten an; denken Sie an die »Immer öfter«-Regel und dass Ihnen viele dieser guten Regeln immer wieder verloren gehen können. Dann müssen Sie sie eben neu aufspielen.

Was Sie als Erstes beachten müssen ist: »Chaos ist ansteckend.« Man kann sich immer wieder selbst infizieren. Je mehr Chaos um Sie herum vorhanden ist, desto mehr Chaos spüren Sie in sich selbst. Schauen Sie sich in Ihrem Zimmer und in Ihrer Wohnung um. Ihr Zustand gleicht Ihrem inneren Zustand. Ihre Gehirnfestplatte und Ihre Wohnung gleichen sich an. Deshalb können Sie das Aufräumen auch als Therapie sehen. Wenn Sie eine äußere Ordnung schaffen, dann sortieren Sie sich auch innerlich. Wenn Sie innerlich aufgeräumt sind, können Sie besser Ordnung halten. Chaos ist, wenn AD(H)S gewinnt, Kontrolle ist, wenn ich über den Tag daran arbeite, mein Chaos in den Griff zu bekommen.

Aber wie geht Aufräumen?

Klara hat uns ja schon gut beschrieben, wie schwer das Aufräumen für sie ist. Hier ein wichtiger Satz: Sie sollten vom Chaos in die Struktur kommen. Sie benötigen Ordnungssysteme – und zwar immer!

Damit ist gemeint, dass Sie sich eine Systematik und Regeln geben sollten, die Sie konsequent anwenden, immer öfter. Als Erstes sollten Sie Plätze benennen, an denen Dinge wohnen, die für Sie wichtig sind. Man spart viel Zeit, wenn man Dinge sofort findet; Suchen macht schlechte Laune. Dazu sollten Sie sich ein Beschriftungsgerät zulegen und zum Beispiel jedem wichtigen Werkzeug einen speziellen Platz zuordnen. Beschriften Sie Schubladen, damit Sie auch in drei Wochen noch wissen, dass in dieser Schublade Scheren, Korkenzieher oder Kartoffelschäler wohnen. Bedenken Sie, dass die Ordnung, die Sie aktuell im Kopf haben, sehr schnell wieder verloren geht. Mit der Beschriftung können Sie sich besser merken, wo Sie Dinge unterbringen möchten. Dieses Sortieren und Beschriften ist natürlich erst einmal öde und langweilig, aber es geht darum, das Notwendige zu tun und hinterher Zeit für das Schöne im Leben zu haben. Das geht aber nur, wenn Sie den Kampf gegen Ihr Chaos aufnehmen.

Und das geht so: Kaufen Sie sich verschiedene bunte stapelbare Aktenablagen, die Sie mit einem gut lesbaren Beschriftungssystem versehen. Sie müssen den verschiedenen Kästchen Kategorien zuordnen: zum Beispiel Rente, Krankenkasse, Steuererklärung etc. Wenn Sie jetzt ein Schriftstück in die Hand nehmen, legen Sie es in das Kästchen, in das es gehört. Verfahren Sie so mit den Stapeln auf Ihrem Schreibtisch. Ordnen Sie jedes Schriftstück erst einmal zu. Dann wissen Sie wenigstens, in welchem Kästchen Sie was suchen müssen. Ideal ist es, wenn man ein Blatt einmal in die Hand nimmt und es gleich dem richtigen Kästchen zuordnet. Priorisieren Sie auch diese Kästchen. Sie brauchen zusätzlich ein rotes Kästchen ganz oben in Ihrem System. Dort kommen alle wichtigen anstehenden Erledigungen wie zu bezahlende Rechnungen oder Korrespondenz hinein, die beantwortet werden muss. Machen Sie mit sich selbst einen wöchentlichen festen Termin aus, an dem Sie dieses Kästchen vollständig (!) bearbeiten. Dann können Rechnungen nicht mehr einfach bis zum Mahnbescheid liegen bleiben. Auch eine Steuererklärung wird erheblich einfacher, wenn man Tank- und Bücherquittungen etc. in einem Fach namens »Steuererklärungen« sammelt und sie am Ende des Jahres nicht mehr mühsam aus einem Chaoshaufen heraussuchen muss. Selbstorganisation schafft Zeit für die angenehmen Dinge des Lebens.

Damit Sie morgens besser starten können, legen Sie einen Startpunkt fest. Sie können ihn rot anmalen oder Sie nutzen ein bestimmtes Regal am Eingang Ihrer Wohnung. Dieser Startpunkt darf von anderen Personen nicht benutzt werden. Hier muss ein Handyaufladegerät liegen, wo Sie gleich Ihr Handy aufladen, wenn Sie nach Hause kommen. Da müssen Geldbörse, Brille und der Schlüsselbund genauso liegen wie die Dinge, die Sie für den nächsten Tag brauchen. Wenn Ihnen etwas einfällt, das für den nächsten Tag wichtig ist, legen Sie es direkt an diesen Startpunkt, sodass Sie am nächsten Tag alles nur noch einpacken müssen.

Um sich selbst zu strukturieren, helfen folgende Vorgehensweisen:

- **Timing:** Machen Sie keinen Termin aus, ohne dass er in Ihrem Handy mit am besten zwei Remindern eingetragen ist. Hoffen Sie nicht darauf, dass Sie sich an Termine erinnern werden.
- **Zeitmanagement:** Versuchen Sie, Ihre Zeitfresser zu identifizieren. Wie viel Zeit versenken Sie in Social-Media-Nutzung, Serien schauen etc.? Gehen Sie auf die Suche, wo Sie Ihre Zeit verlieren.
- **Sich Zeit nehmen:** Räumen Sie sich bewusst Zeit für Ihre Hobbys, Ruhezeiten und Kraftquellen ein.
- **Organisation:** Es gibt im Internet und als App gute Zeitplaner, in denen Sie Ihre Aufgaben mit Farben hinterlegen können. Sie können wichtigen Aufgaben die Farbe Rot geben, mittelwichtigen

Orange und weniger wichtigen Grün. Das ist hilfreich für Sie, weil Sie sich damit zwingen, Aufgaben zu priorisieren, und genau das müssen Sie üben.

- **Für Pünktlichkeit sorgen:** Wenn Sie immer zu spät kommen, machen Sie es sich zur Gewohnheit, zehn Minuten, bevor Sie gehen müssen, einen dafür reservierten Ton läuten zu lassen. Dazu stellen Sie für sich die Regel auf, dass Sie bei Erklingen dieses Tones alles stehen und liegen lassen und ohne Wenn und Aber aus dem Haus gehen müssen!
- **Erinnerungen:** Sie werden vergesslich bleiben, deshalb schreiben Sie sich alles auf, und zwar immer nach dem gleichen System: To-do-Listen, Klebezettel oder Handylisten.
- **Vorbereitung:** Stellen Sie sicher, dass Sie den Tag gut anfangen. Bereiten Sie abends Ihr Frühstück vor, und legen Sie alle Sachen zusammen, die Sie am Morgen brauchen. Nehmen Sie sich Zeit, den Tag zu planen und eine erfüllbare To-do-Liste aufzustellen. Überlegen Sie morgens, wie Sie sich nach getaner Arbeit belohnen.

Zwischen Getriebenheit und Erschöpfung

Sie kennen das ja mittlerweile: ganz oder gar nicht, Schwarz oder Weiß. Ruhe zu finden und in Entspannung zu kommen, funktioniert bei AD(H)S so schlecht. Oft merken AD(H)S-Betroffene ihre Erschöpfung erst, wenn sie total kaputt oder völlig ausgebrannt sind. Dazu noch einmal Klara:

> Ich bin entweder total leistungsfähig oder gar nicht. Mir fehlt die Balance. Ich fühle mich, als gäbe es keine Barriere, keinen Abstand zwischen mir und der Welt, zwischen Erfolg und Scheitern. Ich starte jeden Tag wie aus einem Labyrinth, aus dem ich kaum herausfinde. Habe ich es geschafft, dann fühle ich mich unter

Strom, angespannt und getrieben, und ich komme dann abends nicht runter. Mein Gehirn läuft wie ein hochtouriger Motor, der sich nicht herunterschalten lässt. Ich liege trotz Erschöpfung nachts im Bett, zerdenke den Tag, alles wirbelt mir durch den Kopf und meine Gedanken verhindern, dass ich in den Schlaf finde.

Sie werden ihr ganzes Leben lang daran arbeiten müssen, bewusst und achtsam immer wieder in einen Entspannungsmodus zu kommen. Was hier hilft, ist regelmäßiger Sport, Muße im Sinne von Nichtstun und den Scheinwerfer nach innen richten. Hilfreich ist es, Tagebuch zu schreiben, weil Sie sich damit besser selbst reflektieren können. Es ist gut, wenn Sie Entspannungstechniken lernen. Und Sie brauchen immer wieder kreative Kraftquellen, mit denen Sie Ihre Energiebatterie wieder aufladen können. Das können Hobbys wie Musik, Kreativität, schöne Begegnungen, Kultur, Konzerte und nette Menschen, Naturerfahrungen und vieles mehr sein. Schaffen Sie Räume, in denen Sie Ruhe und Besinnlichkeit entwickeln können.

Vom inneren Schweinehund zur Selbstmotivation

Ein besonderes Problem von AD(H)S-lerinnen kann ihre mangelnde Selbstmotivation sein, die sich bis zu einer Motivationslethargie steigern kann. Sie besitzen einen riesigen inneren Schweinehund, den Sie besonders für die Dinge nur mühevoll in Gang setzen können, die Ihnen keinen Spaß machen. Klara:

Es war wirklich ein ganz kleines und schlichtes Zimmer in einem großen Studentenwohnheim, aber sehr zentral, und ich freute mich darauf, es selbst einzurichten und endlich mein eigenes Leben zu leben.

Zum ersten Mal in meinem Leben fühlte ich mich frei und unbeschwert. Ich war jetzt in der Lage, selbst zu bestimmen, ich war jetzt meines Glückes Schmied, ich hatte die Möglichkeit, mich frei zu entfalten. Das fühlte sich großartig an, aber leider konnte ich all diese Möglichkeiten nicht nutzen.

Mein Vater hatte mir meine Umzugskisten in meinen Studienort gefahren und sie mit mir nach oben getragen. Wir hatten zusammen ein Ikea-Bett und einen alten Schrank aus unserer Wohnung aufgebaut und Küchenutensilien eingekauft. Ich wusste, dass ich jetzt auch Pflichten haben würde, dass der Kühlschrank sich nicht von selbst füllen würde und dass ich mich jetzt selbst organisieren musste. Ein selbstbestimmtes Leben???

Leider passierte dann doch etwas ganz anderes, als ich erwartet hatte. Statt schwungvoll mein Leben in die Hand zu nehmen und selbstbestimmt meinen Tag zu entwerfen, verfiel ich in eine merkwürdige Lethargie. Ich hatte auf einmal zu gar nichts mehr Lust und alles fiel mir schwer. Ich konnte meine Kisten nicht ausräumen, und ich schaffte es nur, die notdürftigsten Sachen einzukaufen. Statt mir tolle Sachen zu kochen, die aber der Vorbereitung bedurft hätten, verlegte ich mich darauf, Fertigpizzen in den Ofen zu schieben oder Fertigsuppen anzumischen. Ich schleppte mich in die Uni, meist zu spät, und ich musste dann stehen, weil die Vorlesungen so voll waren. Das führte dann dazu, dass ich immer öfter lieber im warmen Bett blieb, statt mich in die Uni zu quälen. Ich bekam so gar nichts gebacken, und jeder meiner Misserfolge, jedes Misslingen meines verkrampften Ansatzes, einen erneuten Versuch zu unternehmen, führte mich weiter in diese schwere Lähmung und Lethargie. Es machte mich depressiv und frustrierte mich unendlich, dass alles, was ich mir vornahm, von mir einfach nicht umgesetzt werden konnte.

Mittlerweile hatte ich auch schon drei Kilo zugenommen, weil ich aus Frust noch mehr Tiefkühlpizzen und Chips aß, und das bestärkte mich noch zusätzlich in meinen Selbstzweifeln und meinem Selbsthass.

Selbst wenn ich zu einer Vorlesung pünktlich war, bekam ich einfach gar nichts von dem Stoff mit. Dauernd lenkte mich in diesem Vorlesungssaal jemand ab. 1 000 Leute passen da rein, in so einen Hörsaal. In der Einführungsrede des Dekans hatte er betont, dass maximal die Hälfte der jetzt Anwesenden das Staatsexamen ablegen und bestehen würden. Das war doch wirklich aufmunternd und mutmachend. Ich überlegte mir, zu welcher Hälfte ich wohl gehören würde. Aktuell wäre ich ganz sicher bei der Abbruchhälfte. Ich war todunglücklich und musste mir leider eingestehen, dass ich selbst das größte Problem war und nicht meine Eltern. Und es war noch viel schlimmer: Seit ich von zuhause ausgezogen war, ging es mir einfach noch schlechter, weil ich mich nicht strukturieren und motivieren konnte.

Eigentlich hatte ich immer ein schlechtes Gewissen, etwas nicht gut gemacht zu haben, etwas vergessen zu haben, nicht rechtzeitig in die Gänge gekommen zu sein. Da war etwas, das ich nur schwer greifen konnte und das immer an mir nagte: Es war das Gefühl, nicht zu genügen, andere Menschen zu enttäuschen, hinter meinen eigenen Möglichkeiten geblieben zu sein. Das war und ist bis heute eine immerwährende Quelle von Schuldgefühlen und Selbstvorwürfen, und ich bin eine Meisterin darin, mich selbst zu zermartern und zu demontieren. Ich glaube, dass das Allerschlimmste daran ist, dass ich mich selbst hasse und einfach nicht an mich glaube. Es ist ein bohrendes und nagendes Gefühl, immer und immer wieder festzustellen, dass ich es eigentlich besser kann und dass andere Menschen solche Probleme einfach gar nicht kennen.

Jeden Tag kapituliere ich vor mir selbst und das zermürbt mich und macht mich völlig mutlos. Tägliche Pflichten zu erfüllen, fühlte sich für mich an wie eine Bürde, unter der ich zusammenbrach. Ich hatte das Gefühl einer bleiernen Schwere, wenn es darum ging, Pflichten erledigen zu müssen. Es fühlte sich an wie eine Lähmung, die meinen ganzen Körper ergriff und von mir Besitz nahm. Ich wusste, dass ich anfangen musste, für eine Schulaufgabe zu lernen, aber ich schaffte den ersten Schritt einfach nicht. Stattdessen saß ich da, stierte Löcher in die Luft, beschäftigte mich mit vorbeifliegenden Vögeln oder mit der Hupe eines vorbeifahrenden Autos. Ich stand immer wieder auf, holte mir Kaffee, lief zur Toilette, telefonierte mit einer Freundin oder schaute mal, womit man sich sonst sinnfrei die Zeit vertreiben konnte. Stunden strichen vorbei, unmerklich verlor ich die Zeit und ich hatte immer noch nicht angefangen. Ich hätte mich schon wieder selbst ohrfeigen können und meine Unzufriedenheit auf mich selbst steigerte sich wieder in Selbsthass. Ich wusste, dass ich es wieder nur auf den letzten Drücker schaffen würde. Meist klappte das haarscharf, aber mit dieser Arbeitshaltung blieb ich immer weit hinter meinen Möglichkeiten. Ich hasste mein Phlegma und meine Faulheit und beide Eigenschaften schieben sich auch heute immer wieder aufdringlich in mein Leben. Ich kann nur funktionieren, wenn es brennt, also auf den letzten Drücker. Ich hasse meine Misserfolge und sie kosten mich mein Selbstwertgefühl. All das nährt meine Schuldgefühle, meine Überzeugung, völlig unfähig zu sein, und es bringt mir auch noch die Vorwürfe anderer ein, dass ich einfach unmotiviert und unengagiert sei. Das stimmt aber nicht. Ich wäre so gerne erfolgreich, aber ich fand und finde keinen Anfang. Ich weiß einfach nicht, wie man unliebsame Arbeiten beginnt. Dieses Phlegma ist wie ein lähmendes Ungeheuer, das mich anfällt und schachmatt setzt.

Was Klara sehr deutlich beschreibt, ist, dass mit dem Wegfall der Struktur in ihrem Elternhaus ihr Chaos und ihre Motivationsprobleme schlimmer geworden sind. Das finden wir häufig – sei es im

Urlaub, in der Arbeitslosigkeit, in der Elternzeit oder in der Rente. Wenn die äußere Struktur wegfällt, dann haben ADHS-lerinnen ein viel höheres Risiko, in ihrem eigenen Chaos zu versinken und überhaupt nicht in die Gänge zu kommen. Wir nennen das Prokrastination (extremes Aufschieben).

Aber wie bekommt man Selbstmotivation?

Es kann Ihnen helfen, sich Pläne zu machen und Selbstdisziplin zu entwickeln. Das bedeutet aber auch eine gewisse Strenge und Härte zu sich selbst: Schluss mit allen Ausreden und Vermeidungsstrategien! Erfolg und Glück müssen meist mit Anstrengung bezahlt werden, aber es gibt kein besseres High als das von Erfolg – und den gilt es, sich zu erarbeiten. Der Lohn dafür sind Glück und wachsendes Selbstbewusstsein. Der Erfindungsreichtum von AD(H)S-Betroffenen, den sie aufwenden, um sich vor den Unannehmlichkeiten des Lebens zu drücken, ist beeindruckend. In einer viel kürzeren Zeit wäre die unangenehme Aufgabe erledigt gewesen. Vielleicht kennen Sie ihn aus Ihrer Kindheit: den Aufwand, den Sie dafür betrieben haben, etwas gerade nicht zu machen, das von Ihnen verlangt wurde. Seien Sie achtsamer mit Ihren vielen Ausreden, warum Sie gerade jetzt Ihre Aufgaben nicht erledigen können. Lassen Sie sich Ihre Ablenkungen und Übersprungshandlungen nicht mehr einfach durchgehen, sondern sagen Sie zu sich: »Mit diesen Ausreden torpediere ich meinen Erfolg und mein Selbstwertgefühl!« Noch einen wichtigen Satz kennen Sie schon: »Was ich erledigen muss, tue ich jetzt und vollständig!« Um ausreichende Motivation zu bekommen, sollten Sie Ihre Ziele so klar und konkret wie möglich abstecken und sich dazu einen realistischen Zeitplan machen. Wichtig ist auch der Satz: »Erst die Arbeit, dann das Vergnügen!«

Belohnen Sie sich nach getaner Arbeit, anstatt erst zu sumpfen oder sich im Internet zu verirren. Es wird Ihnen um ein Vielfaches leichter fallen, wenn Sie sich selbst für eine unangenehme Arbeit eine

Belohnung in Aussicht stellen. Schauen Sie, welche Belohnungen für Sie gut sind. Wenn ich die Steuererklärung gemacht habe, dann lade ich meinen Lieblingsmenschen in mein Lieblingslokal ein. Wenn ich heute diese drei unangenehmen Anrufe getätigt habe, dann mache ich eine Pause, trinke einen Espresso und esse drei meiner Lieblingspralinen usw. AD(H)S-lerinnen handeln vorwiegend belohnungsabhängig. Also geben Sie sich eine Belohnung, wenn Sie es verdient haben – aber nicht vorher!

Sehr hilfreich ist, wenn Sie sich vorstellen, wie gut Sie sich fühlen werden, wenn Sie diese oder jene Aufgabe erledigt haben. Das machen zum Beispiel auch Sportlerinnen. Sie finden Motivation im täglichen langen Training, indem sie sich vorstellen, mit der Medaille um den Hals und der Siegerhymne auf den Lippen auf dem Treppchen zu stehen. Sie müssen es ja nicht ganz so theatralisch machen. Stellen Sie sich bei der nächsten Steuererklärung vor, wie gut Sie sich fühlen werden, wenn Sie sie fertiggestellt abschicken und welcher Stein Ihnen dann vom Herzen fallen wird. Es geht einfach immer besser mit positiver Verstärkung und Belohnung statt mit Druck. Unangenehme Aufgaben gehören leider zum Leben, und je eher Sie diese Aufgaben erledigt haben, statt sie vor sich herzuschieben, desto eher haben Sie wieder Zeit für die schönen Dinge des Lebens.

Hängen Sie sich Bilder auf, von den Zielen, sie ist erreichen wollen. Zum Beispiel wie gut ihre Wohnung aussieht, wenn sie aufgeräumt ist oder aber ihr Urlaubsziel, welches Sie erreichen, wenn Sie Ihre Bachelorarbeit fertig haben.

Da AD(H)S-lerinnen ihre Bedürfnisse oft nur schwer aufschieben können, werden sie schnell Opfer der Großkonzerne, die den Hunger auf Bedürfnisbefriedigung erkannt haben. Es ist ein Trick dieser Firmen, dafür zu sorgen, dass wir nie mehr lange warten müssen. Das ist sehr praktisch für die Großkonzerne, denn je eher ihre Bedürfnisse bedient werden, desto eher wollen sie wieder etwas Neues und desto höher ist ihr Konsum. Vielleicht können Sie sich noch an Ihre Kindheit erinnern: Da gab es das Fahrrad nicht sofort, sondern zum Geburtstag oder zu Weihnachten. Weil man schon so lange darauf wartete, spürte man schon lange die Vorfreude darauf, und die Freude hielt viel länger an, als man mit diesem begehrten Fahrrad dann endlich ein paar Runden drehen konnte.

Versuchen Sie, Ihren Bedürfnissen nicht sofort nachzugeben. Das unterstützt ohnehin nur die Kaufsucht. Vermeiden Sie Influencerinnen und Influencer genau wie andere Werbung, denn die haben ja auch ganz offensichtlich nichts anderes im Sinn, als den Wunsch nach Dingen in Ihnen zu wecken, die Sie nicht brauchen und die bei einem Kauf schon nach kurzer Zeit ihren Zauber verlieren. Materieller Konsum macht nicht lange glücklich. Es ist der kurze Kick unseres Dopaminsystems, der auch gleich wieder verfliegt, weil wir schon nach neuer Beute Ausschau halten. Vermeintliche Schnäppchen zu machen, ist eine moderne Form der Jagd, die unsere Umwelt zerstört und uns nur kickt, anstatt wirkliche Zufriedenheit in uns zu erzeugen. Versuchen Sie also, sich Belohnungen zu verschaffen, die Sie langfristiger glücklich machen: schöne Erlebnisse, Bücher, ein romantisches Essen, ein schönes Bad oder was auch immer das bei Ihnen sein kann …

Wenn Sie wieder nicht in die Gänge kommen und die Prokrastination wieder zugeschlagen hat, versuchen Sie wenigstens, irgendetwas anzufangen, das Sie Ihrem Ziel näher bringt. Stehen Sie auf, packen Sie Ihre Tasche und machen Sie sich einen Kaffee. Versuchen Sie, mit einer leichten Aufgabe anzufangen. Seien Sie nicht perfektionistisch, sondern belohnen Sie sich dafür, dass Sie angefangen haben. Der erste Schritt ist der schwerste.

Wenn gar nichts geht, bitten Sie andere, Sie zu kontrollieren. Machen Sie mit Freundinnen und Freunden aus, dass sie morgens um 8 Uhr bei Ihnen anrufen – da müssen Sie aufgestanden sein. Wenn Sie es dann nicht geschafft haben, dann müssen Sie ihnen ein Essen kochen oder 10 Euro zahlen. Solche Vereinbarungen sind erstaunlich wirkungsvoll. AD(H)S-Medikamente helfen sehr gut gegen Prokrastination. Viele Betroffene sind erstaunt, wie leicht sie damit in die Gänge kommen.

Lassen Sie sich keine Ausreden mehr durchgehen. Gehen Sie achtsam damit um, wenn Sie wieder dabei sind, neue Ausreden zu erfinden, warum Sie Ihre Aufgaben jetzt gerade nicht machen können. Denken Sie daran, wie gut Sie sich fühlen werden, wenn Sie Ihre Aufgabe erledigt haben und wie stolz Sie auf sich sein werden. Sagen Sie zu sich: »Ich mache mir heute das Geschenk, erfolgreich zu sein.« Das geht viel besser als: »Heute muss ich …«

Von Selbstzweifeln zu Selbstbewusstsein

Das Selbstwertgefühl kann bei AD(H)S-lerinnen genauso schwanken wie die Stimmung. Mal flutscht alles – dann können sie sich großartig fühlen, vor allem, wenn sie einen Flow haben und ihnen so vieles zufliegt. Dann wieder können kleine Niederlagen einen tiefen Absturz bedingen. Das Selbstwertgefühl von AD(H)S-lerinnen ist auslenkbarer und instabiler. Aber warum ist das so?

Was wir alle brauchen – ganz besonders junge Menschen in ihrer Entwicklung – ist die Erfahrung, erfolgreich zu sein und Schwierigkeiten bewältigen zu können. Es reicht leider nicht aus, dass Eltern ihren Kindern ihre Liebe zeigen und sie darin bestätigen, erfolgreiche und wichtige Menschen zu sein. Für die Entwicklung eines eigenen gesunden Selbstwertgefühls braucht der Mensch selbsterarbeitete Erfolge. Das kann niemand überspringen. Nur das selbst Erarbeitete zementiert mit der Zeit ein gutes Selbstwertgefühl. »Ich kann mich auf mich verlassen«, »Ich bin in der Lage, Schwierigkeiten zu bewältigen«, »Ich kann etwas leisten«: Das sind wichtige Erfahrungen, die jeder Mensch braucht, um sich selbst annehmen und wertschätzen zu können. Wenn ich mir etwas vornehme und es mir gelingt, mein Ziel erfolgreich umzusetzen, dann zahle ich damit einen Punkt auf meinem Erfolgskonto ein. Wenn ich viele Erfolgspunkte habe, dann kann ich stolz auf mich sein, und das macht mich glücklich und widerstandsfähiger gegen Kritik und die unausweichlichen kleinen Misserfolge des Lebens. Ich schaffe mir damit aber auch Punkte auf meinem Selbstwertkonto. Je mehr Punkte ich mir mit der erfolgreichen Bewältigung von Aufgaben erarbeitet habe, desto stabiler und besser ist mein Selbstwertgefühl.

Gerade unaufmerksame ADS-Frauen haben aber viel zu wenige Erfolgserlebnisse, weil sie sich nicht durchkämpfen und durchsetzen können. Es fällt ihnen schwer, den Biss, die Disziplin und die Beharrlichkeit zu entwickeln, die sie bräuchten, um ihre Ziele zu erreichen. Sie geben zu schnell auf oder erreichen ihr Ziel mit ihrer Langsamkeit nicht in der vorgegebenen Zeit. Sie haben oft nicht die Beharrlichkeit, sich ausreichend durch Schwierigkeiten zu quälen, von denen es ja genügend gibt. Sie nehmen sich etwas vor und schaffen es nicht. Diese Misserfolge machen unglücklich, und diese Erfahrungen schaffen Negativ-Punkte auf dem Erfolgskonto, die zu Selbstzweifel bis hin zu Selbsthass führen. Die Folge sind Resignation, Frustration und Mutlosigkeit. Es kann bis zu Minipanikattacken kommen, wenn AD(H)S-lerinnen befürchten, alles falsch zu machen. AD(H)S-Behandelnde sehen die Ursache oft darin, dass AD(H)S-Betroffene zu ehrgeizige Eltern gehabt oder ihre Ziele selbst zu hoch gesteckt haben. Ihr Scheitern wird dann kleingeredet. Dabei bilden sich AD(H)S-lerinnen ihre Unfähigkeit und ihr Scheitern nicht ein, sondern sie haben es wirklich erfahren. Eltern und AD(H)S-Betroffene spüren immer wieder, dass sie in der Lage sind bessere Leistungen zu erbringen, aber eben keine konstanten Leistungen abrufen können. Wirkliche Hilfe für ADS-lerinnen ist es, sie zum Erfolg zu befähigen. Sie brauchen die Erfahrung von Selbstwirksamkeit im Sinne von: »Ich schaffe das« und »Ich stelle mich den Herausforderungen und bewältige meine Schwierigkeiten«. Durch ihre Langsamkeit und ihr Problem, zu priorisieren, können sie oft keine Entscheidungen treffen oder haben Probleme, bei einer Entscheidung zu bleiben. Es sind die verpassten Möglichkeiten, die Gedanken dazu, was man noch hätte sagen können oder was besser gewesen wäre, die sie verzweifeln lassen. Die Situation ist vorbei und sie haben keinen Einfluss auf die Geschehnisse in ihrem Umfeld nehmen können. Sie haben zu lange gebraucht, um die Situation zu erfassen, sich zu entscheiden und sich mitzuteilen. Das Leben hat sich wieder ohne sie abgespielt, und das Gefühl, unwichtig und wertlos zu sein, schmerzt. Das macht sie oft mutlos und frustriert, weil sie bei anderen den Kürzeren ziehen, wenn sie nicht genau wissen, was sie wollen. Sie werden als wankelmütig, verdruckst, scheu und unsicher wahrgenommen. Was ihnen fehlt, sind ein klarer Blick auf die Dinge, Selbstbehauptung und die Fähigkeit, Nein zu sagen und sich abzugrenzen. Sie haben zu oft den Impuls, Ja zu sagen und sich selbst damit zu überfordern. Es ist schwer für sie, die eigenen Grenzen zu spüren. Noch schwerer ist es, andere durch ein Nein zu enttäuschen und Konflikte auszutragen. Sie geben lieber dem nach, was sie bei anderen Respekt und Achtung kostet.

Vielleicht am schlimmsten sind die quälenden Selbstzweifel, diese ständige eigene Bewertung ihres Tuns, ihre Tendenz dazu, sich lieber selbst zu zerfleischen und in Selbstkritik zu verzehren, statt zu sehen, dass andere auch Fehler machen. Da sie sich und ihre Grenzen zu wenig spüren, merken sie oft zu spät, dass sie sich wieder haben breitschlagen lassen, Dinge zu tun, die sie gar nicht wollten, oder aber ihre Wünsche und Bedürfnisse zurückgestellt haben. Sie entwerten sich dauernd selbst. Sie kritisieren sich ständig und lassen an sich selbst kein gutes Haar. Ihr größter Gegner sind sie selbst. Wenn man so auf Kriegsfuß mit sich selbst steht, können andere einen auch nicht achten. Dann lässt man zu, von anderen schlecht behandelt zu werden. Oft spiegelt sich die eigene Selbstentwertung darin, dass Betroffene sich Partnerinnen und Partner suchen, die sie genauso schlecht behandeln, wie sie selbst es tun. Sie lassen sich kränken und entwerten, und ihre Angst vor Ablehnung führt sie immer weiter in einen Abwärtstrend. Das hatte ich im Kapitel AD(H)S und Beziehungen schon beschrieben. Sie verlieren ihre Würde, weil sie das alles mit sich machen lassen. Wegen ihres schwachen Selbstwertgefühls können sie sich auch in Abhängigkeitsbeziehungen verstricken. Sie wollen durch einen vermeintlich starken Menschen an ihrer Seite aufgewertet werden. Das ist kein gesunder Selbstwert, sondern sie hängen an der Gunst der Partnerin oder des Partners, deren oder dessen Verlust sie als ihren Untergang wähnen. Andererseits können sie auch ein Helferinnensyndrom entwickeln, weil sie eine vermeintlich schwache Partnerin oder einen vermeintlich schwachen Partner retten wollen.

Sari Solden macht in ihrem Handbuch für Frauen darauf aufmerksam, dass hypoaktive ADS-lerinnen oft mit einer piepsigen und leisen Stimme reden. Auch das sagt viel über unser Inneres aus. Wenn ich nicht mit einer klaren und festen Stimme kommuniziere, sondern stattdessen schüchtern und zaghaft bin, dann signalisiere ich anderen, dass man mich nicht ernst nehmen muss, weil ich es ja selbst nicht tue. Die unaufmerksamen ADS-lerinnen neigen auch dazu, sich immer wieder zu entschuldigen und sich die Schuld für all das zu geben, was ihnen im Leben Negatives widerfährt.

Es ist wichtig, dass Sie mit Ihrer AD(H)S lernen, sich mit all Ihren Besonderheiten zu akzeptieren und dass Sie sich selbst einen guten Platz geben. Sie sind viel mehr als das, was Sie nicht gut können. Denken Sie an Ihre Ressourcen, an Ihre Empathie und Sensibilität, an Ihren Wunsch, dass es anderen gut geht und dass Sie grundsätzlich Interesse an anderen Menschen haben. Sari Solden rät dazu, sich nicht mehr für die eigenen AD(H)S-Besonderheiten zu entschuldigen, sondern sich zu erklären, sich sichtbar und hörbar zu machen und über AD(H)S zu reden. AD(H)S-lerinnen sollten sich einmischen und ihr Anderssein feiern, denn die Welt braucht Vielfalt und es gibt keinen Grund, sich zu verstecken. Das ist, wie ich finde, eine hilfreiche Sichtweise, die zu einer besseren Selbstakzeptanz führt.

Sari Solden ermutigt AD(H)S-Frauen, an ihre Schmerzgrenze zu gehen und sich auch Dinge zu trauen, vor denen sie Angst haben. Nur indem sie ihre Komfortzone verlassen, können sich AD(H)S-Frauen entfalten. Das bedeutet auch, Angst und Scham zu überwinden. Und denken Sie daran, dass auch Ängste zum Leben gehören. Je mehr wir lernen uns anzunehmen, desto weniger lassen wir uns von unseren Ängsten bestimmen und desto weniger Macht geben wir ihnen.

Versuchen Sie, sich öfter dafür zu loben, was Sie richtig machen, statt immer Ihre Fehler zu betrachten. Wir finden immer das, was wir suchen. Wenn Sie danach fragen, was Sie falschgemacht haben, werden Sie genauso fündig, als wenn Sie in Augenschein nehmen, was am heutigen Tag gut gelaufen ist. Sie werden sich dann nur anders damit fühlen. Sie werden weiterhin Sachen vergessen, heftiger reagieren und unaufmerksamer sein, aber Sie werden sich dafür nicht mehr entwerten und sich schlecht fühlen. Denken Sie daran, dass Sie ein unterschiedliches Stärke- und Schwächeprofil haben als andere Menschen.

Auch wenn Sie in Ihrer Kindheit mehr Kränkungen und Niederlagen als andere erfahren haben – sehen Sie es so, dass Sie nie aufgegeben haben, und zwar obwohl Sie mit einem Handicap auf die Welt gekommen sind, von dem Sie bisher nicht einmal etwas wussten. Lassen Sie all diese Miss-Erfolge, Miss-Stimmungen, Miss-Achtungen hinter sich. Sie können jetzt Verständnis für sich selbst entwickeln und Ihre Lebensgeschichte in einen anderen Rahmen setzen. Machen Sie einen Perspektivwechsel: von »Ich bin unfähig« zu »Ich habe AD(H)S und ich lerne, gut damit zu leben«.

Sie hatten es schwer mit AD(H)S und andere hatten es schwer mit Ihnen. Sie tragen keine Schuld daran, andere auch nicht. Jetzt wissen Sie, warum vieles in Ihrem Leben so gelaufen ist, und jetzt können Sie Ihre Stärken stärken und Ihre Schwächen dadurch schwächen, dass Sie um sie wissen und sich dafür nicht weiter entwerten müssen. Sie müssen sich nicht mehr mit Schuld und Schamgefühlen zermartern, sondern können sich jetzt sagen: Das ist mein AD(H)S. Ich muss weiter daran arbeiten, dass ich und andere nicht mehr darunter leiden müssen.

Versuchen Sie, sich mit Ihrer Lebensgeschichte zu versöhnen. Wahrscheinlich gibt es in Ihrer Familie noch andere Menschen, die von AD(H)S betroffen sind. Meist sind es die Familienmitglieder, mit denen Sie sich verhakt haben. Versuchen Sie, sich auch hier zu versöhnen. Viele der Verhaltensweisen anderer Menschen mit AD(H)S sind wiederum ihrem AD(H)S geschuldet. Die meisten Menschen, die AD(H)S haben, haben nicht die geringste Ahnung davon, dass sie davon betroffen sind.

Machen Sie sich klar, dass Ihre Versöhnung mit sich selbst und mit anderen ein großes Geschenk an Sie selbst ist. Frieden mit sich selbst und anderen zu schließen, schafft neue Lebensperspektiven, die an die Stelle von Kampf, Verbissenheit, Groll und Bitterkeit treten. Mit Hadern und Härte schaden Sie sich selbst am allermeisten. Manche Dinge waren eben so, aber ab jetzt können Sie ganz vieles ändern.

Versuchen Sie, ein Erfolgs- und Glückstagebuch zu schreiben. Machen Sie es sich zur Angewohnheit, dass Sie jeden Abend Goldblättchen mit kleinen oder großen Erfolgen, schönen Begegnungen und Begebenheiten festhalten. Das hilft dabei, Ihren Blick auf das Schöne im Leben zu trainieren. Nützliche Affirmationen können hier zum Beispiel sein:

- Ich bin ein liebeswerter Mensch und verdiene es, geliebt zu werden.
- Ich bin nicht AD(H)S, sondern ich habe AD(H)S und ich werde einen guten Weg damit finden.
- Trotz meiner Schwierigkeiten bewältige ich mein Leben gut.
- Es gibt im Leben immer etwas dazuzulernen und das ist eine große Herausforderung.
- Ich habe nie aufgegeben und ich stelle mich meinen Problemen immer wieder neu.

Sicher finden Sie für sich selbst noch viele weitere Goldblättchen. Üben sie das! Dazu lesen wir noch einmal etwas von Klara:

> Die Diagnose ADHS hat bei mir sehr heftige Reaktionen ausgelöst. Erst habe ich geweint vor Erleichterung, dass meine Schwierigkeiten einen Namen haben. Dann bin ich wütend geworden: »Warum erst jetzt und warum habe ich so viele Therapien gemacht und warum ist niemand vorher darauf gekommen?« Dann bin ich traurig geworden und habe über die verlorene Zeit, meine Niederlagen und Misserfolge geweint, und es quälte mich immer die Frage, was aus mir geworden wäre, wenn ADHS früher entdeckt worden wäre.
>
> Ich wurde sauer auf meine Therapeutin, denn ich erinnerte mich, dass sie immer versucht hatte, mir einzureden, dass meine Eltern schuld an meiner Misere seien. Sie würden einfach zu viel Druck machen und könnten nicht ertragen, dass ich nicht ihren Erwartungen entspreche. Ich habe jetzt erst verstanden, dass meine Eltern immer gesehen haben, dass ich viele Talente habe, und es hat sie sehr geschmerzt, dass ich nicht in der Lage war, etwas aus meinen Talenten zu machen.
>
> Ich habe so viele Niederlagen erlebt, und all diese Erfahrungen sind meine Quelle für Selbstvorwürfe und Selbstzweifel. Es ist so unendlich traurig, jetzt erst die Chance zu bekommen, zu verstehen und mit diesem Verständnis auch neue Lösungen zu finden, das eigene Leben in den Griff zu bekommen. Ich habe bisher ein verkorkstes Leben geführt. Ich bin immer wieder daran gescheitert, dass ich mir so viele Dinge vorgenommen habe und ich sie nicht auf die Straße bringen konnte. Ich bin in meinem Chaos versunken und habe mich in meinem Gedankennebel verirrt. Ich hatte so viele Ideen und Talente, und ich habe nur einen Bruchteil meiner Fähigkeiten nutzen können. So what, ich werde lernen, es jetzt besser zu machen, aber ich habe noch keinen Plan dafür.

SCHLUSSWORT

Ich wünsche Ihnen, dass ich Ihnen mit diesem Buch Mut machen konnte, dass Sie Erklärungen für Ihr Anderssein bekommen haben. Suchen Sie sich Hilfe und gegebenenfalls Behandlung und haben Sie Geduld mit sich und anderen. Schließen Sie sich Selbsthilfegruppen an (Adressen im Anhang) und tauschen Sie sich mit Menschen aus, die ebenfalls von AD(H)S betroffen sind. Schauen Sie gerne immer wieder in dieses Buch hinein. Sie werden sehen, dass Sie – wenn Sie es mehrmals lesen – immer wieder neue Aspekte entdecken, die Sie überlesen haben. Wahrscheinlich sind auch wichtige Erkenntnisse in den Brainfog gerutscht. Sehen Sie die AD(H)S-Probleme als Themen an, die Ihnen im Laufe Ihres Lebens immer wieder begegnen werden. Das ist normal. Stellen Sie sich ihnen immer wieder, und versuchen Sie, aus verrutschten Situationen zu lernen und einen neuen Anlauf in Ihrem Leben zu machen.

Es ist nicht Ihre Schuld, nur Ihre Besonderheit. Ich wünsche Ihnen von Herzen, dass es Ihnen gelingt, Ihre Stärken und Ihre Potenziale auszubauen und Ihre Schwächen zu schwächen, indem Sie auf Strategien zurückgreifen, mit denen Sie die besonderen Probleme der AD(H)S-lerinnen in den Griff bekommen.

Ich wünsche Ihnen, dass Sie Ihren Frieden mit all den Erfahrungen Ihres bisherigen Lebens finden. Von jetzt an gilt, dass Sie Geduld und Disziplin lernen und sich immer wieder an die Besonderheiten und Herausforderungen erinnern, die es in Ihrem Leben zu bewältigen gibt.

Was ich Ihnen ganz besonders wünsche, sind Humor und Gelassenheit. Lachen Sie öfter über sich und die Welt. »Humor und Geduld sind die beiden Kamele, mit denen man jede Wüste durchqueren kann.« (Rafik Schami)

Astrid Neuy-Lobkowicz

ANHANG

Wichtige Adressen für AD(H)S-lerinnen

Aufklärungs- und Informationsbroschüren

ADHS Deutschland e. V. – Bundesweit organisierte Selbsthilfegruppe: umfangreiches Angebot an Informationen & Broschüren zu ADHS/ADHS bei Erwachsenen: www.ADHS-Deutschland.de

ADHS und Frauen, europäische Seite: https://adhd-women.eu/

Unternehmen der pharmazeutischen Industrie bieten unterschiedliche Informationsangebote zu AD(H)S an. Dazu gehören:

- »ADHS hat viele Gesichter«/Takeda, u. a. Broschüren, Hilfsmittel Praxismanagement, Studien, Fortbildungen: www.takeda-adhs.de
- »Gemeinsam ADHS begegnen«/Medice, u. a. Broschüren, Fachinformationen: www.adhs-infoportal.de/adhs-bei-erwachsenen
- »Mehr vom Tag«/Janssen: www.janssenmedicalcloud.de

Online-Portale

- zentrales adhs-netz: Infoportal zu ADHS (Universitätsklinikum Köln), bundesweites Netzwerk zur Verbesserung der Versorgung von AD(H)S-Patientinnen und -Patienten: www.zentrales-adhs-netz.de/www.adhs.info
- ADHSpedia Enzyklopädie: www.adhspedia.de
- Blog ADHS-Spektrum: www.adhsspektrum.com
- ADHS Ausbildungskompass: www.adhs-ausbildungskompass.de

- ADHS Community: www.adhs-community.de
- www.myadhs.com

Informationen in Social Media zu AD(H)S

- ADHS & ich (Takeda): www.facebook.com/ADHSundIch/ und www.instagram.com/accounts/login/?next=/adhs.und.ich/
- Hilfe, mein Kind hat ADS/ADHS: www.facebook.com/groups/262442303793438/
- ADHS – anders normal: www.facebook.com/groups/249440075387340/
- ADS/ADHS bei Kindern – ADS/ADHS bei Erwachsenen: www.facebook.com/adhs.bei.Kindern.Erwachsenen/
- ADHS Deutschland: www.facebook.com/Aufmerksam.fuer.Menschen/ und www.instagram.com/adhs_deutschland/
- Spektrum Frau: www.instagram.com/spektrumfrau/
- Kirmes im Kopf: www.instagram.com/kirmesimkopf/
- The Mini ADHD Coach (englisch): www.instagram.com/the_mini_adhd_coach/
- ADHDoers (Zeitschrift, englisch): www.instagram.com/adhdoers/

Apps zu ADHS

Geprüfte ADHS-Apps (digimedia.de)

- ADHS Flow
- ADHS Elterntrainer
- Head App
- ADHS-Test und Training
- MY Therapy
- ADHD Kids

LITERATUR

Abe, C.: »Fortical brain structure and sexual Orientation in adult females with BP or ADHD«, in: *Brain and Behavior*, Vol 8, Issue 7, 2018

Akca, Ö.F.: »Borderline personality disorder and attention deficit/hyperactivity disorder in adolescence: overlap and differences in a clinical setting«, in: *Borderline Personality Disorder and Emotion Dysregulation, 7*, 2020

Algorta, G.P. et al.: »Maternal ADHD Symptoms, Personality, and Parenting Stress: Differences Between Mothers of Children With ADHD and Mothers of Comparison Children«, in: *J Atten Disord.*, 2018

Amelio, R.D.: *ADHS im Erwachsenenalter*, Kohlhammer 2016

Antitila, V.: »Analysis of shared heredibility in common disorders of the Brain«, in: *Science 360*, 2018

Arlberg, R.A: »A real-life instability in ADHD from young to middle adulthood: a nationwide register-based study of social and occupational occupation problems«, in: BMC Psychiatry, 23, 2023

Baer, N.: *Alles nach Plan, ADHS im Erwachsenenleben meistern*, Beltz 2012

Bagwell, C.L.: »Anxiety and mood disorders in adolescents with ADHD«, in: *J Exot Behag Disord.*, 14(3): 167–179, 2006

Banaschewski, T. et al.: »Leitlinie Autismus-Spektrum-Störungen«, in: *Dtsch Arztebl Int*, 114:149–59, 2017

Barkley, R.A. et al.: »The persistence of attention-deficit/hyperactivity disorder into young adulthood as a function of reporting source and definition of disorder«, in: *J Abnorm Psycholog*, 111, 279–289, 2002

Barkley, R.A.: »International Consensus Statement on ADHD«, in: *Clin Child Fam Psycholog Rev*, 5, 89–111, 2002

Barkley, R.A.: *Attention Deficit Hyperactivity Disorder, a handbook of Diagnosis and Treatment*, Guildford Verlag 2015

Barkley, R.A./Fischer, M.: »Hyperactive Child Syndrome and Estimated Life Expectancy at Young Adult Follow-Up: The Role of ADHD Persistence and Other Potential Predictors«, in: *J Atten Disord.*, 23(9): 907–923, Juli 2019

Bartoli, F./Callovini, T./Cavaleri, D. et al.: »Clinical correlates of comorbid attention deficit hyperactivity disorder in adults suffering from bipolar disorder: A meta-analysis«, in: *Australian & New Zealand Journal of Psychiatry,* 57(1): 34–48, 2022

Beheshti, A.: »Emotion dysregulation in adults with ADHD. A meta-analysis«, in: *Psychiatry,* 20, 120, 2020

Bernardi, S.: »The lifetime Impact of ADHD. Results from the National Epidemiologic Survey on Alcohol and Related Conditions«, in: *Psycholog Med,* 42, 875–887, 2012

Biedermann, J. et al.: »Influence of gender on ADHD in children referred to a psychiatric clinic«, in: *Am J Psychiatry,* 159(1): 36–42, 2002

Biedermann, J.: »Young adult outcome of ADHD, a controlled 10-year follow-up study«, in: *Psychol Med,* 45, 824–832, 2006

Bijlenga, D.: »Prevalence of sexual dysfunction and other sexual disorders in adult ADHD compared to the general population«, in: *ADHD Atten Def. Typ Disord,* 10:87–96, 2018

Born, A./Oehler, C.: *Lernen mit ADS-Kindern. Ein Praxishandbuch für Eltern, Lehrer, Therapeuten,* Kohlhammer 2004

Bossiere, P.: *Thriving with adult ADHD,* Altheapress 2018

Böthe, B.: »Investigating the associations of adult ADHS symptoms and Hypersexuality«, in: *J of Sexual Medicine V.* 16, 489–499, 2019

Brod, M. et al.: »Comparison of the burden of illness for adults with ADHD across seven countries: a quality study«, in: *Health Qual Life Outcomes,* 10:47, 2012

Bussing, R.: »Adolescent Outcomes of Childhood Attention-Deficit/Hyperactivity Disorder in a Diverse Community Sample«, in: *J AM Acid Child Adolesc. Psychiatry,* 2010

Calvo, N.: »The role of environmental influences in the complex relationship between borderline personality disorder and attention-deficit/hyperactivity disorder: review of recent findings«, in: *Borderline Personal Disord Emot Dysregul.,* 7: 2, 2020

Castellanos, F.X./Lee, P.P./Sharp, W. et al.: »Developmental trajectories of brain volume abnormalities in children and adolescents with attention-deficit/hyperactivity disorder«, in: *JAMA* 288: 1740–8, 2002

Cenit, M.C. et al.: »Gut microbiota and attention deficit hyperactivity disorder: new perspectives for a challenging condition«, in: *Eur Child Adolesc Psychiatry,* 26(9): 1081–92, 2017

Chang Z./Lichtenstein P./Halldner L. et al.: »Stimulant ADHD medication and risk for substance abuse« in: *J Child Psychol Psychiatry,* 55(8): 878–85, August 2014

Chen, L./Mittendorfer-Rutz, E./Björkenstam E./Rahman, S./Gustafsson, K./Kjeldgård, L./Ekselius, L./Taipale, H./Tanskanen, A./Helgesson, M.: »Labour market integration among young adults diagnosed with attention-deficit/hyperactivity disorder (ADHD) at working age«, in: *Psychol Med.*, 26:1–11, April 2023

Chen, L.et al: »A systematic review and meta-analysis of bases spatial statistics studies regarding ADHD«, in: *Neurosci Biobehav Rev*, 68,838–847, 2016

Chen, M. H. et al.: »Risk of Type 2 Diabetes in Adolescents and Young Adults With Attention-Deficit/Hyperactivity Disorder: A Nationwide Longitudinal Study«, in: *Clin Psychiatry*, 79, 2018

Chen, M. H.: »Comorbidity of Allergic and Autoimmune Diseases Among Patients With ADHD«, in: *J Attentin Disord*, 21, 219–227, 2017

Chen, M.H. et al.: »Coaggregation of Major Psychiatric Disorders in first degree relatives of individuals with ADHD«, in: *J Clin Psychiatry* 80, 2019

Chen, Q.: »Common psychiatric and metabolic comorbidity of ADHD«, in: *PLoS One* 13, 2018

Christoffersen, M.N.: »Violent crime against children with disabilities: A nationwide prospective birth cohort-study«, in: *Child Abuse Negl.*, 98, 2019

Claus D./Aust-Claus E./Hammer P.M.: *ADS – Das Erwachsenenbuch*, Oberstebrink 2002

Coghill, D.: »The impact of medications on quality of life in attention-deficit hyperactivity disorder: a systematic review«, in: *CNS Drugs*, 24: 843–66, 2010

Cortese S. et al.: »Association Between ADHD and Obesity: A Systematic Review and Meta-Analysis«, in: *Am J Psychiatry*, 173(1): 34–43, 2016

Cortese, S./Holtmann, M./Banaschewski T. et al.: »Practitioner review: current best practice in the management of adverse events during treatment with ADHD medications in children and adolescents«, in: *J Child Psychol Psychiatry*, 54: 227–46, 2013

Daley, D. et al.: »The economic burden of adult attention deficit hyperactivity disorder: A sibling comparison cost analysis«, in: *Eur Psychiatry*, 61, 41–48, 2019

Dalsgaard, S. et al.: »Mortality in children, adolescents and adults with ADHD, a nationwide cohort study«, in: *Lancet*, 385:2190–96, 2015

Davis, C.: »Attention-deficit/hyperactivity disorder: associations with overeating and obesity«, in: *J Curr Psychiatry Red*, 10:1007, 2010

Davis, S./Hill, L.: *ADHD Workbook for Women: Proven Exercises & Strategies to Improve Executive Functioning, Focus and Motivation. Essential Life Skills for Women with ADHD*, Eigenverlag 2022

Demontis, D. et al.: »Discovery of the first genome-wide significant risk loci of ADHD«, in: *Nat Genet.*, 51, 63–75, 2019

Dietrich, K.: *Das Aufmerksamkeitsdefizitsyndrom: ADHS – die Einsamkeit in unserer Mitte*, Schattauer 2010

Dobrasavljevic, M. et al.: »Prevalence of attention-deficit/hyperactivity disorder in older adults: A systematic review and meta-analysis«, in: *Neuroscience and Biobehavior Reviews, 118,* 282–289, 2020

Döpfner, M./Schürmann, S./Fröhlich, J.: *Therapieprogramm für Kinder mit hyperkinetischem und oppositionellem Problemverhalten THOP*, Psychologie Verlag 1998

Dorani, F. et al.: »Prevalence of hormone-related mood disorder symptoms in women with ADHD«, in: *J. of Psychiatric Research,* 133 10–15, 2021

Dun, C.: *Managing ADHD. Workbook for Woman,* Rockridge Press, 2022

Elkins, I.J.: »Prospective effects of ADHD and sex on adolescent substance use and abuse«, in: *Arch Gen Psychiatry,* 64(10): 1145–1152, 2007

Erskine, H.E. et al.: »Long-Term Outcomes of Attention-Deficit/Hyperactivity Disorder and Conduct Disorder: A Systematic Review and Meta-Analysis« in: *J Am Acad Child Adolesc Psychiatry,* 55(10): 841–50, 2016

Falkai, P./Wittchen, H.-U. et al. (Hrsg.): *Diagnostisches und Statistisches Manual Psychischer Störungen DSM-5*, Hogrefe 2018

Faraone, S.V. et al.: »The age-dependent decline of attention deficit hyperactivity disorder: a meta-analysis of follow-up studies«, in: *Psychol Med.,* 36 159–165, 2006

Faraone, S.V. et al.: »The world federation of ADHD international consensus statement: 208 evidence-based conclusions about the disorder«, in: *Neurosci Biobehav Rev.,* 128:789–818, 2021

Faraone, S.V.: »The worldwide prevalence of ADHD: is it an american condition?«, in: *World Psychiatry,* 2, 104–113, 2003

Faraone, S.V./Larsson, H.: »Genetics of attention deficit hyperactivity disorder«, in: *Mol Psychiatry,* 24(4): 562–75, 2019

Faraone, S.V./Perlis, R.H./Doyle, A.E. et al.: »Molecular genetics of attention-deficit/hyperactivity disorder«, in: *Biol Psychiatry,* 57: 1313–23, 2005

Faraone, S.V. et al.: »Attention-deficit/hyperactivity disorder«, in: *Nat Rev Dis Primers,* 1, 2015

Fayyad, J.: »The descriptive epidemiology of DSM IV Adult ADHD in the WHO mental health surveys«, in: *Attest Defic Hyperact Disord,* 47–65, 2017

Feldman, L.: »Clinical practice, ADHD in children and adolescents«, in: *N Engl J Med,* 370, 838–846, 2014

Fitzgerald, C.: »Suicidal behaviour among persons with ADHD«, in: *Br J Psychiatry,* 1–6, 2019

Flechter, J.M.: »The effects of childhood ADHD on labor market outcomes«, in: *Health Econ,* 23, 159–181, 2014

Fleming, M. et al.: »Educational and Health Outcomes of Children Treated for Attention-Deficit/Hyperactivity Disorder«, in: *JAMA Pediat,* 2017

Franke, B. et al.: »Live fast, die young? A review on the developmental trajectories of ADHD across the lifespan«, in: *European Neuropharmacology,* 28, 1059–1088, 2018

Franz, A.P. et al.: »Attention-Deficit/Hyperactivity Disorder and Very Preterm/Very Low Birth Weight: A Meta-analysis«, in: *Pediatrics,* 141, 2018

Fuller-Thompson, E. et al.: »Attention-deficit/hyperactivity disorder casts a long shadow: findings from a population-based study of adult women with self-reported ADHD«, in: *Child Care Health Dev,* 2016

Gelitz, C.: »Die guten Seiten von ADHS«, in: *Spektrum Psychologie* 2, 2022

Gershon, J.: »A meta-analytic review of gender differences in ADHD«, in: *J of Attention Disorder,* 5(3), 143–154, 2002

Ghirardi, L.: »Use of Medication for ADHD and risk of unintentional injuries in children and adolescents with co-occurring neurodevelopment disorder«, in: *J Child Psycholog Psychiatry,* 61, 140–147, 2020

Ghirardi, L.: »The familiar co-aggregation of ASD and ADHD«, in: *Mol Psychiatry,* 23, 257–262, 2018

Goddemeier, C: »Aaron Antonovsky: Vater der Salutogenese«, in: *Deutsches Ärzteblatt,* 18, 366, 2019

Goodmann D. et al.: »Drugs«, in: *Aging* 33, 27–36, 2016

Gregorio-Hertz, P.: »Sexuality in adults with ADHD«, in: *Front. Psychiatry,* 13, 2022

Greiner, A./Langer, S./Schütz, A.: *Stressbewältigungstraining für Erwachsene mit ADHS,* Springer 2012

Groenman, A.P. et al.: »Childhood Psychiatric Disorders as Risk Factor for Subsequent Substance Abuse: A Meta-Analysis«, in: *J Am Child Adolescent Psychiatry,* 56, 556–569, 2017

Haimov-Kochman, R./Berger, I.: »Cognitive functions of regularly cycling women may differ throughout the month, depending on sex hormone status; a possible explanation to conflicting results of studies of ADHD in females«, in: *Front Hum Neurosci,* 2014

Hallowell, E. M./Ratey, J. J.: *Zwanghaft zerstreut,* Rowohlt 1998

Harich, B./van der Voet, M./Klein, M./Cizek, P./Fenckova, M./Schenck, A. et al.: »From rare copy number variants to biological processes in ADHD«, in: *American Journal of Psychiatry, 177,* 855–866, 2020

Hartman, C. A. et al: »Anxiety, mood, and substance use disorders in adult men and women with and without attention-deficit/hyperactivity disorder: A substantive and methodological overview«, in: *Neurosci Biobehav Rev.,* May 5; 151:105209, 2023

Hartmann, T.: *ADHD – A Hunter in a Farmers World,* Healing Arts Press 2019

Hartmann, T.: *Eine andere Art, die Welt zu sehen: Das Aufmerksamkeits-Defizit-Syndrom,* Schmidt-Römhild 1997

Helgesson, M.: »Labour market marginalisation in young adults diagnosed with attention-deficit hyperactivity disorder (ADHD): a population-based longitudinal cohort study in Sweden«, in: *Journal of Attention Disorders*, Vol. 26(7) 1018–1032, 2022

Hong, M.: »Economic burden and disability-adjusted life years of ADHD«, in: *J Attent disorder*, 24, 823–829, 2020

Hua, M. H. et al.: »Early Pregnancy Risk Among Adolescents With ADHD: A Nationwide Longitudinal Study«, in: *J Attest Disorder*, 2021

Huang, K. L. et al.: »Risk of suicide attempts in adolescents and young adults with attention-deficit hyperactivity disorder: a nationwide longitudinal study«, in: *Br J Psychiatry*, 212, 234–238, 2018

Isacksson, J.: ICD-10: International Classification of Diseases (ICD), 10th Revision, in: *European Psychiatry*, Volume 47, 42–48, 2018

Jaholkowski, P.: »Associations Between Symptoms of Premenstrual Disorders and Polygenic Liability for Major Psychiatric Disorders«, in: *JAMA Psychiatry*, 2023

Jensen, C.M./Steinhausen, H.C.: »Comorbid mental disorders in children and adolescents with attention-deficit/hyperactivity disorder in a large nationwide study«, in: *Atten Defic Hyperact Disord*, 7: 27–38, 2015

Kaplan, B.J.: »The IQs of Children with ADHD Are Normally Distributed«, in: *J Lern Disabilities*, 34; 425–432, 2000

Keilow, M. et al.: »Cumulative social disadvantage and risk of attention deficit hyperactivity disorder: Results from a nationwide cohort study«, in: *SSM Popul Health, 10*, 2020

Kessler, R. C. et al.: »The prevalence and correlates of adult ADHD in the United States: results from the National Comorbidity Survey Replication«, in: *Am J*, 163 (4): 716–723, 2006

Kittel-Schneider, S.: »Mental diseases associated with ADHD across the lifespan«, in: *Neuroscience and Biobehavioral Reviews*, 132, 1157–1180, 2022

Kooij, S.J./Bejerot, S./Blackwell, A. et al.: »European consensus statement on diagnosis and treatment of adult ADHD: The European Network Adult ADHD«, in: *BMC Psychiatry*, 10: 67, 2010

Krause, Johanna: *ADHS im Erwachsenenalter*, Klett-Cotta 2013

Lachenmeier, H.: *Mit ADHS erfolgreich im Beruf. So wandeln Sie vermeintliche Schwächen in Stärken um*, Springer 2021

Lee, P. H.: »Genome wide meta-analysis identifies genomic relationships, novel loci, and pleiotropic mechanisms across eight psychiatric disorders«, in: *bioRXiv*, 2019

Leppert, B. et al.: »Association of Maternal Neurodevelopmental Risk Alleles With Early-Life Exposures«, in: *JAMA Psychiatry*, 76(8): 834–842, 2019

Leymann, H.: »Mobbing and Psychological Terror at Workplaces«, in: *Violence and Victims*, 5(2), 119–126, 1990

Libutzki, B. et al.: »Disease burden and direct medical costs of incident adult ADHD: A retrospective longitudinal analysis based on German statutory health insurance claims data«, in: *Cambridge University Press*, 2020

Libutzki, B.: »Direct costs of ADHD and its comorbid conditions on a Basis of a Claim Data analysis«, in: *European Psychiatry*, 58 38–44, 2019

Lichtenstein, P. et al.: »Medication for attention deficit-hyperactivity disorder and criminality«, in: *N Engl J Med*, 367, 2006–2014, 2012

Ljung, T./Chen Q./Lichtenstein, P./Larsson, H.: »Common etiological factors of attention-deficit/hyperactivity disorder and suicidal behavior: a population-based study in Sweden«, in: *JAMA Psychiatry*, 71: 958–64, 2014

Luderer, M.: »Alcohol disorders and ADHD«, in: *Neuroscience and Biobehavioral Reviews*, 128, 648–660, 2021

Luderer, M./Kiefer, F./Reif, A./Moggi, F.: »ADHS bei erwachsenen Patienten mit Substanzkonsumstörungen«, in: *Der Nervenarzt*, S. 926–931, 2019

Man, K.K./Chan, E.W./Coghill, D. et al.: »Methylphenidate and the risk of trauma«, in: *Pediatrics*, 135: 40–8, 2015

Mannuzza, S.: »Impact of the impairment criterion in the diagnosis of adult ADHD: 33-year Follow-up study of boys with ADHD«, in: *J.Atten Disorder*, 15(2): 172–177, 2011

Mannuzza, S.: »Lifetime Criminality among boys with ADHD«, in: *Pschiatry Res*, 160 (3): 237–246, 2008

Marsh, L. et al.: »ADHD symptomatology, fear of intimacy, and sexual anxiety and behavior among college students in China and the United States«, in: *J. of attention disorder*, 19,3, 2012

Masuch, T. V. et al.: »Internalized Stigma, anticipated discrimination and perceived public Stigma in adults with ADHD«, in: *J ADHD*, 11(2), 211–220, 2018

Mathee K. et al.: »The gut microbiome and neuropsychiatric disorders: implications for attention deficit hyperactivity disorder (ADHD)«, in: *J Med Microbiol.*, 69(1): 14–24, 2020

Matthies, S./Philipsen, A.: »Common ground in Attention Deficit Hyperactivity Disorder (ADHD) and Borderline Personality Disorder (BPD)–review of recent findings«, in: *bord personal disord emot dysregul* 1, 3, 2014

Maxton, C.: »Das sensorische ›Gesicht‹ der AD(H)S«, in: *Pädiatrie* 34, 22–26, 2022

Meng, C.L. et al: »Identifying the lost Generation of adults with autism spectrum conditions«, in: *Lancet Psychiatry*, 2:1013–27, 2015

Miranda-Mendizabal, A. et al.: »Gender differences in suicidal behavior in adolescents and young adults: systematic review and meta-analysis of longitudinal studies« in: *International Journal of Public Health*, 64:265–283, 2019

Moukhtarian, T.R.: »Comparable emotional Dynamics in Woman with ADHD and BSP«, in: *BSP and Emotion Dysregulation*, 8,6, 2021

Mowlem, F. et al.: »Do different factors influence whether girls versus boys meet ADHD diagnostic criteria? Sex differences among children with high ADHD symptoms«, in: *Psychiatry Research*, 272, 2019

Müller, M. et al: »ADHS and associates psychopathology in older adults in a German Community sample«, in: *J. of Neutral Transmission* 130; 313–323, 2023

Nahm, S.B.: »Life With a Partner with ADHD: The Moderating Role of Intimacy«, in: *J. of Child and Family Studies*, 26, 1365–1373, 2017

Nazar, B.P. et al.: »The risk of eating disorders comorbid with attention-deficit/hyperactivity disorder: A systematic review and meta-analysis«, in: *Int J Eat Disord*, 2016

Neuhaus, C.: *Das hyperaktive Kind und seine Probleme*, Ravensburger 1996

Neuhaus, C.: *Hyperaktive Jugendliche und ihre Probleme. Erwachsen werden mit ADS. Was Eltern tun können*, Ravensburger 2000

Neuy-Bartmann, A.: *ADHS erfolgreiche Strategien*, Klett 2014

Nyberg, E.: *Ratgeber ADHS bei Erwachsenen*, Hogrefe 2013

Østergaard, S. D. et al.: »Teenage parenthood and birth Rates for individuals with and without ADHD: a Nationwide Cohort Study«, in: *J am Acid Child Adolesc Psychiatry*, 56, 578–584, 2017

Owens, E.B./Hinshaw, S.P.: »Adolescent Mediators of Unplanned Pregnancy among Women with and without Childhood ADHD«, in: *J of clinical Child Psychology*, 2019

Owens, E.B./Zalecki, C./Gillette, P./Hinshaw, S.P.: »Girls with childhood ADHD as adults: Cross-domain outcomes by diagnostic persistence«, in: *Journal of Consulting and Clinical Psychology, 85*(7), 723–736, 2017

Paul, J.: *Order from Chaos: The Everyday Grind of Staying Organized with Adult ADHD*, Summit to Sea 2018

Petterson, E. et al.: »Genetic influences on eight psychiatric disorders«, in: *Psychol Med*, 49.1106–1163, 2019

Philipsen A. et al.: »Comparison of Methylphenidate and Psychotherapy in Adult ADHD Study (COMPAS) Consortium. Effects of Group Psychotherapy, Individual Counseling, Methylphenidate, and Placebo in the Treatment of Adult Attention-Deficit/Hyperactivity Disorder: A Randomized Clinical Trial«, in: *JAMA Psychiatry*, 72(12): 1199–210, 2015

Philipsen, A.: »ADHS im Übergang zum Erwachsenenalter: Prävalenz, Symptomatik, Risiken und Versorgung«, in: *Bundesgesundheitsblatt* 63, 910–915, 2020

Philipsen, A./Haslinger, B./Ebert, D.: *Psychotherapie der ADHS im Erwachsenenalter. Ein Arbeitsbuch*, Hogrefe 2006

Plolanczyk, G. et al.: »The worldwide prevalence of ADHD: a systematic review and metaregression analysis«, in: *AM J Psychiatry*,164:942–948, 2007

Ridinger, M.: *ADHS und Sucht im Erwachsenenalter*, Kohlhammer 2016

Robin, A.L./Payson, E.: »The Impact of ADHD on Marriage«, *ADHD Report*, 10, 9–14, 2002

Roloff, D.: »ADHS: Hermann Hesse ein beispielhafter Fall«, in: *Kinder und Jugendarzt*, Nr. 5, 6 2002

Rösler, M./Römer, K.D.: »ADHS mit Persistenz im Erwachsenenalter – Symptomatik und Therapie«, in: *Lege artis – Das Magazin zur ärztlichen Weiterbildung*, 4(3): 162–167, 2014

Ross, L.W.: *The silent struggle*, NM Verlag 2022

Rucklidge, J.J.: »Gender Differences in ADHD«, in: *Expert Rev Neurother*, 8 (4) 643–55, 2008

Rucklidge, J.J.: »Gender differences in attention-deficit/hyperactivity disorder«, in: *Psychiatr Clin North Am.*, 33(2): 357–73, 2010

Sandstrom, A. et al.: »Prevalence of attention-deficit/hyperactivity disorder in people with mood disorders: A systematic review and meta-analysis«, in: *Acta Psychiatr Scand*, 143(5), 2021

Sayal, K. et al.: »ADHD in children and young people: prevalence, care pathways, and service provision«, in: *The Lancet*, 2018

Schippers, L. et al.: »A qualitative and quantitative study of self-reported positive characteristics of individuals with ADHD. Frontiers«, in: *Psychiatry*, 2022

Sedgwick, J. A. et al.: »The positive aspects of attention deficit hyperactivity disorder: a qualitative investigation of successful adults with ADHD«, in: *Atten Defic Hyperact Disord*, 2019

Semeijn E. et al.: »ADHD Attention Deficit and Hyperactivity Disorders«, in: *Journal of the American Geriatrics Society*, Volume 8, 13–20, 2016

Server, D.: »ADHD and risky sexual behaviour in adolescents«, in: *J. of Child Psychology and Psychiatry*, 55, 2014

Shareghfarid E. et al.: »Empirically derived dietary patterns and food groups intake in relation with Attention Deficit/Hyperactivity Disorder (ADHD): A systematic review and meta-analysis«, in: *Clin Nutr ESPEN*, 36:28–35, 2020

Shaw P./Malek M./Watson B./Sharp W./Evans A./Greenstein D.: »Development of cortical surface area and gyrification in attention-deficit/hyperactivity disorder«, in: *Biol Psychiatry*, 72: 191–7, 2012

Siemchen, H.: *Die vielen Gesichter des ADS. Begleit- und Folgeerkrankungen richtig behandeln*, Kohlhammer 2005

Slyepchenko A. et al.: »Gut Microbiota, Bacterial Translocation, and Interactions with Diet: Pathophysiological Links between Major Depressive Disorder and Non-Communicable Medical Comorbidities«, in: *Psychother Psychosom.*, 86(1), 31–46, 2017

Sobanski, E.: »ADHS, eine aktuelle Bestandsaufnahme«, in: *Dt. Ärzteblatt*, Jg 114, Heft 9, 2017

Solden, S.: *Die Chaosprinzessin*, Forchheim 1999

Solden, S.: *Women with ADHD*, Ellen Litmanen Verlag 2020

Stieglitz R.D./Nyberg, E./Hofecker-Fallahpour, M.: *ADHS im Erwachsenenalter*, Hogrefe 2012

Stieglitz, R. D.: »Diagnostik und Differentialdiagnostik der ADHS im Erwachsenenalter«, in: *Psychiatrie + Neurologie*, 2023

Stinnes, S.: »Creating Scapegates in the workplace«, abrufbar unter: https://pro.psyhcentral.com/recovery-expert/2020/06/creating-scapegoat-in-the-workplace/, 2020

Stollhoff, K.: »Überseht die Mädchen nicht!«, in: *Pädiatrie* 33, 2021

Taylor, M.J. et al.: »Is there a female protective effect against attention-deficit/hyperactivity disorder? Evidence from two representative twin samples«, in: *Journal of the American Academy of Child and Adolescent Psychiatry*, 55, 2016

Thapar, A.: »Attention deficit hyperactivity disorder«, in: *Lancet*, 387:1240–50, 2016

Tiger, A.: *Childhood symptoms of ADHS and BPS*, Acta Psychiatrie Scandinavica 2022

Torgersen T. et al.: »Optimal management of ADHD in older adults«, in: *Neuropsychiatric Disease and Treatment*, Vol. 12, 2016

Villa, F.M.: »ADHS eating disorder in childhood and adolescence«, in: *J of affective disorders*, 321 321:265–271, 2023

Wang, L. J. et al.: »Gut mycobiome dysbiosis and its impact on intestinal permeability in attention-deficit/hyperactivity disorder«, in: *J Child Psychol Psychiatry*, 2023

Young, S. et al: »Lets talk about Sex, and ADHD«, in: *Intern. J. of environment research and Public Health*, 20, 2037, 2023

Young, S. et al.: »Females with ADHD: An expert consensus statement taking a lifespan approach providing guidance for the identification and treatment of attention-deficit/hyperactivity disorder in girls and women«, in: *BMC Psychiatry*, 20, 2020

Zhang, N. et al.: »Understanding the association between adverse childhood experiences and subsequent attention deficit hyperactivity disorder: A systematic review and meta-analysis of observational studies«, in: *Brain Behav.*, 12(10), 2022

ANMERKUNGEN

1 Young, S. et al.: »Females with ADHD: An expert consensus statement taking a lifespan approach providing guidance for the identification and treatment of attention-deficit/hyperactivity disorder in girls and women«, in: *BMC Psychiatry* 20, 2020; Mowlem, F. et al.: »Do different factors influence whether girls versus boys meet ADHD diagnostic criteria? Sex differences among children with high ADHD symptoms«, in: *Psychiatry Research* 272, 2019; Stollhoff, K.: »Übersieht die Mädchen nicht!«, in: *Pädiatrie* 33, 2021; Taylor, M.J. et al.: »Is there a female protective effect against attention-deficit/hyperactivity disorder? Evidence from two representative twin samples«, in: *Journal of the American Academy of Child and Adolescent Psychiatry* 55, 2016

2 Bartoli, F./Callovini, T./Cavaleri, D. et al.: »Clinical correlates of comorbid attention deficit hyperactivity disorder in adults suffering from bipolar disorder: A meta-analysis«, in: *Australian & New Zealand Journal of Psychiatry* 57(1):34–48, 2022

3 Chen, Q.: »Common psychiatric and metabolic comorbidity of ADHD«, in: *PLoS One 13*, 2018

4 Philipsen, A.: »ADHS im Übergang zum Erwachsenenalter: Prävalenz, Symptomatik, Risiken und Versorgung«, in: *Bundesgesundheitsblatt* 63, 910–915, 2020

5 Sandstrom, A. et al.: »Prevalence of attention-deficit/hyperactivity disorder in people with mood disorders: A systematic review and meta-analysis«, in: *Acta Psychiatr Scand*, 143(5), 2021; Zhang, N. et al.: »Understanding the association between adverse childhood experiences and subsequent attention deficit hyperactivity disorder: A systematic review and meta-analysis of observational studies«, in: *Brain Behav*. 12(10), 2022

6 Lachenmeier, H.: *Mit ADHS erfolgreich im Beruf. So wandeln Sie vermeintliche Schwächen in Stärken um*. Springer 2021

7 Schippers, L. et al.: »A qualitative and quantitative study of self-reported positive characteristics of individuals with ADHD. Frontiers«, in: *Psychiatry*, Oktober 2022; Gelitz, C.: »Die guten Seiten von ADHS«, in: *Spektrum Psychologie* 2, 2022

8 Ich konnte im Übrigen gar nicht fassen, dass es in Deutschland bis 1957 (!) ein Gesetz gab, das dem Mann das letzte Entscheidungsrecht in der Ehe zubilligte. Er war das Oberhaupt der Familie, das in allen ehelichen Angelegenheiten in letzter Instanz entscheiden konnte, was gemacht wurde: ob die Frau arbeitete, wofür Geld ausgegeben wurde. Die Ehefrau hingegen war verpflichtet, den Haushalt zu führen. Wenn wir uns das vorstellen, dann hat sich durch die Frauenbewegung doch etwas verändert.

9 Barkley, R.A. et al.: »The persistence of attention-deficit/hyperactivity disorder into young adulthood as a function of reporting source and definition of dis-

order«, in: *J Abnorm Psycholog* 111, 279–289, 2002; Faraone, S.V. et al.: »The age-dependent decline of attention deficit hyperactivity disorder: a meta-analysis of follow-up studies«, in: *Psychol Med.* 36 159–165, 2006

10 Faraone, S.V. et al.: »The world federation of ADHD international consensus statement: 208 evidence-based conclusions about the disorder«, *Neurosci Biobehav Rev.* 128:789–818, 2021; Philipsen, A.: »ADHS im Übergang zum Erwachsenenalter: Prävalenz, Symptomatik, Risiken und Versorgung«, in: *Bundesgesundheitsblatt* 63, 910–915, 2020; Rösler, M./Römer, K.D.: »ADHS mit Persistenz im Erwachsenenalter – Symptomatik und Therapie«, in: *Lege artis – Das Magazin zur ärztlichen Weiterbildung* 4(3): 162–167, 2014

11 Faraone, S.V./Larsson, H.: »Genetics of attention deficit hyperactivity disorder«, in: *Mol Psychiatry*. 24(4):562–75, 2019

12 Demontis, D. et al: »Discovery of the first genomewide significant risk loci of ADHD«, in: *Nat Genet. 51*, 63–75, 2019; Faraone, S.V./Larsson, H.: »Genetics of attention deficit hyperactivity disorder«, in: *Mol Psychiatry*. 24(4):562–75, 2019; Harich, B./van der Voet, M./Klein, M./Cizek, P./Fenckova, M./Schenck, A. et al.: »From rare copy number variants to biological processes in ADHD«, in: *American Journal of Psychiatry, 177*, 855–866, 2020

13 Demontis, D. et al: »Discovery of the first genomewide significant risk loci of ADHD«, in: *Nat Genet. 51*, 63–75, 2019; Faraone, S.V./Larsson, H.: »Genetics of attention deficit hyperactivity disorder«, in: *Mol Psychiatry*, 24(4):562–75, 2019; Harich, B./van der Voet, M./Klein, M./Cizek, P./Fenckova, M./Schenck, A. et al.: »From rare copy number variants to biological processes in ADHD«, in: *American Journal of Psychiatry, 177*, 855–866, 2020

14 Cenit, M.C. et al.: »Gut microbiota and attention deficit hyperactivity disorder: new perspectives for a challenging condition«, in: *Eur Child Adolesc Psychiatry*, 26(9):1081–92, 2017; Mattei D. et al.: »Micronutrients and Brain Development«, in: *Curr Nutr Rep.*, 8(2):99–107), 2019

15 Shareghfarid, E. et al.: »Empirically derived dietary patterns and food groups intake in relation with Attention Deficit/Hyperactivity Disorder (ADHD): A systematic review and meta-analysis«, in: *Clin Nutr ESPEN.*, 36:28–35, 2020

16 Shaw P./Malek M./Watson B./Sharp W./Evans A./Greenstein D.: »Development of cortical surface area and gyrification in attention-deficit/hyperactivity disorder«, in: *Biol Psychiatry*, 72: 191–7, 2012

17 Hartmann, T.: ADHD – *A Hunter in a Farmers World*, Healing Arts Press 2019

18 Dietrich, K.: *Das Aufmerksamkeitsdefizitsyndrom: ADHS – die Einsamkeit in unserer Mitte*, Schattauer 2010

19 Barkley, R.A.: *Attention Deficit Hyperactivity Disorder, a handbook of Diagnosis and Treatment*, Guildford Verlag 2015

20 Leitlinie ADHS, AWMF Registernummer 028–045

21 Kaplan, B.J.: »The IQs of Children with ADHD Are Normally Distributed«, in: *J Lern Disabilities*, 34; 425–432, 2000

22 Goddemeier, C: »Aaron Antonovsky: Vater der Salutogenese«, in: *Deutsches Ärzteblatt*, 18, 366, 2019

23 Goddemeier, C: »Aaron Antonovsky: Vater der Salutogenese«, in: *Deutsches Ärzteblatt*, 18, 366, 2019

24 Philipsen A., et al.: »Comparison of Methylphenidate and Psychotherapy in Adult ADHD Study (COMPAS) Consortium. Effects of Group Psychotherapy, Individual

Counseling, Methylphenidate, and Placebo in the Treatment of Adult Attention-Deficit/Hyperactivity Disorder: A Randomized Clinical Trial«, in: *JAMA Psychiatry*, 72(12):1199–210, 2015
25 Biedermann, J.: »Young adult outcome of ADHD, a Controller 10 years follow up study«, in: *Psychol Med*, 45, 824–832, 2006
26 Libutzki, B. et al.: »Disease burden and direct medical costs of incident adult ADHS: A retrospective longitudinal analysis based on German statutory health Insurance Claims«, in: *date. Neur Psychiatry* 63, e86, 2020
27 Ziereis, S.: »Effekte von Bewegung auf exekutive Funktionen bei Kindern mit ADHS«, in: *DNP – Die Neurologie & Psychiatrie* 4/2016
28 Stieglitz R.D./Nyberg, E./Hofecker-Fallahpour, M.: *ADHS im Erwachsenenalter*, Hogrefe 2012
29 https://praxis-neuy.de/adhs/adhs-bei-erwachsenen/ (letzter Zugriff: 13.12.23)
30 Miranda-Mendizabal, A. et al.: »Gender differences in suicidal behavior in adolescents and young adults: systematic review and meta-analysis of longitudinal studies« in: *International Journal of Public Health*, 64:265–283, 2019
31 Ohlmeier, M.: »ADHS and Addition«, in *Nervenheilkunde* 2019; 38(09): 657–661 Monika Ridinger: *ADHS und Sucht im Erwachsenenalter*. Kohlhammer Verlag, 2016
32 Chang Z./Lichtenstein P./Halldner L. et al.: »Stimulant ADHD medication and risk for substance abuse« in: *J Child Psychol Psychiatry*, 55(8):878–85, August 2014
33 Luderer, M./Kiefer, F./Reif, A./Moggi, F.: »ADHS bei erwachsenen Patienten mit Substanzkonsumstörungen«, in: *Der Nervenarzt*, S. 926–931, 2019; Erskine, H. E. et al.: »Long-Term Outcomes of Attention-Deficit/Hyperactivity Disorder and Conduct Disorder: A Systematic Review and Meta-Analysis«, in: *J Am Acad Child Adolesc Psychiatry*, 55(10):841–50, Oktober 2016; Chang Z./Lichtenstein P./Halldner L. et al.: »Stimulant ADHD medication and risk for substance abuse«, in: *J Child Psychol Psychiatry*, 55(8):878–85, August 2014
34 Zhang, N. et al.: »Understanding the association between adverse childhood experiences and subsequent attention deficit hyperactivity disorder: A systematic review and meta-analysis of observational studies«, in: *Brain Behav.*, 12(10), 2022
35 Rucklidge, J.: »Gender Differences in ADHD Disorder«, in: *Psychiatric Clin North Am.*, 33 (2):357–73Review, 2010
36 Matthies, S./Philipsen, A.: »Common ground in Attention Deficit Hyperactivity Disorder (ADHD) and Borderline Personality Disorder (BPD)–review of recent findings«, in: *bord personal disord emot dysregul*, 1, 3, 2014
37 Nazar, B.P. et al.: »ADHD Rate in Obese Women With Binge Eating and Bulimic Behaviors From a Weight-Loss Clinic«, in: *J Attend Disord*, 2016 Jul;20(7):610–6
38 Slyepchenko A. et al.: »Gut Microbiota, Bacterial Translocation, and Interactions with Diet: Pathophysiological Links between Major Depressive Disorder and Non-Communicable Medical Comorbidities«, in: *Psychother Psychosom.*, 86(1), 31–46, 2017; Mathee K. et al.: »The gut microbiome and neuropsychiatric disorders: implications for attention deficit hyperactivity disorder (ADHD)«, in: *J Med Microbiol.*, 69(1):14–24, 2020
39 Cortese S. et al.: »Association Between ADHD and Obesity: A Systematic Review and Meta-Analysis«, in: *Am J Psychiatry* 173(1):34–43, 2016
40 Chen, M. H. et al.: »Risk of type 2 diabetes in adolescents and Young Adults with ADHD«, in: *Clin Psychiatry, 79*, 2018; Cortese S. et al.: »Association Between

ADHD and Obesity: A Systematic Review and Meta-Analysis«, in: *Am J Psychiatry,* 173(1):34–43, 2016; C. Christian, Eating behavior 1/2020

41 Kittel-Schneider, S. et al.: »Non mental diseases associated with ADHD across the lifespan: Fidgety Philipp and Pippi Longstocking at risk of multimorbidity?«, in: *Neuroscience and Biobehavioral Reviews,* 2022 Jan: 132:1157–1180

42 Kittel-Schneider, S.: »Mental diseases associated with ADHD across the lifespan«, in: *Neuroscience and Biobehavioral Reviews,* 132, 1157–1180, 2022

43 Kittel-Schneider, S.: »Mental diseases associated with ADHD across the lifespan«, in: *Neuroscience and Biobehavioral Reviews,* 132, 1157–1180, 2022

44 Barkley, R. A./Fischer, M.: »Hyperactive Child Syndrome and Estimated Life Expectancy at Young Adult Follow-Up: The Role of ADHD Persistence and Other Potential Predictors«, in: *J Atten Disord.,* 23(9):907–923, Juli 2019

45 Chen, L./Mittendorfer-Rutz, E./Björkenstam E./Rahman, S./Gustafsson, K./Kjeldgård, L./Ekselius, L./Taipale, H./Tanskanen, A./Helgesson, M.: »Labour market integration among young adults diagnosed with attention-deficit/hyperactivity disorder (ADHD) at working age«, in: *Psychol Med.,* 26:1–11, April 2023; Torgersen T. et al.: »Optimal management of ADHD in older adults«, in: *Neuropsychiatric Disease and Treatment,* Vol. 12, 2016; Dobrasavljevic, M. et al.: »Prevalence of attention-deficit/hyperactivity disorder in older adults: A systematic review and meta-analysis«, in: *Neuroscience and Biobehavior Reviews, 118,* 282–289, 2020; Goodmann D. et al.: »Drugs«, *Aging,* 33, 27–36, 2016; Semeijn et al.: »ADHD Attention Deficit and Hyperactivity Disorders«, in: *Journal of the American Geriatrics Society,* 8, 13–20, 2016

46 Libutzki, B.: »Direct costs of ADHD and its comorbid conditions on a Basis of a Claim Data analysis«, in: *European Psychiatry,* 58 38–44, 2019

47 Libutzki, B.: »Disease burden and direct medical costs of incident adult ADHD«, in: *Eur Psych,* 63, 2020

48 Daley, D. et al.: »The economic burden of adult attention deficit hyperactivity disorder: A sibling comparison cost analysis«, in: *Eur Psychiatry, 61,* 41–48, 2019

49 Fleming, M. et al.: »Educational and Health Outcomes of Children Treated for Attention-Deficit/Hyperactivity Disorder«, in: *JAMA Pediat,* 2017

50 Praus, P.: »Epidemolgie, Diagnostik und Therapie der ADHS im höheren Lebensalter«, in: *Der Nervenarzt,* 2023; Torgersen, T. et al.: »Optimal management of ADHD in older adults«, in: *Neuropsychiatric Disease and Treatment,* Vol. 12, 2016; Li, L. et al.: »Association Between Pharmacological Treatment of Attention-Deficit/Hyperactivity Disorder and Long-term Unemployment Among Working-Age Individuals in Sweden«, in: *JAMA Netw Open,* 2022 Apr 1; 5(4):e226815

51 Rucklidge, JJ., *Psychiatr. Clin,* 2010; Fuller-Thomson, E. et al., *Child Care Health Dev,* 2016

52 Dorani, F. et al.: »Prevalence of hormone-related mood disorder symptoms in women with ADHD«, in: *J. of Psychiatric Research,* 133 10–15, 2021; Kittel-Schneider, S.: »Mental diseases associated with ADHD across the lifespan«, in: *Neuroscience and Biobehavioral Reviews,* 132, 1157–1180, 2022; Camara et al.: »Relationship between sex hormones, reproductive stages and ADHD: a systematic review«, in: *Arch Womens Ment Health.* 2022 Feb; 25(1):1–8

53 Owens, E. B./Zalecki, C./Gillette, P./Hinshaw, S. P.: »Girls with childhood ADHD as adults: Cross-domain outcomes by diagnostic persistence«, in: *Journal of Consulting and Clinical Psychology, 85*(7), 723–736, 2017; Ostergaard S.D.: »Teenage Par-

enthood and Birth Rates for individuals with and without ADHD, a national wide Cohort Study« in: *J AM Acid Child Adoleszent Psychiatry*, 56, 578–584, 2017

54 Owens, E. B./Zalecki, C./Gillette, P./Hinshaw, S. P.: »Girls with childhood ADHD as adults: Cross-domain outcomes by diagnostic persistence«, in: *Journal of Consulting and Clinical Psychology, 85*(7), 723–736, 2017

55 Young, S. et al: »Lets talk about Sex, and ADHD«, in: *Intern. J. of environment research and Public Health*, 20, 2037, 2023; Rucklidge, J.J.: »Gender differences in attention-deficit/hyperactivity disorder«, in: *Psychiatr Clin North Am.*, 33(2):357–73, 2010

56 Kittel-Schneider et al., Neuroscience & Biobehavioral Reviews, 2022

57 Leppert et al.: »Association of Maternal Neurodevelopmental Risk Alleles With Early-Life Exposures«, in: *JAMA Psychiatry* 76(8):834–842, 2019

58 Dorani, F. et al.: »Prevalence of hormone-related mood disorder symptoms in women with ADHD«, in: *J. of Psychiatric Research* 133 10–15, 2021, Haimov-Kochman R./Berger, I.: »Cognitive functions of regularly cycling women may differ throughout the month, depending on sex hormone status; a possible explanation to conflicting results of studies of ADHD in females«, in: *Front Hum Neurosci*, 2014; Leppert et al.: »Association of Maternal Neurodevelopmental Risk Alleles With Early-Life Exposures«, in: *JAMA Psychiatry* 76(8):834–842, 2019, Havdahl, A. et al.: Associations Between Pregnancy-Related Predisposing Factors for Offspring Neurodevelopmental Conditions and Parental Genetic Liability to Attention-Deficit/Hyperactivity Disorder, Autism, and Schizophrenia: »The Norwegian Mother, Father and Child Cohort Study (MoBa)«, in: *JAMA Psychiatry*79(8):799–810, 2022

59 Tseng et al.: »Maternal breastfeeding and attention-deficit/hyperactivity disorder in children: a meta-analyis«, in: Eur Child Adolesc Psychiatry, 2019; Camara, B. et al., *Arch Womens Ment Health*, 2022; Say et al., *Pediatr Int*, 2016

60 Barkley 2006; Daalsgard 2013; Ohlson 2016; Buitelar 2018; Owens, E.B./Hinshaw, S.P.: »Adolescent Mediators of Unplanned Pregnancy among Women with and without Childhood ADHD«, in: *J of clinical Child Psychology*, 2019

61 Mulraney, M. et al.: »Maternal postnatal mental health and offspring symptoms of ADHD at 8–9 years: pathways via parenting behavior«, in: *Eur Child Adolesc Psychiatry*, 2019 Jul; 28(7):923–932.; Keilow. M. et al.: »Cumulative social disadvantage and risk of attention deficit hyperactivity disorder: Results from a nationwide cohort study«, in: *SSM Popul Health, 10*, 2020

62 Algorta, G.P. et al.: »Maternal ADHD Symptoms, Personality, and Parenting Stress: Differences Between Mothers of Children With ADHD and Mothers of Comparison Children«, *J Atten Disord.*, 2018

63 Dorani, F. et al.: »Prevalence of hormone-related mood disorder symptoms in women with ADHD«, in: *J Psychiatr Res*, 133:10–15, 2021

64 Müller, M. et al: »ADHS and associates psychopathology in older adults in a German Community sample«, in: *J. of Neutral Transmission*, 130; 313–323, 2023; Song, P. et al.: The prevalence of adult attention-deficit hyperactivity disorder: »A global systematic review and meta-analysis«, in: *J Glob Health*, 2021; Vos, M./Hartman, C.A.: »The decreasing prevalence of ADHD across the adult lifespan confirmed«, in: *J Glob Health*, 2022; Torgersen T. et al.: »Optimal management of ADHD in older adults«, in: *Neuropsychiatric Disease and Treatment*, Vol. 12, 2016; Dobrasavljevic, M. et al.: »Prevalence of attention-deficit/hyperactivity disorder in older adults: A systematic review and meta-analysis«, in: *Neuroscience and Biobehavior Reviews, 118,*

282–289, 2020; Goodmann D. et al.: »Drugs«, *Aging*, 33, 27–36, 2016; Semeijn, E. et al.: »ADHD Attention Deficit and Hyperactivity Disorders«, in: *Journal of the American Geriatrics Society*, Volume 8, 13–20, 2016; Dalsgaard, S. et al.: »Mortality in children, adolescents, and adults with attention deficit hyperactivity disorder. A nationwide cohort study«, in: *Lancet*, 2015

65 Biedermann 2012

66 Biedermann et al., 1993

67 de Graaf et al 2008

68 Lachenmeier, H.: Mit ADHS erfolgreich im Beruf. So wandeln Sie vermeintliche Schwächen in Stärken um, Springer 2021

69 Bonnes, C.: *Die Berufliche Entwicklung von Menschen mit ADHS*, Klinkhardt 2016; Weiss, L.: *ADS im Job – Kreativ, hyperaktiv – und erfolgreich*, Brendow 2009; Lachenmeier, H.: *Mit ADHS erfolgreich im Beruf. So wandeln Sie vermeintliche Schwächen in Stärken um*, Springer 2021; Kaplan, B.J.: »The IQs of Children with ADHD Are Normally Distributed«, in: *J Lern Disabilities*, 34; 425–432, 2000

70 Maxton, C.: »Das sensorische ›Gesicht‹ der AD(H) S«, in: *Pädiatrie* 34, 22–26, 2022

71 Greiner, A./Langer, S./Schütz, A.: *Stressbewältigungstraining für Erwachsene mit ADHS*, Springer 2012